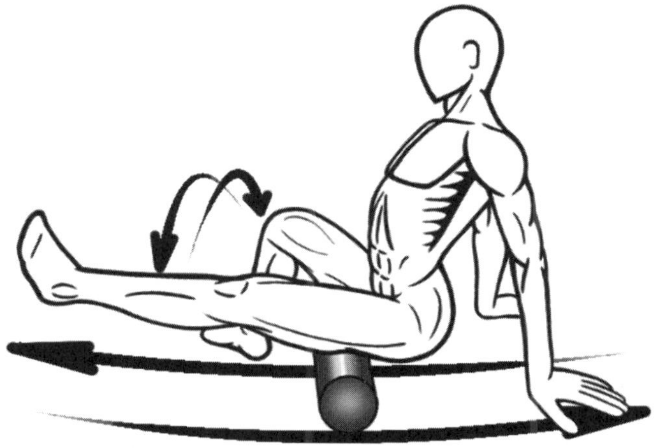

연부조직 관리를 위한 프리햅 운동법

마이클 로젠가트 지음

대표 역자 백형진

대성의학사

역자 서문

과거에는 선수였고, 현재는 운동을 가르치는 지도자로서 어떻게 부상을 예방하고, 경기력과 퍼포먼스를 향상시킬까 하는 고민을 수도 없이 했습니다.

2016년 『운동 수행력 향상과 부상 예방을 위한 프리햅 운동』(제3판)을 번역한 뒤 현재도 바디메카닉을 운영하며 현장에서 선수들에게 프리햅 운동을 적용하며 다양한 케이스들을 접하고 있습니다.

프리햅 운동의 우수성과 효과를 널리 알리기 위해 현장에서 경험한 것들을 토대로 대한예방운동협회, 국제재활코어필라테스협회를 통해 현장에 있는 전문가들에게 프리햅 운동 기반의 예방운동 전문가를 육성하고 있습니다. 뿐만 아니라 국민대학교, 한양대학교, KBS 스포츠예술과학원에서 헬스케어와 재활스포츠를 프리햅의 관점에서 학생들에게 풀어내고 있습니다.

피트니스와 헬스케어, 스포츠재활에서 가장 핵심이 되는 내용은 운동 수행력을 향상시키면서도 부상 없이 할 수 있는 안전한 운동 프로그램을 구성하는지가 중요합니다.

이번에 번역한 『연부조직 관리를 위한 프리햅 운동법』은 이러한 프로그램을 구성하는 데 기초가 되는 움직임의 기능적 문제들이 보여주는 보상작용들의 일반적 패턴에 관한 내용들과 이를 해결하기 위한 다양한 연부조직 관리 도구들을 활용한 근막 이완 방법을 담고 있습니다.

프리햅 운동을 가르치는 지도자로서 이 책을 통해 효과적으로 체형을 평가하고, 각 사례를 쉽게 이해하며, 현장에서 적용할 수 있기를 바랍니다. 운동 전문가뿐만 아니라 운동을 사랑하는 수많은 사람들이 부상 없이 안전하게 운동함으로써 건강하고 풍요로운 삶을 누기길 바랍니다.

2019년 5월

대표 역자 백형진

차례

이 책의 사용법

이 책에는 개인이 하는 연부조직 관리를 효과적으로 발전시키는 데 도움이 되는 다양한 연습용 그림이 실려 있다.

핵심 단어는 '실습'이다. 신체의 생리학적 특성으로 인해, 연부조직 관리는 매일은 아닐지라도 일주일에 수회는 행해져야 하는 활동이다. 연부조직의 '마모와 손상'을 경험하거나 그것이 매일 일어나게 된다면 궁극적으로 개인의 움직임에 많은 영향을 주기 때문이다.

연부조직 관리를 정기적으로 시행하면 일상의 '스트레스와 손상'에서 비롯된 급성 손상으로 인한 움직임 기능이상이나 보상 패턴을 제거하는 데 도움을 받을 수 있다. 또한, 연부조직 관리는 몸이 운동이나 일상 활동에서 회복하는 것을 돕고 몸이 다시 운동할 수 있도록 준비시킨다.

이 책은 효과적인 실습을 발전시키는 가이드로 각 섹션에 열거된 연부조직 관리의 순서에 따라 사용하면 된다.

초급자

연부조직 관리를 처음 접하는 경우, 폼 롤링 섹션의 운동 시퀀스로 시작하여 실제적인 실습을 익히고 연부조직 관리 요령을 발전시킨다.

중급자

폼 롤링에 이미 익숙하다면, 볼롤링 섹션으로 굳어 있거나 딱딱한 문제점들을 찾아낸다.

또한 중급자는 향상된 정도를 평가하는 '측정 지표'를 가져야 한다. 몇 가지 스트레칭을 선택하여 연부조직 관리의 실습을 가동성을 향상시키는 방법에 대한 측정 도구로 사용하라. 만약 앞서 말한 몇 가지 스트레칭이 향상되는 것을 볼 수 없는 경우, 매뉴얼을 참조하여 폼 롤링과 볼롤링 기술의 실습 방향을 개선하는 방법에 대한 팁과 제안을 받아야 한다.

상급자

이미 연부조직 관리의 실습과 그 요령을 제대로 알고 있으면서, 여전히 가동성을 향상시키는 방법을 찾고 있다면 이 책의 바벨 롤링과 셀프마사지 섹션을 참조하라.

바벨 롤링은 바벨이 조직에 깊은 영향을 미칠 수 있도록 연부조직에 더 커다란 압력을 전달하기 때문에 개선을 추구하는 상급자에게 좋은 실습법이다.

더군다나 셀프마사지 섹션은 상급자가 특정 타깃 영역에서의 기술을 선보일 수 있을 뿐만 아니라 언제 어디서나 연부조직 관리의 실습을 행할 기회를 제공한다. 이것은 높은 빈도의 한 가지 방법만으로 연부조직에 '긍정적인' 변화를 이끌어 내었기 때문에 크게 성공한 변화라 할 수 있다. 또한 이를 통해 여전히 움직임 패턴에 영향을 미칠 수 있는 보상 패턴을 제거하는 데 도움을 받을 수 있다.

추가로 상급자는 이 책을 사용하여 폼 롤링과 볼롤링 섹션을 다시 살펴보는 것을 추천한다.

책의 섹션 순서

이 책의 각 부분은 연부조직 관리의 순서대로 구성되어 있다. 간단하게 각 섹션의 첫 페이지로 돌아가서 시작하면 된다(예: 폼 롤링 또는 공을 이용한 굴리기의 시작 부분). 각 섹션의 실습 방법들을 연습하여 전체적인 신체를 다루는 연부조직 관리 세션을 완성할 수 있다.

시작하라.
학습하라.
발전시켜라.
계속 나아가라!

서론

왜 연부조직 관리인가?

이 질문에 대한 답은 꽤 간단하다. 연부조직 관리는 신체가 잘 움직일 수 있도록 준비시켜주고 운동 및 훈련으로 인한 손상, 스마트폰으로 문자 메시지 주고받기 · 앉기 · 걷기와 같은 반복적인 일상의 활동으로부터 신체가 회복할 수 있도록 도와준다.

연부조직 관리는 신체, 특히 근육, 건, 인대 그리고 근막을 위한 치유 방법이며, 앞서 제시한 것들은 모두 인간의 움직임을 만드는 생리학적 구조들이다.

다양한 스트레스를 이겨내기 위해 심리학자, 온천, 쇼핑 등과 같은 방법을 찾는 것처럼, 더 나은 운동과 더 긴 운동, 혹은 더 많은 운동들에 관심이 있는 사람들은 그들의 몸을 위해 폼 롤링, 테니스 또는 라크로스 볼, 또는 다양한 형태의 마사지로 적절한 치유법을 찾는다.

연부조직 관리는

- **개인의 가동성을 향상시켜 줄 것이다.**
- **세포 수준에서의 회복과 재생을 도와 줄 것이다.**

기본적으로 연부조직 관리는 하루 종일 컴퓨터로 일을 하거나 운동을 하는 것과 같은 움직임에 의해 일어나는 세포 손상을 신체가 치유할 수 있게 한다. 또 개인이 갖고 있는 근육 및 건의 유연성과 관절 가동범위인 가동성을 향상시킬 수 있도록 도와준다.

연부조직 관리는 누구에게나 추천된다. 우리 모두는 건강한 삶을 유지하기 위해 움직일 필요가 있다. 연부조직 관리는 움직임 치유이다. 그래서 몸을 올바르게 치유하는 것이 중요하다!

연부조직 관리

연부조직 관리는 팀 스포츠와 춤에서부터 파워리프팅, 요가, 무술, 그리고 그 사이에 있는 모든 것에 이르기까지 개인의 가동성을 향상시키기 위한 노력에서 중요한 요소들 중 하나이다.

연부조직 관리의 정의

연부조직 관리의 요법 부분을 설명하기 전에 연부조직이라는 용어를 정의하는 것이 중요하다.

연부조직은 뼈를 제외하고 머리부터 발끝까지 신체의 모든 것이다. 여기에는 장기, 피부, 지방, 근육을 포함한다. 그러나 훈련과 건강이라는 측면만을 봤을 때 연부조직의 정의는 주로 인간의 움직임을 만드는 생리학적 구조만을 포함하는 것으로 축소된다. 연부조직은 아래에 있는 조직을 포함한다.

- 근육
- 건
- 근막
- 인대

근육

운동을 해본 경험이 있는 사람이라면 근육이 무엇인지 잘 이해하고 있다. 간단하게 말해서 근육은 머리부터 발끝까지 몸을 덮고 있으면서 수축과 이완을 통해 움직임을 만들어낸다. 연부조직 관리를 적용할 때 효과를 높이기 위해서는 근육의 구조와 함께 근육이 어떻게 작용하는지에 대해 잘 이해하고 있어야 한다.

근육의 구조

근육은 섬유들이 작은 뭉치로 묶여 있고, 그것들이 더 큰 다발로 묶여 더 큰 집단을 이룬다. 아주 작은 섬유는 '근절'이라 불리는 수축 세포이다. 근절은 근육의 기본 구성 요소이고 근육의 수축이나 이완을 가능하게 하는 원동력이다.

근절의 깊숙한 곳에는 액틴과 마이오신이라고 불리는 두 개의 근육 필라멘트가 있다. 이 필라멘트들은 각기 다른 형태로 평행하게 정렬되어 있으며, 근절의 슬라이딩 기능을 용이하게 한다. 마이오신은 당기는 힘을 내기 전에 액틴에 부착되는 '작은 갈고리(마이오신의 머리 부분)'를 갖고 있으며, 마이오신이 미끄러지면서 액틴을 당겨 근절이 짧아지는 것을 가능하게 한다. 중요한 부분만 다시 설명한다면 마이오신 위에서 액틴의 슬라이딩은 근수축을 일으키는 원동력이 된다.

큰 근수축은 엄청난 수의 액틴과 마이오신이 서로 미끄러져 힘을 발생시키는 근절(근섬유)로 구성되어 있다.

근활주설의 중요성

앞서 설명한 근수축의 슬라이딩 과정을 근활주설이라고 한다. 이 이론은 모든 인간에게서 나타나는 움직임과 그 발전에 대해 기본적인 이해를 할 수 있게

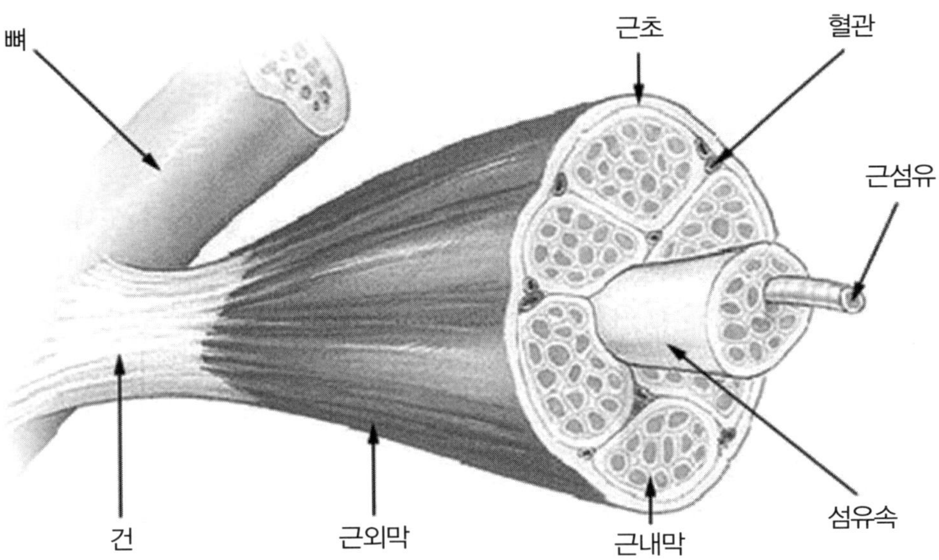

〈골격근의 구조〉

출처: Wiki commons

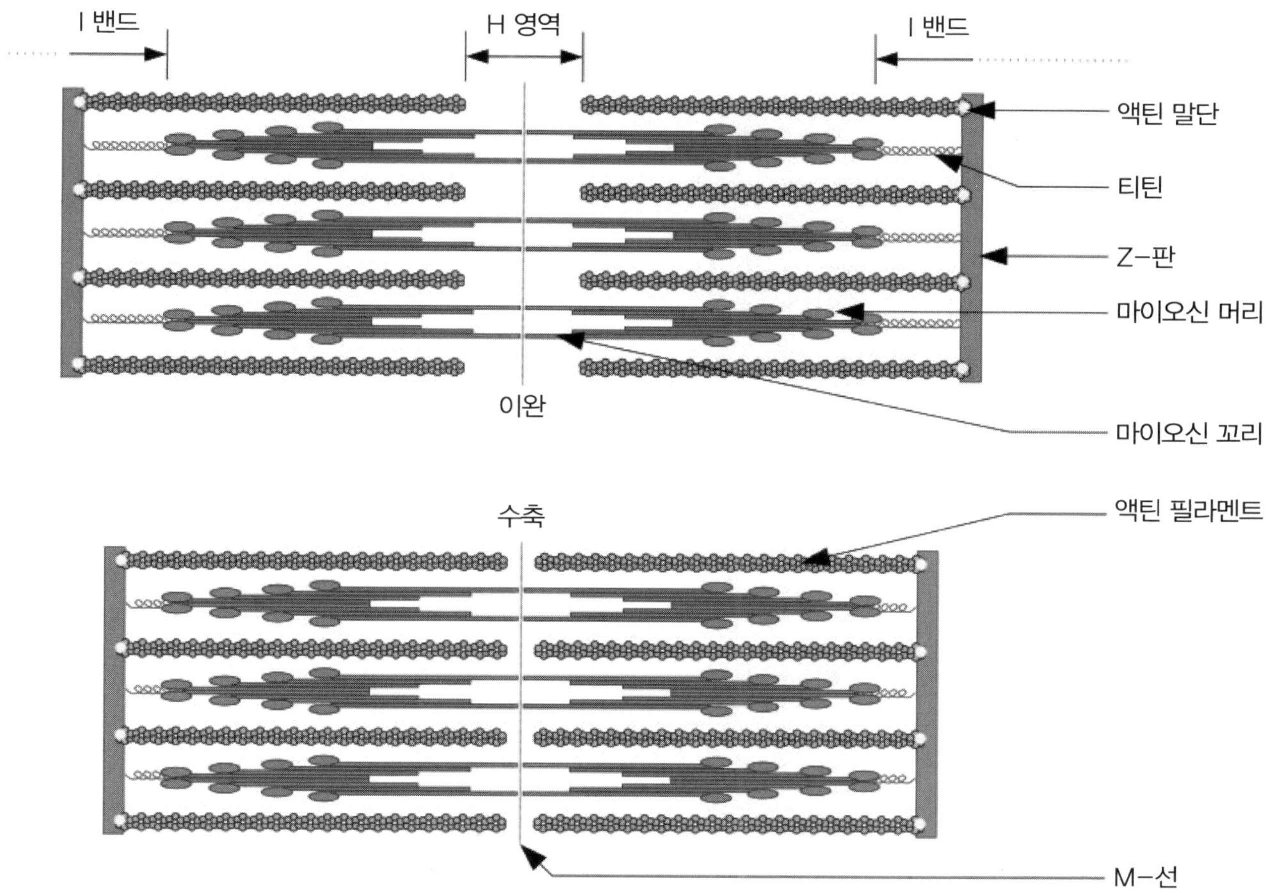

<근절 그림>

출처: 데이비드 리치필드(David Richfield)

한다. 그리고 움직임과 관련해서 개인이 갖고 있는 능력을 유지하기 위한 효과적인 방법에서도 중요한 부분이다.

움직임의 제한

연부조직 안에는 신체 움직임의 가능성을 저해하거나 제한할 수 있는 몇몇 생리학적 구조가 있다. 여기에는 통증유발점(매듭), 유착, 그리고 반흔 조직이 포함된다.

매듭으로 표현되는 통증유발점

대부분의 사람들은 목에 통증을 일으키거나 목을 뻣뻣하게 만들어 어느 정도 움직임을 제한하는 근육의 '매듭'을 경험한 적이 있다. 이러한 매듭은 실제로 존재하는 통증유발점이다. 주어진 움직임 패턴에서 과도한 사용이나 반복적인 움직임에 의해 근절(근섬유) 부분이 잠기거나 짧아지는 연부조직의 영역이기도 하다.

통증유발점 또는 매듭은 일반적으로 느린 특성을 가진 섬유 또는 지구성 유형의 근섬유에서 나타난다. 그것들은 근절에서 높은 근신경 활성을 만들어낸다. 신경학적 자극이 지속적으로 나타나게 되면 근절에 칼슘과 아세틸콜린을 과도하게 방출하고 액틴과 마이오신 필라멘트가 같이 붙어 있는 상태로 잠기게 만든다. 게다가, 과도해진 아세틸콜린은 세포 내의 산소 수준을 오랫동안 감소시킨다. 결국 액틴과 마이오신의 분리를 막게 되는 세포의 산성화 상태가 된다. 요약하자면, 매듭은 느린 특성을 가진

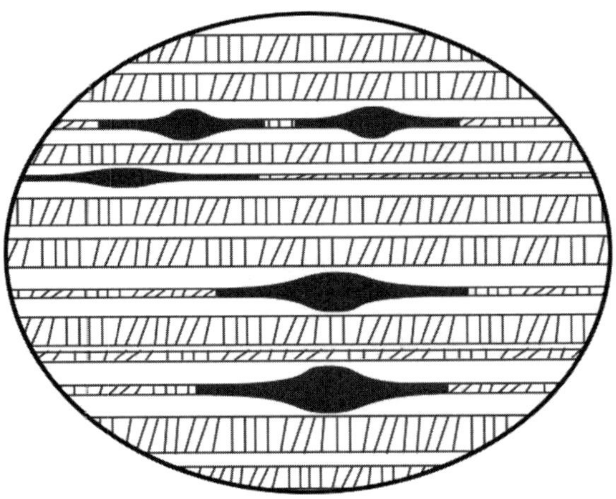

〈통증유발점〉

출처: David Parmenter

근섬유에서 나타나는 근신경 자극의 장기간 과정의 결과이며, 무의식적인 수축을 일으키고 근섬유들을 짧아진 상태로 유지하게 한다.

매듭의 결과

안타깝지만 통증유발점은 인간의 움직임에 영향을 미친다. 이 매듭은 연부조직을 통하는 운동 에너지의 자연적 흐름을 방해하고 인체가 근육을 만들고 유지하는 방법을 다르게 보상하도록 만든다. 결국 매듭은 다른 생리학적 구조물에 스트레스를 가하는 비효과적인 패턴들이 일어나도록 해서 연부조직이 부적절한 스트레스를 반복적으로 받게 하고 연부조직의 미세한 상처가 부상이 될 수 있게 한다.

매듭의 치유 방법

다행히 매듭을 제거하고 미래의 통증유발점 형성과 함께 오는 통증과 보상 패턴을 줄이는 몇 가지 쉬운 방법이 있다.

통증유발점의 해결 및 예방 방법

- 다양한 움직임 패턴(움직임과 스트레칭)
  - 다른 패턴으로 움직이는 훈련은 반복적인 움직임과 동반되는 '과사용' 스트레스를 감소시킨다. 여기에는 당신이 일을 하거나 차 안에 있거나 또는 사회 활동을 할 때 위치를 다양하게 바꾸는 것을 포함하고 있다.
  - 움직임 패턴을 다양하게 가져가면 순환과 혈액의 흐름을 개선해서 세포의 재생과 pH 수준의 균형을 돕는 산소와 영양소들이 더 많이 전달될 수 있게 도와준다.
- 통증 부위의 압박(연부조직 관리)
  - 통증이 있는 부위에 압박을 가하는 것은 기계수용기와 같은 고유수용기(센서)와 연결된 신경세포에 영향을 주면서 결합된 액틴과 마이오신의 분리와 함께 짧아져 있던 근절(근섬유)이 길어질 수 있게 한다.
  - 덧붙여, 압박을 적용하면 활성화된 부위(통증 지점)로의 혈액 순환과 혈액 흐름이 증가하며 이것은 세포가 재생되고 pH 수준의 균형을 유지하도록 돕는 산소와 영양소의 더 많은 전달을 가능하게 한다.

통증유발점

통증유발점 또는 매듭은 연부조직에서 일어나는 자연적인 현상이다. 특히, 느린 특성을 가진 근섬유에서 잘 나타난다. 근육들이 반복적인 움직임이나 과도한 사용에 노출이 되었을 때, 이러한 매듭은 인체의 움직임에서 일어나야 할 정상적인 생체역학을 방해할 수 있고 보상 패턴을 만들어내서 결국 부상과 비효율적인 움직임으로 이어지게 한다.

통증유발점(매듭)은 일상생활에서의 다양한 움직임과 스트레칭으로 쉽게 교정하고 예방할 수 있다.

유착

인간 움직임 체계에 대한 또 다른 자연적인 장애물은 유착이다. 유착은 손상된 세포를 보호하고 자연적 치유 과정에 도움을 주기 위해 연부조직에서 생성되는 '보호대' 또는 생리학적 '비계'이다.

유착이란 단어는 문자 그대로 어떤 것에 붙

거나 매달리는 것으로 해석된다. 유착의 영어는 'adhesions'이다. 접두사인 'ad'는 무언가를 향해 더 나아가는 것, 무언가를 향해 움직이는 것을 의미하며 'advance'와도 비슷하다. 'hesion'은 '붙다, 결합하다, 매달리다'를 의미한다. 따라서 유착은 무언가에 붙거나 결합하는 의미를 담고 있으며, 이 말은 이 장애물에서 일어나는 현상을 그대로 담고 있다.

유착의 발생

연부조직 깊은 곳에서 세포는 부적절한 스트레스로 인해 손상을 경험한다. 이 손상은 말 그대로 세포의 찢어짐 또는 생리학적 구조가 적절히 기능할 수 있는 능력을 잃게 하는 세포에 대한 스트레스일 수 있다. 사고, 운동, 또는 일상생활 등에서 발생하는 세포의 손상은 그 세포의 자연적인 치유 과정을 도와주는 유착을 만드는 원인이 된다.

유착은 섬유소나 콜라겐 단백질 중 하나가 손상된 세포를 주변의 세포에 붙이면서 발생한다. 이 과정은 손상된 세포의 모든 스트레스를 주변에 있는 세포로 전도시키는 '다리'를 만들어 주게 된다. 유착은 손상된 세포의 방패 역할을 하고 신체가 발생시키는 힘의 흐름이 손상을 더 악화시키지 않는 곳으로 돌려주는 '보호대' 또는 '비계' 역할을 한다.

유착은 자연스러운 것이고 인체의 생리학적 체계에서 필수적인 부분이다. 유착 자체는 아무런 문제가 없다. 문제는 개인이 몸을 움직이거나 운동 또는 스포츠에 참여할 때 발생한다.

보상으로의 유도

연부조직이 유착으로 채워지면 신체에서 운동 에너지(힘)의 자연스러운 흐름이 방해를 받게 된다. 이러한 변화는 무엇을 의미할까? 이것은 에너지와 힘이 본래 인체 내에서 제 흐름대로 흐르지 않는다는 것을 의미하며, 그러한 힘을 다루도록 만들어지지 않은 세포에 부적절한 양의 힘이 축적되는 결과를 초래한다.

그러면 신체는 손상된 세포에 스트레스를 주지 않기 위해 움직이는 방식을 바꾼다. 몸이 현재의 부적절한 상태를 보상하기 위해 개인의 움직임 패턴을 변화시키는 것이다.

예를 들어 만약 어떤 사람이 발목을 삐거나 발가락이 비틀어지면 그 사람은 걷기에서 필요로 하는 역학적 기전을 빠르게 바꾸게 된다. 정상적인 결음걸이가 순간적으로 절룩이는 형태로 바뀌거나 보상이 나타난다.

통증 유발

결국 유착의 문제점은 사람이 움직이는 방식에 '보상 패턴'을 만들어낸다는 것이다. 몸에 적응한 패턴은 사라지지 않고 계속해서 영향을 미친다.

발목을 삐거나 발가락을 다쳐서 다리를 절며 걷는 사람의 이전 예를 보면, 유착의 형성은 신체가 역학적인 변화를 통해 다르게 움직이려는 능력처럼 자연스러운 것이다. 유착을 형성하고 움직임을 보상하는 이 과정은 신체를 보호하는 자연스러운 방법이다.

문제는 완전히 회복되지 않은 상태에서 계속 움직일 때 시작된다. 이것은 개인이 계속해서 보상 패턴을 사용한다는 것을 의미하며, 신체의 다른 부분에 부적절한 스트레스를 지속시키게 된다. 이 과정은 몸 전체에 더 많은 세포 손상을 유발하고 결국 부상에 이르게 한다.

더 나쁜 것은 보상 패턴을 계속 반복하는 것이 개인의 움직임 패턴에 습관적 변화를 가져올 수 있다는 것이다. 바꾸어 말하면, 그 사람은 잘못된 움직임을 익히게 되고 매일은 아니더라도 비효율적인 움직임 습관을 지속적으로 반복하게 된다는 것이다.

보상 패턴을 계속 사용하게 되면 비효율성은 극대화되고 부상을 일으키게 된다.

불균형한 무게 변화

발목을 삐고 발가락을 다치는 이전의 예를 되돌아보면, 기능 저하 패턴은 개인이 가진 움직임 안에서 쉽게 발전될 수 있다. 예를 들어 부상을 입은 한 사람이 발목이나 발가락이 완전하게 치유되지 않은 상태에서 운동을 계속한다고 하자. 신체는 자연스럽게 다친 발목이나 발가락을 보호하기 위해 움직이는 방식으로 보상 패턴을 만든다. 이때 부상을 입은 발에서 반대 발로 무게와 가해지는 힘이 전환된다. 진짜 문제는 이 사람이 계속해서 농구를 하거나 보상 패턴을 가지고 운동할 때 발생한다.

시간이 지나면서 이 사람은 건강한 다리로 무게를 이동시키는 패턴을 더 많게 할 것이고 이로써 신체의 한쪽이 강화되기는 하겠지만 부상을 입은 다리가 반대쪽 다리와 비슷한 근력을 갖게 할 수 있는 기회는 제한된다. 이 사람이 점프나 스쿼트, 또는 달릴 때마다 신체는 대부분의 체중을 더 강한 다리로 이동시킬 것이고 다리 간의 불균형을 악화시켜 기능이 감소된 움직임 습관이 더 분명하게 나타나게 만들 것이다.

반흔 조직

'반흔 조직'은 많은 사람들에게 익숙한 단어이다. 그러나 대부분의 사람들은 반흔 조직이 유착과 같은 역할을 한다는 것은 잘 이해하지 못한다.

반흔 조직은 강한 콜라겐 단백질을 사용하여 찢어짐, 파열, 열상 등의 외상이 일어난 신체 부위의 손상된 세포를 결합하고 보호한다. 상처 부위에 축적된 반흔 조직의 양은 부상의 심각성에 비례하며, 이것은 이후에 최적의 역학적 기전을 회복하기 위해 필요한 시간과 노력을 나타내기도 한다.

고려해야 할 문제

외상의 심각성, 부상의 위험, 그리고 개인이 갖게 될 수 있는 생체역학과 움직임 패턴으로 나타날 수 있는 잠재적 영향 때문에 트레이너, 코치, 그리고 운동선수는 반흔 조직과 관련이 있는 상처 부위를 치료하기 전에 물리치료사와 선수 트레이너 같은 전문가에게 의뢰하는 것을 적극 권장한다.

다음은 유착이나 반흔 조직 치료를 금지해야 할 상황들에 대한 목록이다.

- 급성 염증(부종)
- 열상(개방성 상처)
- 악성(부정렬)
- 골다공증(뼈 손실/질환)
- 인대 파열
- 추간판 헤르니아 디스크
- 신경 압박 및 손상

운동선수나 일반 고객은 물리치료사, 선수 트레이너, 또는 의사에게 의뢰할 수 있다.

회복을 위한 방법

고객이나 운동선수가 부상 주기에서 어디에 있든, 또는 개인이 단순히 매듭이나 통증유발점을 다루고 있더라도 적절한 기간 내에 생체역학과 움직임의 질을 회복시키는 과정을 완전하게 수행하는 것이 중요하다.

관절운동학과 관절 가동범위, 연부조직 유연성, 길이, 그리고 민감성을 포함해서 바람직한 관절 건강으로부터 벗어나는 어떤 문제든 움직임의 기능 저하와 부상을 초래할 수 있는 보상 패턴을 일으킬 것이다.

생체역학적으로 완전한 상태가 되도록 회복시키고 움직임의 질을 최적화시킬 수 있는 과정에 최선을 다해야 한다.

연부조직 관리의 실제

연부조직 관리를 적용하기 전에 먼저 연부조직 관리를 연습하는 가장 효과적인 방법을 배울 수 있도록 한다. 여기 몇 가지 효과적인 연부조직 치유 기술이 있다.

연부조직 관리 기술

- 유지와 이완
- 관절 움직임

- 느리게 굴리기
- 빠르게 굴리기
- 진동
- 회전

유지와 이완

이 기술에서는 통증유발점의 매듭이 있는 부위에 압력을 가하기 위해 폼 롤러나 마사지 볼과 같은 연부조직 치유 도구를 사용한다. 이러한 방법은 스웨디시 마사지나 지압 기술과 매우 유사하다. 압력을 이용하여 해당 운동 신경 세포에 신호를 보내는 연부조직 내의 기계수용체를 자극하여 통증유발점이나 매듭을 이완시킨다.

5~30초간 실시하거나 해당 통증유발점이 이완될 때까지 압력을 유지한다.

관절 움직임

이 기술에서는 유지와 이완을 통해 통증이 있는 부위에 압력을 가한다. 그런 다음, 해당 관절을 천천히 움직인다. 관절 움직임은 말 그대로 관절을 움직이는 것이다. 여기에는 관절을 굽히고 펴거나 회전시키는 움직임이 포함된다. 예를 들어 종아리 근육에 압력을 가하고 유지한 뒤 다음 단계에서는 발목을 구부리고 펴거나 돌리는 것이다. 관절의 움직임은 압력이 가해진 부위에 이완과 수축을 일으켜 통증유발점을 약하게 하고 유착 부위를 제거 또는 분리시킨다.

5~30초간 또는 유착된 조직이 민감해질 때까지 해당 부위에 압력을 가하고 관절을 움직인다.

느리게 굴리기

이 기술에서는 통증유발점 형성을 일으킬 수 있는 대사 노폐물을 제거하기 위해 민감한 부위 위로 천천히 굴린다. 천천히 굴리는 것은 혈액의 흐름을 증가시켜 더 많은 산소와 영양소를 전달할 수 있도록 해서 통증유발점의 이완을 촉진하고 조직을 길게 만든다.

약 30초간 또는 통증유발점이 이완될 때까지 해당 부위를 부드럽게 그리고 신중하게 여러 차례 천천히 굴린다.

빠르게 굴리기

이 기술은 조직의 고유수용기와 기계수용기를 자극해서 그 부위의 신경근 활성을 증가시켜 결과적으로 혈액의 흐름과 유연성을 향상시키기 위한 것이다. 해당 부위를 몇 차례 부드럽게 그리고 빠르게 굴려 압력을 가할 수 있도록 연습한다. 그러나 종종 빠르게 굴리기는 통증유발점을 이완시키고 유착된 부위를 제거하기에는 효과적이지 않다. 이 기술은 혈류를 증가시키고 조직을 자극하는 데에 매우 효과적이다. 느리게 굴리기를 보완할 수 있는 기술로 사용하는 것을 권장한다.

15~30초 동안 부드럽고 신중하게 해당 부위에 여러 번 빠르게 굴리기를 한다.

진동

진동은 느리게 굴리기 및 빠르게 굴리기와 유사한 방법이고 또 그것과 결합할 수 있다. 해당 부위를 몇 차례 부드럽게 굴린 다음 간헐적으로 구르기를 멈추고 다른 위치에서 좌우로 진동을 가하는 교대 방식을 연습한다. 이 진동 효과는 교차-파이버링(cross-fibering) 마사지 기법으로 연부조직의 세포를 가로질러 압력을 새 방향으로 돌리게 한다. 교차-파이버링은 압력을 이용하여 연부조직 세포를 넓어지게 하고 분리시킨다. 이것은 세포에서 대사 노폐물을 제거하고 혈류와 산소를 증가시켜 통증유발점을 이완시킨다. 게다가 측면 방향으로 가해지는 진동의 힘은 연부조직의 유착을 구성하는 섬유소와 콜라겐 섬유의 제거 가능성을 가지고 있다.

약 30초 동안 해당 부위 위에 굴리기를 하면서 많은 횟수로 진동을 가한다.

회전

이 기술은 방향의 변화를 제외하고는 진동과 매우

유사하다. 연습에서 해당 부위에 비틀림 방식으로 압력을 가한다. 결과는 진동과 같다. 해당 부위로의 혈액 흐름을 개선하고 대사 노폐물을 제거할 수 있으며, 유착의 제거까지도 가능하다.

해당 부위에 약 30초 동안 압력을 가하면서 여러 번 회전시킨다.

연부조직 관리 도구들

다음 단계는 연부조직 치유에 사용되는 다양한 도구의 특징을 이해하는 것이다. 폼 롤러, 라크로스 볼, 소프트 볼, 골프공, 전문 마사지 볼, 롤링 스틱, 바벨, PVC 플라스틱 튜브 등이 있다.

밀도에 따른 연부조직 치유 도구들

- 폼 롤러(스티로폼)
- 테니스공
- 마사지 볼
- 폼 롤러(속을 채운 PVC 튜브)
- 롤링 스틱
- 라크로스 볼/소프트 볼
- 골프공
- PVC 플라스틱 튜브
- 바벨
- 사람 손

참고: 각각의 연부조직 치유 도구는 도구를 사용하는 방법에 따라 변경되고 조절될 수 있다.

밀도 문제

앞에서 기술한 연부조직 치유 도구들은 각기 다른 밀도를 가지며, 특정 도구를 사용해서 신체에 적용하면 압력의 유형과 수준이 다르게 나타난다. 간단하게 말해서, 밀도는 압력의 정도에 영향을 준다. 물체가 단단할수록, 연부조직 치유 기술에 이용이 가능한 압력의 크기가 커진다.

압력의 크기는 조직의 생리학적 반응에 크게 영향을 미친다. 압력이 증가할수록 연부조직에서 방출되는 민감도가 커진다.

연부조직 치유에서 압력의 크기는 큰 강당에서 사람 목소리의 볼륨과 비슷하다. 목소리가 클수록 강당에서 내는 소리가 더 많이 들린다. 말하자면, 매우 잘 훈련된 목소리는 강당 어디에서든 잘 들린다.

민감도

더 크고 더 강하게 하는 방법이 항상 더 나은 것은 아니다. 특히 연부조직 치유에서는 사실이다. 왜냐하면 사람은 고통과 불편함에 대해 허용하는 수준이 각기 다르기 때문이다. 더 큰 압력이 많은 조직에서 생리학적 반응을 만들어낼 수 있지만 그 정도의

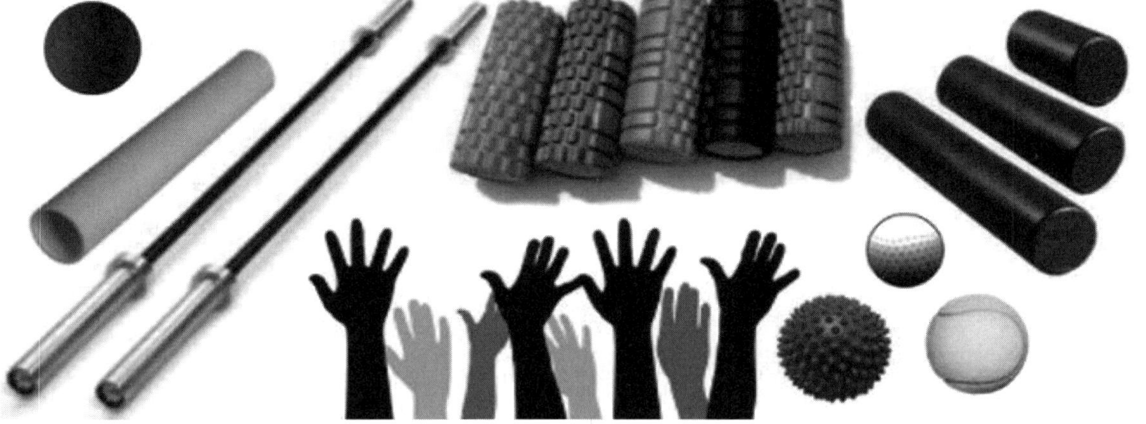

<연부조직 관리 도구들>

압력을 견딜 수 없다면 얻는 것은 많지 않다.

많은 사람들은 민감도에 대한 역치점을 초과하는 압력으로부터 자신의 몸을 보호하기 위해 연부조직을 긴장시킨다. 따라서 개인이 감당할 수 있는 정도의 압력을 주는 연부조직 치유 도구를 사용하는 것이 더 효과적이다.

조직의 불필요한 장력이 개인이 가진 민감도에 대한 역치점을 초과하지 않도록 하고 연부조직의 생리학적 변화를 유도할 수 있을 정도로 밀도가 높은 연부조직 치유 도구를 사용한다.

셀프마사지

가장 쉽게 사용할 수 있는 연부조직 치유 도구는 사람의 손이며, 다양한 기법으로 능숙하게 사용한다면 매우 효과적일 수 있다.

손으로 연부조직 치유를 연습하는 것은 도구들에겐 없는 여러 장점을 제공해준다. 예를 들어 손가락과 손가락 관절의 크기는 연부조직에 더 깊이 압력을 가할 수 있게 해주며, 이는 경직을 없애고 통증 유발점 주변에 축적된 체액을 배출시켜준다. 더 깊게 압력을 가하는 것은 세포가 필요로 하는 영양소와 산소를 가득 담은 신선한 혈액을 운반해준다.

연부조직 치유에 손을 사용하면서 얻을 수 있는 또 다른 장점은 '민첩함'이다. 손은 조직을 부드럽게 하는 데에 더 많은 힘을 주는 일련의 다른 기술을 제공하기도 한다.

각각의 셀프마사지 기술은 연부조직에 긍정적인 영향을 주고 매듭과 유착을 깨는 효과를 제공한다. 궁극적으로 셀프마사지를 위해 손을 사용하는 것은 연부조직 치유 연습을 더 효과적으로 할 수 있도록 다양한 선택권을 주기도 한다.

셀프마사지의 가장 큰 장점은 어디에서나 연습할 수 있다는 것이다. 따라서 누구든지 연부조직 치유를 매일 하지 않을 이유는 없다.

호흡을 기억할 것

연부조직 치유를 연습할 때 숨을 크게 내쉬는 것에 중점을 두는 것은 매우 중요하다. 이것은 부교감신경계를 자극해서 연부조직에 더 긍정적인 변화를 일으킨다.

셀프마사지 기술

- 누르고 유지
- 누르면서 횡으로 마사지
- 쥐면서 밀기
- 쥐면서 횡으로 마사지
- 부분적 긁음
- 부분적 긁음, 횡으로 마사지
- 가볍게 두드리기
- 누르면서 미끄러짐
- 쥐면서 유지
- 쥐면서 흔들기
- 긁음

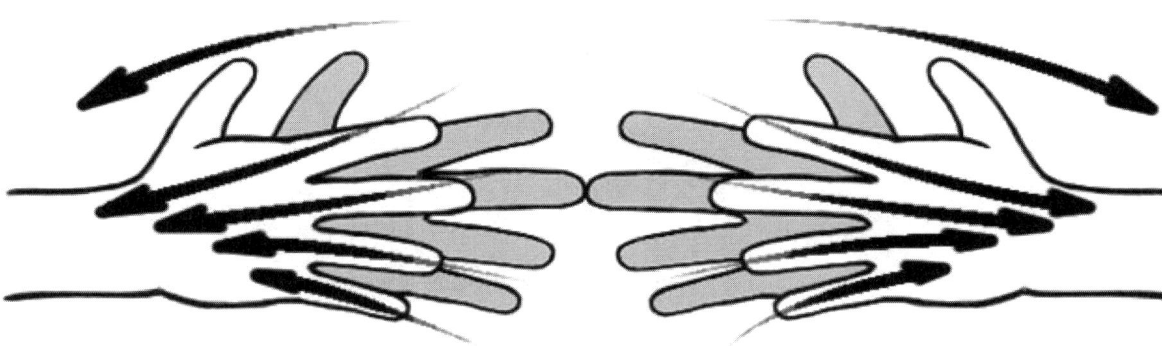

<셀프마사지를 위한 긁는 기술>

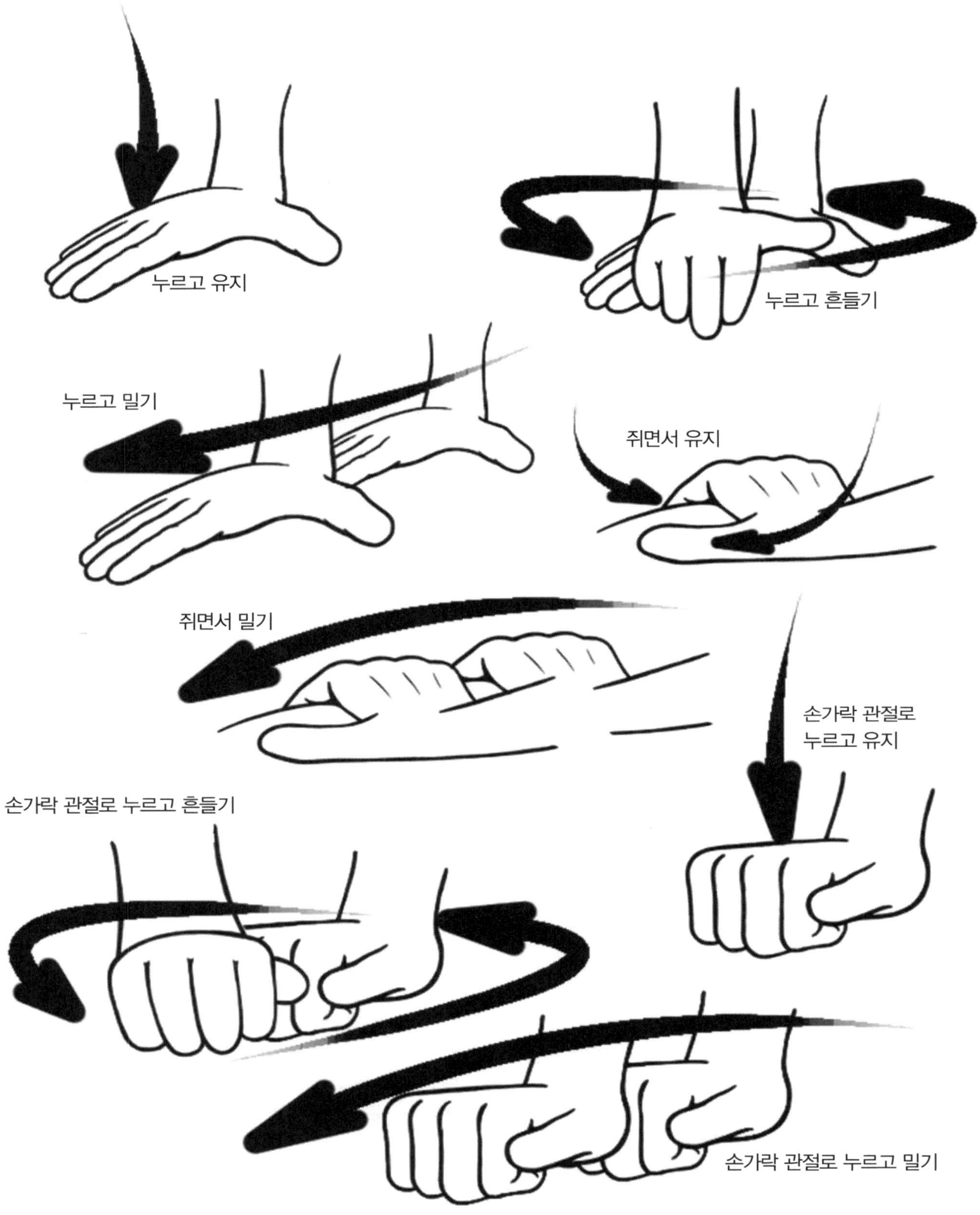

<셀프마사지의 다양한 손 기법>

호흡

인간은,

음식 없이 일주일을 살 수 있다.
물 없이 며칠을 살 수 있다.
숨을 쉬지 않고는 몇 분만 살 수 있다.

이러한 사실들은 호흡이 생존에 무엇보다 중요하다는 것을 보여주고 있다. 그러나 생존을 위해서만 호흡이 필요한 것은 아니다. 호흡은 가동성 훈련에도 필수 요소이다.

사람은 숨을 쉬는 한 살 수 있다.

호흡과 가동성의 관계를 이해하기 위해, 신경계에 대한 간단한 설명으로 시작한다.

신경계: 두 가지 이야기

인체의 신경계는 생리학적이고 생화학적인 반응에 영향을 미치는 두 개의 '하위 시스템'을 가지고 있다.

신경 시스템은 아래와 같이 구분된다.

- 교감신경계
- 부교감신경계

이 두 가지 하위 시스템의 일반적인 기능은 자동차의 가속 페달과 브레이크 페달과 유사한 방식으로 설명될 수 있다.

교감신경계는 가속 페달이다.
부교감신경계는 브레이크 페달이다.

투쟁-도피(fight-or-flight)

교감신경계는 특히 '투쟁-도피' 상황에서 빠르고 폭발적인 움직임을 가능하게 하는 근신경계가 준비될 수 있도록 인체의 긴장을 만들어낸다. 또한 아드레날린과 코티솔이 포함된 스트레스 호르몬을 방출하여 투쟁-도피에 요구되는 움직임을 지속할 수 있도록 충분한 양의 에너지를 제공한다.

일반적으로, 교감신경계는 긴장감과 스트레스 호르몬으로 특징지어지는 특정한 환경을 만드는 '가속 페달' 역할을 한다.

안정과 소화

반면에, 부교감신경계는 교감신경계의 항진을 막고 '투쟁-도피' 반응의 브레이크 역할을 한다. 부교감신경계는 신체의 단백질 합성과 세포 재생을 일으키고 신경근의 긴장 상태 감소를 가능하게 하는 생화학적이고 생리학적 반응의 사슬이기 때문에 '안정과 회복' 시스템으로 특징지어진다. 더 구체적으로, 부교감신경계는 신경학적 신호를 전송하여 잠금된 근섬유(통증유발점, 매듭)의 운동 단위를 다시 이완시키고 늘려준다.

또한 부교감신경계는 혈액에 다시 산소가 포화될 수 있도록 돕는다. 신경근의 장력이 없는 상태에서 연부조직의 순환을 개선해주면 세포의 pH 수준을 바꿔주고 세포 재생을 가속화할 수 있다.

요약하면, 부교감신경계는 연부조직의 이완, 복구, 그리고 재생에 도움을 준다.

두 시스템의 조절

과학이 교감신경계와 부교감신경계를 명명하고 분류하기 훨씬 이전에, 인간은 이 두 시스템을 관리하고 조절하는 특별한 방법을 만들었다.

개인은 특별한 호흡 기술을 사용하여 교감신경계와 부교감신경계를 자극하거나 조절할 수 있다.

들숨 vs 날숨

호흡주기의 각 부분인 들숨과 날숨은 하위 시스템을 자극하여 바로 움직이게 하고 신경계에 각기 다른 영향을 미친다.

- **들숨 〉 교감신경계**

교감신경계는 개인이 깊게 숨을 들이쉬거나 숨을 참거나 들숨과 날숨의 호흡비를 1:1로 유지할 때 자극 또는 활성화된다. 한 개인이 깊게 숨을 들이쉬거나 숨을 참으면, 교감신경이 더 많이 활성화된다는 것을 의미한다. 신체 내에서 생화학적이고 생리학적인 반응이 증가하며, 이는 아드레날린에 의해 증가되는 '투쟁-도피' 반응과 관련이 있다.

예시: 농구에서 자유투를 하거나 심사자 또는 동료 앞에서 연설을 하는 등 많은 사람들이 무언가를 수행하기 전에 심호흡을 한다.

- **날숨 〉 부교감신경계**

반대로, 한 개인이 숨을 들이쉬는 것보다 더 긴 호흡주기에서 깊게 숨을 내쉬거나 반대로 호흡할 때(일부 호흡 명상에서는 이러한 방법이 사용됨), 그 사람의 신경계는 '안정 및 회복'과 관련된 생화학적 그리고 생리학적 반응들을 증가시키는 부교감 쪽으로 활성화된다.

근섬유 내에 붙어 있거나 잠겨 있던 액틴과 마이오신의 이완은 근육의 길이 변화를 의미하며 이것은 부교감신경계와 관련된 생리학적 반응 또는 이점 중 하나이다.

기본적으로 호흡에서 날숨이 더 강조될수록 부교감신경계가 활발해지고 연부조직에서 이완과 길어짐이 나타난다. 이는 관절 주변의 관절 가동범위와 전체적인 가동성을 향상시킨 것으로 해석된다.

각 개인들의 가동성은 부교감신경계가 더 많이 활성화될 때 커지는데, 들숨(또는 숨을 참는 것)을 지나 날숨을 하는 호흡 방법에 집중해서 연습한다면 이러한 변화가 일어날 수 있다.

가동성을 위한 날숨

부교감신경계와 관련성이 있는 생화학적 그리고 생리학적 반응은 개인의 가동성 훈련에 더 많은 이점을 제공해준다. 많은 요가 수업이 '사자 호흡' 또는 큰 날숨으로 시작하는 이유 중 하나이다.

> 이 책에서는 가동성 운동을 하는 동안 날숨을 강조하며, 이것은 운동의 효과를 향상시킨다.

날숨을 위한 훈련

호흡은 습관이다. 더 명확하게 말하면, 호흡은 저글링, 농구에서의 점프 슛, 야구에서의 커브 볼 구사, 또는 체조장의 밸런스 빔에서 옆돌기 같은 신경근 기술이다.

사람들은 이러한 습관이나 특정 호흡 패턴을 만들어 지속적으로 연습한다. 어떤 사람들은 가슴 부위로 호흡을 하고 어떤 사람들은 배로 호흡하기도 한다. 개인이 하루에 약 1,200회 정도의 호흡을 하는 것과 같이 개인의 호흡 방법은 강해질 수 있고 잘 발달된 움직임 습관이나 근신경 기술이 될 수 있다. 이것은 같은 움직임 패턴을 1,200번 하는 것과 동일하다!

매일 1,200회 반복하는 것은 개인의 움직임 패턴이나 호흡의 '습관'을 강화시킬 수 있다. 더 좋게 하거나 나쁘게 할 수 있다.

새로운 호흡 습관 기르기

호흡은 신경근 기술이자 운동 습관이기 때문에, '비효율적인 호흡'을 하고 있다면 운동과 관련하여 비효율적인 호흡 방식을 대체할 새로운 호흡 방법을 개발할 필요가 있다. 긍정적이고 효율적인 호흡 습관은 신체의 가동성 훈련에서 많은 이득을 가져다준다.

가동성 훈련은 숨을 들이마시거나 참는 것을 강조하는 호흡 습관과는 반대로 크거나 깊은 숨을 내쉬는 습관을 통해 긍정적인 효과를 얻을 수 있다.

호흡 운동

여기 더 효과적인 호흡 습관을 갖기 위해 사용할 수 있는 매우 간단한 두 가지 호흡 운동이 있다.

수동적 호흡 운동

손바닥을 위로 향하게 하고 어깨너비 정도로 발을 벌려 바닥에 붙인다. 머리 윗부분을 수평선 쪽으로 뻗고 발뒤꿈치를 다른 수평선 쪽으로 뻗으면서 머리부터 발끝까지 짧거나 길다는 느낌을 갖게 한다.

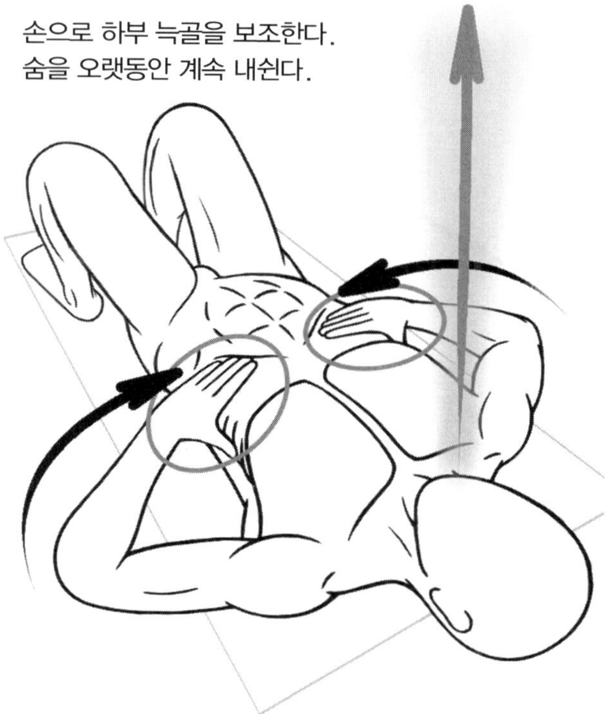

〈활동적 호흡 운동〉

몸을 최대한 편안하게 하고 눈을 감는다.

그다음, 숨을 들이마시고 몸 밖으로 내쉰다. 호흡은 거칠게 하지 않는다. 대신에 가능한 한 수동적으로 유지하고 숨을 들이쉬도록 한다.

매번 숨을 내쉬면서 바닥에 자신의 체중으로 누르면서 시작한다. 다시 말해서, 자신의 신체를 좀 더 바닥에 밀착하여 고정시키고 연부조직에 있는 신경근의 긴장을 이완시킨다.

60~90초 또는 총 30초간 숨을 내쉬면서 바닥에 자신의 체중을 계속 보낸다.

이 운동은 모든 가동성 훈련에 도움을 주는 연부조직의 긴장을 풀어줄 때 사용한다.

활동적 호흡 운동

손바닥을 위로 향하게 하며 어깨너비 정도로 발을 벌려 바닥에 붙이고 무릎은 90도로 구부린 채 바닥에 눕는다.

그리고 방을 가로지르면서 생일 촛불을 끄려고 하는 것처럼 숨을 내쉬면서 그 숨이 천장에 닿을 정도로 보낸다. 이 동작을 하면서 숨을 내쉴 때 코어 근육을 움직이게 하는데, 이는 코어 안정성과 부교감신경계 활성화에 도움이 된다.

3~5주기로 숨을 내쉬며 연습한다.

다음으로, 숨을 내쉴 때마다 배꼽과 몸통의 측면을 척추 쪽으로 당긴다. 이 동작에는 날숨에서 큰 호흡 동작을 만들어 주는 복횡근과 복사근이 관여해서 부교감신경계의 활성을 도와준다.

3~5주기로 숨을 내쉬며 연습한다.

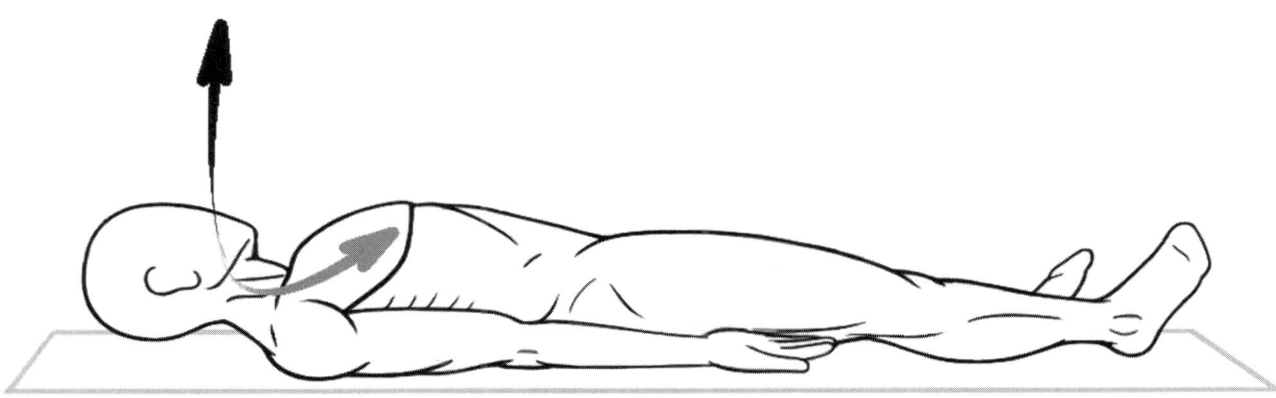

〈수동적 호흡 운동〉

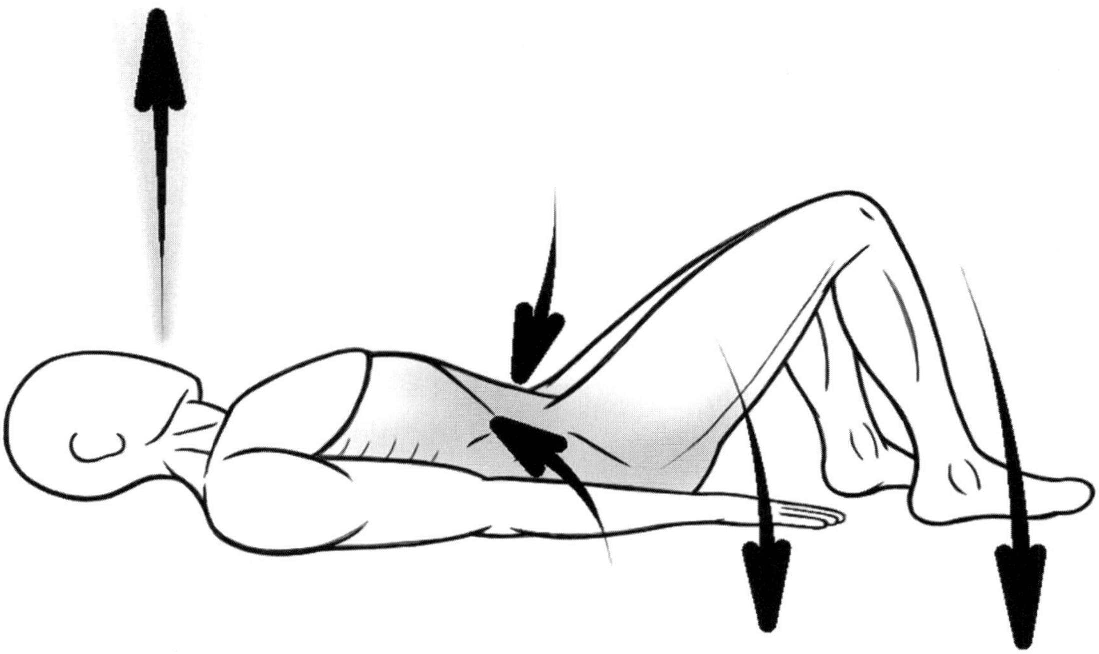

〈활동적 호흡 운동〉

그 후에 손과 발로 바닥을 누르면서 코어 근육을 계속 관여시키고 날숨을 하면서 생일 촛불을 끄거나 천장에 닿게 할 것처럼 한다.

숨을 내쉬면서 손과 발로 바닥을 밀면 골반저 근육뿐만 아니라 둔근(엉덩이), 광배근, 그리고 능형근(등)도 관여한다. 이러한 근육의 관여는 복횡근과 복사근의 관여를 복합적으로 일으켜 신체 안에서 힘이 생성될 때 상승 효과를 줄 수 있으며, 더 많은 몸통 근육의 활성을 가져와 가능한 한 큰 힘을 만들어내게 된다.

5~10주기로 숨을 내쉬며 연습한다.

이 활동적 호흡 운동은 개인에게 적절한 코어 안정성을 발달시키는 데 요구되는 신경근 조절능력에 대해 알려주고 있지만 이 운동이 부교감신경을 자극해서 연부조직의 긴장 완화, 이완, 그리고 길어지는 것을 도와줘서 개인이 가진 가동성의 전체적인 수준을 향상시킨다는 점이 더 중요하다.

가동성

움직임의 질을 향상시키거나 생체역학적으로 완전한 상태를 회복하기 위해서는 개인이 가진 가동성을 다루고 적절한 수준으로 향상시키는 것이 필요하다.

가동성의 정의

구글로 '가동성'을 검색해보면 각종 유튜브 동영상과 인스타그램 게시물이 나온다. 이국적으로 보이지 않지만 군대에서 전술적으로 활용되는 차량이나 자동 휠체어 및 액세서리와 관련된 수천 개의 사진은 말할 것도 없이 운동도 볼 수 있다.

그러나 인간의 움직임과 관련하여 가동성은 미리 결정된 패턴의 연속된 형태나 위치를 높은 정확도와 완전한 가동범위를 바탕으로 이동하는 개인의 능력을 말한다.

가동성을 누군가에게 설명할 때 쉬운 방법은 질문하는 것이다. '어떤 보상도 없이 올바른 자세를

갖고 움직일 수 있나요?'

가동성은 개인의 유연성, 관절 건강 및 운동 행동(신경근 조절)을 결합한 것이다. 이 세 가지 특성을 가지고 개인이 올바른 자세를 갖고 움직이는가를 결정할 수 있다.

유연성

대부분의 사람들은 근육이 수축하고 이완된다는 것을 안다. 인간의 모든 움직임은 여러 개의 근육이 함께 아름다운 교향곡을 연주하는 오케스트라처럼 잘 조절된 방식으로 수축하고 이완되는 정교한 과정으로 만들어진다고 널리 이해되고 있다. 그러나 근육이 수축하고 이완만 하는 생리학적 구조는 아니다.

근육, 건, 근막, 인대 등 네 가지 연부조직 구조는 모두 수축하고 이완할 수 있는 능력을 가지고 있으며, 일부는 다른 것보다 더 길다.

유연성은 전체적으로 수축하고 이완하는 연부조직의 능력과 관련이 있다.

연부조직 중 근육, 건, 근막은 가장 길게 수축하고 이완하는 세 개의 구조물이다. 인대가 늘어나면서 힘이 발생될 때 길이 변화에는 제한이 있다. 이것은 일반적으로 보호를 위한 조치이고 외상을 피하는 방법이지만 부상이 초래될 수 있다. 반면에 근육, 건, 근막(신체 전체에 걸쳐 형성되어 있는 결합조직 그물망)은 좋은 근력, 스피드, 그리고 정확도를 바탕으로 늘어나거나 수축한다. 하지만 근력이나 스피드 등과 같은 요인이 최적화된 수행력은 모든 조건이 적절하게 설정되었을 때에만 가능하며, 이것이 바로 가동성 운동을 해야만 하는 중요한 이유 중 하나이다.

관절 건강

건강한 관절은 무엇인가? 잘 기능하게 만들어지고 움직이는 관절일 것이다.

'관절 건강'은 관절의 기능적 수준이나 관절운동학과 관련이 있다. 관절운동학은 관절의 구조와 기능을 설명하는 용어이다. 더 자세히 말하면, 관절의 표면이 움직임을 만들어내기 위해 어떻게 서로 상호작용하는가를 다루는 연구이다. 관절운동학은 신체가 생체역학적으로 완전한 상태를 갖기 위해 필요한 움직임의 질과 측정 방법을 주로 담고 있다.

좋은 '관절 건강'은 관절 움직임이 본래 설계된 대로 잘 이루어지고 생체역학적으로 완전한 상태가 높은 수준으로 형성되어 있는 것을 의미한다. 하지만, 좋은 관절 건강이 꼭 이와 같은 의미만을 담고 있지는 않다.

사람들은 크거나 작은 급성 외상뿐만 아니라 장기간 지속적이고 반복적인 스트레스로 인해 관절의 움직임이 제한받거나 손상을 입어 관절의 불균형과 함께 움직임에 대한 보상 패턴을 경험한다. 이러한 이유로 가동성 운동을 자주 연습하는 것은 매우 중요하다.

운동 행동

인간의 움직임은 신경과 생리학적 시스템이 통합된 근신경계에 의한 결과이다. 실제로 인간의 움직임을 만들기 위한 골격계(뼈)의 가동은 신경계와 함께 근육, 건, 근막, 그리고 인대 등과 같은 연부조직이 결합되어야만 나타난다.

운동 행동이란 근신경계를 자극하여 연습하고 반복하면서 인간의 움직임을 '학습'하고 발전시키는 과정이다. 즉, 운동 행동은 신경계가 근육, 건, 근막 등을 어떻게 조절하고 자극해서 움직임을 만들어내는가에 대해 이해를 하는 것이다.

운동 행동은 신경계가 움직임을 해석하고 배우는 방식을 다루는 운동 학습과 신경계가 특정 근섬유의 '활성', 또는 움직임을 만들어내면서 수축하거나 이완을 시작하게 될 때 연부조직과 어떻게 상호작용하는가를 다루는 운동 조절 모두가 포함된 개념이다.

운동 행동, 특히 운동 조절(신경근 조절)과 운동 학습은 개인의 가동성에 중요한 역할을 한다. 왜냐하면 특정 움직임을 만들어내거나 어떤 자세를 유지하려고 할 때 신경계를 사용하는 능력이 불충분하여 가동성이 제한을 받게 되는 경우가 종종 있기 때문이다.

좀 더 정확히 말하면, 개인은 움직임을 수행하기 위한 적절한 운동 조절 능력을 가지고 있지 않을 수 있기 때문에 움직임을 성공적으로 만들어내기 위해서는 운동 학습의 과정을 거쳐야만 한다.

유연성과 관절 건강 둘 모두의 변화는 개인의 운동 행동에 더 좋거나 더 나쁜 영향을 미친다.

가동성의 변화

가동성은 개인의 유연성, 관절 건강(관절운동학), 운동 행동(신경근 조절)에 따라 달라지며, 이 모든 것들은 매일같이 더 좋아지거나 때로는 더 나빠지고 있다.

악화의 원인

반복적인 움직임과 비활동성은 개인의 가동성과 회복 능력을 약화시켜 스트레스와 부상을 야기할 수 있다. 트레이너, 코치, 그리고 운동선수는 이러한 요인들로부터 보호받을 수 있도록 가동성에 부정적인 영향을 미칠 수 있는 원인에 대해 이해하고 가동성의 제한에 영향을 미치는 적절한 대응(프리햅과 교정 운동)을 계획하는 것이 중요하다.

가동성의 약화는 다음의 요인들과 관련이 있다.

- 앉아 앉거나 스마트폰 문자 메시지 보내기와 같은 반복적인 동작
- 비활동성: 앉아서 일을 많이 하는 경우
- 불충분한 회복: 훈련/생활에서 일과 회복 비율의 불균형
- 지속적인 높은 수준의 스트레스: 교감신경계 항진
- 부상: 유착과 반흔 조직 형성

개선의 기회

사람의 가동성은 악화될 수 있지만 개선될 수 있기도 하다. 연부조직 치유, 관절을 움직이는 운동, 그리고 다양한 형태의 스트레칭을 포함한 몇 가지 다른 방법들이 가동성을 변화시킬 수 있다.

가동성의 중요성

가동성은 왜 중요한가? 사람들이 하는 특정 활동 또는 개인이 처한 상황에 따라 여러 가지로 답을 할 수 있다.

일상에서의 가동성

삶의 모든 움직임은 인간의 생체역학을 구성하는 신경학적, 그리고 생리학적 시스템에 의해 기하학적 형태(역자 주: 직선, 원 다각형 등과 같이 일정한 형태를 지니고 있는 것을 의미)를 갖고 있다. 이 기하학적 모양은 움직임 패턴으로 알려져 있다. 특정 움직임을 수행하기 위해서 몸은 적합한 모양을 만들 수 있어야 한다. 만약 몸이 필요한 모양을 만들어내지 못하면 그 움직임을 수행할 수 없다.

인간의 움직임은 가동성이 부족하다고 해서 아예 움직이지 못하는 것은 아니다. 사람들은 가동성이 많이 부족함에도 자신에게 필요한 움직임이나 부여된 과제를 완성시킨다. 하지만 가동성의 제한은 역학적 효율성과 움직임의 질을 떨어뜨린다. 인간은 회복력이 있고 주어진 과제를 완성하기 위해 가능한 한 '보상'하려고 한다.

성취를 위한 보상

모든 인간의 움직임은 '과제 지향적'이므로 사람들은 가진 특정 목표를 성취하기 위해서나 단순히 일이 이루어지게 하려고 움직인다. 그 움직임이 코를 긁기 위해 손을 뻗거나 문을 당겨 열거나, 대화를 하면서 양옆으로 초조하게 움직이든 간에 인간이 만드는 움직임은 과제의 완성에 도움이 된다.

충분한 가동성 없이도 사람들은 과제를 완성하기 위해 주어진 움직임에 대한 방법을 변화시킬 것이다. 이를 '보상'이라고 하며, 충분한 가동성이 주어지지 않았을 때 나타나는 결과이다.

예를 들어 고관절(엉덩이) 움직임이 제한된 사

람은 바닥에 있는 물건의 무게와는 관계없이 그 물건을 들어 올리기 위해 척추를 앞으로 깊숙이 구부릴 것이다. 이러한 변화된 형태의 움직임, 즉 보상 패턴은 개인이 가진 생체역학 기전과 움직임의 질적 수준과 관련해서 더 큰 부정적인 결과를 초래할 수 있다.

가동성의 부족은 사람의 움직임에서 보상 패턴을 만들어내며, 관절과 해당 조직의 완전한 상태(적절한 기능성)를 악화시킨다. 가동성 제한은 결국 수행력 발휘 능력을 비효율적으로 변화시키며 오랜 시간 동안 부상을 갖게 하도록 움직임의 질적 수준을 감소시키게 된다.

보상의 정의

개인의 움직임 패턴 안에서 본래 만들어진 근신경조절과 관절운동학(관절 기능)을 변경해서 자신의 움직임을 보상하려는 형태를 말한다.

보상의 결과

안타깝지만, 모든 보상 행위에는 결과가 따른다. 보상 정도가 작거나 거의 눈에 띄지 않거나 혹은 아주 분명하게 나타나든지 간에 보상 행위는 연부조직 세포 및 관절과 같은 생리학적 구조물에 운동 에너지를 잘 전달하지 못해서 부적절한 양의 스트레스를 받게끔 만들어버린다.

이렇게 생리학적 구조를 부적절한 스트레스에 노출시키면 개인이 가진 완전한 상태의 생체역학적 기전은 즉각적으로 손상을 받을 것이고 움직임의 질은 저하될 것이다.

보상의 증가

설상가상으로 인간 움직임의 보상은 장시간 동안 반복적인 기능장애를 크게 만들고 그것을 드러내는 능력을 가지고 있다. 이것은 생리학적 손상과 부상의 위험을 꾸준히 증가시킨다.

게다가 움직임에서 보상 패턴의 반복적 사용은 신경학적 접근을 변화시키기도 한다. 즉, 어떤 사람이 보상의 한 가지 형태로 쪼그려 앉는 동작을 많이 수행할수록 개인의 신경계는 이것에 학습되고 적응하기 때문에 보상이 이동에 사용되는 기본적인 신경학적 패턴이 된다.

운동은 보상을 더 악화시킨다

보상이 완전한 생체역학적 상태와 움직임의 질적 수준에 부정적인 영향을 미친다는 사실을 이해하는 것이 중요하다. 또한 다양한 형태의 보상이 존재하는 상황에서 운동을 하는 것은 주의해야 한다. 개인이 의도적으로 해당 움직임과 관련한 오류를 개선하기 위해 교정 운동을 따로 하지 않는 한 완전한 생체역학적 상태와 움직임의 질적 수준은 지속적으로 감소된다는 것을 이해해야 한다.

운동을 하면서 움직임을 인식하는 것

운동은 자신의 몸이 어떻게 움직이는지를 의식적으로 알 수 있는 흔치 않은 기회 중 하나이다. 인간이 하루 동안 하는 대부분의 움직임은 무의식적으로 나타난다. 즉, 우리의 움직임은 '움직임 습관'을 통해 이루어진다.

인간은 '습관'을 이용하여 생각하는 것을 줄이고 움직임 관련 과제에 더 많은 정신적 힘을 쏟거나 인식하는 과정을 통해 움직임을 조절하고 실행한다. 그러나 운동은 개인의 움직임 변화를 관찰할 수 있는 좋은 기회를 준다.

운동을 통해 움직임을 의식하는 것은 자신의 움직임을 평가하고 파악해서 보상의 패턴을 제거할 수 있는 아주 훌륭한 방법이다.

보상을 멈출 수 있게 하는 해결책

운동 중 사람이 어떻게 움직이느냐에 따라 보상 패턴을 파악할 수 있으며, 그것은 '움직임 습관'을 중단시키고 움직임에 대한 접근 방식을 수정할 수 있는 좋은 기회가 된다. 습관적으로 나타나는 보상의 패턴을 변화시킬 수 있도록 시도해야 한다.

보상 패턴을 멈출 수 있는 방법

1) 움직임 패턴에서 관찰되는 보상 전략을 파악할 것
2) 다음 움직임을 반복하기 전에 신호를 주고 대체 전략(방법)을 제시할 것
3) 움직임에서의 변화를 평가할 것

운동 중 신호를 세 차례 반복해서 주었음에도 움직임 패턴을 변화시키기 어려운 경우에는 보상 패턴을 멈추기 위한 대체 방법이 적용되어야 한다. 여기에는 관절 가동범위를 증가시키기 위한 가동성 운동이 포함될 수 있다.

개선해야 할 이유

여러 차례 가동성 운동을 하면 개인에게 적합한 생체역학적 기전과 움직임의 질적 수준과 관련이 있는 특정 움직임 패턴에 필요한 관절 가동범위와 유연성을 얻을 수 있다.

개인의 가동성 향상은 움직임과 관련된 기능을 향상시켜 삶의 질을 높일 수 있다.

또한 가동성 향상은 운동선수의 훈련 프로그램이나 개인 체력/건강 프로그램 안에서 긍정적인 효과를 준다.

기능은 동일한 형태이다

인간의 움직임은 신체의 기하학적 형태에 의해 만들어진다. 다르게 말하면, 형태는 인간의 움직임에서 나타나는 기능과 같다. 개인이 가진 가동성의 정도는 스포츠, 운동, 기타 상황 등에서 개인의 능력을 좌우한다.

가동성 운동은 주어진 과제를 최고 수준의 기능으로 해결할 수 있는 능력을 개인에게 제공해준다.

가동성은 역학적 이점을 제공한다

개인이 더 많은 자세를 갖게 된다면 스포츠와 운동에서 기술을 사용할 때 역학적 이점을 더 높게 가진 자세를 제공받게 된다.

역학적 이점은 무술에서부터 체조, 야구와 미식축구부터 달리기까지 모든 스포츠에서 배우고 훈련된다.

역학적인 이점은 움직임의 질적 개선을 이끈다

보다 높은 수준의 역학적인 이점을 만들어낼 수 있는 가동성을 갖는 것은 개인의 일상생활에서의 활동에 도움이 된다. 역학적인 이점은 생리학적 구조가 받는 스트레스를 줄이는 동시에 관절의 불균형에 대한 위험을 감소시킨다. 더욱 중요한 사실은 역학적으로 유리한 위치를 만들어내는 충분한 가동성을 갖게 되면 보상과 기능장애를 줄여준다는 것이다.

움직임의 질적 수준은 개인의 움직임 패턴에서 나타나는 보상 패턴 또는 생체역학적 기능 저하와 반비례 관계를 갖고 있다.

가동성을 높이는 방법

자신의 움직임 수준과 질을 높이기 위해 사용하는 가장 효과적인 방법 중 하나는 연부조직 치유이다.

하지만, 연부조직 치유를 시작하기 전에 인간의 움직임에서 흔하게 나타나는 제한점이나 기능 저하에 대해 잘 알고 있는 것이 좋다.

공통적인 보상 패턴과 움직임의 기능장애

인간의 움직임에서 여러 가지의 보상 패턴과 기능장애가 꼭 부상을 발생시킨다고 단언할 수는 없다. 하지만 부상의 위험을 증가시키고, 개개인의 운동수행 능력을 제한시키는 것과는 관련이 깊다.

반면에 움직임의 기능장애와 보상작용에 관련된 움직임에 대해 문제 해결을 할 수 있는 트레이너와 코치 들이라면 생체역학적인 통합적 트레이닝을 통해서 손상의 위험을 제한하고, 트레이닝과 경기력에 긍정적인 역할을 수행할 수 있다.

신임을 잃다

보상 패턴은 많은 이유로 인해서 움직임을 통해서 발전된다. 부상에서부터 생활 속의 움직임까지 인간의 몸은 끊임없이 생체역학적인 힘이 생화학적 반응과 에너지 흐름에 의해 모든 세포에 각각 형성시키는 힘에 의해 리모델링되고 형성된다. 게다가 기계적 형질 변경은 DNA의 가닥을 조종하고 변환시킨다. 즉 한마디로 말하면 우리 인간의 움직임은 끊임없이 우리의 몸을 형성하고 재형성시킨다.

운동과 신체의 이러한 관계에서 가장 놀랄 만한 점은 운동이 최악의 경우 신체를 다시 형성할 수 있으며, 때로는 신체가 기능을 할 수 있도록 보상작용을 하도록 설계되었다는 것이다. 따라서 인간의 움직임은 인체의 진화에 대해 '부정적'일 수 있다.

현대 사회

많은 전문가들은 이미 그들의 책이나 논문을 통해서 밝혀왔다. 만약 우리가 움직일 때 생체역학적 통합과 보완이 조직과 관절의 역할을 하기 위해 개인의 능력이 이용되지 않는다면 요즘 시대(발달된 사회라고 일컬어지는, 살아가기 위해 많은 기술의 발달과 자동화 시스템을 이용하는 시대)에 일상생활의 수많은 움직임들(예: 책읽기, 앉기)이 약화가 될 것이고 말이다. 즉 요즘 삶은 개개인의 움직임이 적다는 것이다.

보상 패턴

보상 패턴은 우리 몸이 새로운 움직임을 통해서 움직임의 제한된 지점을 보완하는 것이다. 보다 구체적으로 보상 패턴은 '새로운' 시퀀스를 만들어낸다. 모터 유닛 및 근육을 포함하거나 또는 다른 구조적인 뼈, 인대, 힘줄, 근막 및 관절 구조를 활용하여 보충하거나 회피하는 다른 패턴을 만들어낸다.

본질적으로, 보상 패턴은 자연적으로 처방된 신경근 전략이 더 이상 주어진 운동의 생성에 사용할 수 있는 실행 가능 옵션이 아닐 때 신체가 사용하는 대체 신경근 전략이다.

발목 염좌 후 팔자로 걷는 것은 보상 패턴의 한 예이다. 우리 몸은 정상적인 걸음걸이(보행)가 부상을 당한 발목에 가해지는 무게의 충격량을 제한하는 보상이나 전략으로 간단하게 대체한다.

미묘한 변화

많은 보상 패턴은 미묘하거나 의식하기 힘들고 좀 더 단위가 큰 보상작용으로 점점 커질 것이다. 이 도미노 효과는 개개인은 생체역학적 통합과 움직임의 질에 따라 결정된다.

보상작용의 도미노 효과와 관련해 딱 맞는 예시는 개개인이 계속적으로 걷거나 딱딱한 평평한 바닥에 서 있을 때이다(예: 콘크리트 바닥이나 높게 올라간 빌딩의 딱딱한 바닥). 그런 환경들(딱딱하고 평평한 바닥)은 부드럽고 변하기 쉬운 풀이나 모래 진흙 같은 바닥이 주는 것들을 제공하지 않는다. 결과적으로 후경골근은 딱딱한 바닥에 서 있거나 걸을 때 아치를 유지하려고 점점 과사용을 하게 된다. 이 같은 근육의 반복적이고 높은 근 스트레스를 주는 것은 약화를 초래하게 된다.

그 뒤에 발은 과도한 현상이(발아치가 바닥 쪽으로 무너지는 현상을 야기하는 것) 습관적으로 내전을 만들고 그 결과 움직임의 기능장애와 연관이 있는 후경골근의 근육을 약화시킨다. 과도한 발의 내전은 또 다른 안 좋은 결과를 만들어낸다.

도미노가 떨어지듯

습관적으로 딱딱하고 평평한 바닥을 걷는 행동은 후경골근을 과사용하게 만들고 발의 아치를 제대로 활용하지 못하게 하고 결국에는 바닥으로 무너지게 만든다. 다음의 도미노 현상은 내전 혹은 안쪽으로 경골 내전하게 하고 이것은 비골근과 대퇴이두근 수축이 자연적인 무릎관절의 안정성을 만들려는 성질 때문에 보상작용을 만든다. 간단히 말하면 이렇다. **인간의 운동 동작에서 보상의 한 가지 형태 또는 전략은, 처음에는 보상의 첫 번째 형태가 아무리 미묘하더라도 그 문제가 다른 것과 연결되어 보상작용을 유발한다.**

패턴 양식

도미노 게임처럼 하나의 블록이 넘어지면 다음 블록도 굉장히 빨리 넘어진다. 이것은 마치 보상작용과 움직임의 기능장애처럼 하나의 근육에서 보상작용이 일어나면 다른 보상작용이 따라온다. 그것은 언제 어디서 일어나느냐의 차이가 있을 뿐이다.

예를 들어 발이 지속적으로 내전이되면(아치가 무너질 정도로), 다음은 비골근과 대퇴이두근이 과사용 혹은 타이트하게 될 확률이 높다. 왜냐하면 한 동작의 기능장애는 다른 한 동작의 기능장애를 유발한다. 우리의 몸에서는 움직임이 없이는 움직임의 기능장애도 일어나지 않는다. 인간의 몸은 생리학적인 구조의 공생 시스템뿐 아니라 기능면에서든 기능장애 면에서든 상호 의존적인 시스템을 이루고 있다. 그래서 몸의 모든 구조(관절, 근육, 인대, 힘줄 그밖에 것들)는 우리 몸의 다른 구조물들과 연결되어 있다.

모든 인간의 동작은 움직임의 기능장애 그리고 보상작용은 우리 몸에 패턴으로 존재한다.

인식하는 것이 중요

보상작용과 움직임의 기능장애 패턴을 발견하고 원인을 이해하는 능력을 갖추는 것은 패턴과 관련된 손상과 위험을 예방하고 문제를 해결하는 면에서 장점이 있다. 그리고 개인이 생체역학적 기능과 동작의 질의 향상에 관해서 통합적이고 좀 더 효율적으로 임할 수 있게 만든다.

불행하게도 만약 기능장애와 관련된 보상작용이 고쳐지지 않거나 찾지 못한다면 몸은 보상작용으로 움직임들이 무너지게 되고 우리의 몸에 손상을 줄 부상의 위험이 높아진다.

개개인들이 부상의 위험과 동작의 기능장애와 관련된 손상을 예방 및 감소시키고 싶으면 몇 개의 공통적인 보상작용 패턴을 배우는 것은 반드시 필요하고 또 배운 것을 이용하도록 노력을 해야 한다.

일반적인 보상 패턴

많은 보상작용의 패턴은 공통적이다. 그 이유는 많은 공통적인 보상작용이 많은 비율로 나온 동작 움직임이기 때문이다.

딱딱하고 평평한 바닥은 발의 아치를 무너뜨리고, 우리의 몸에서는 보상작용을 하기 시작 한다. 산업화된 요즘 시대에서는 1백만 아니 1억만 명의 사람들이 매일 그런 바닥을 걷고 있다. 따라서 많은 사람들에게 똑같은 패턴으로 높은 확률로 보상작용이 그들의 동작에서 나온다.

개인, 특히 트레이너, 코치 그리고 선수들은 효율적인 목표 설정을 통해 공통적인 보상작용의 패턴을 식별하고 움직임 동작의 질을 높이고 부상을 줄이기 위해 기능장애의 표현을 알고 고치려고 해야 한다.

움직임의 기능장애와 공통적인 보상작용 패턴의 리스트

- 회내 비틀림 증후군(Pronation Distortion Syndrome)
- 외반슬(Valgus Knee)
- 장경 인대 증후군(IT Band Syndrome)
- 슬개대퇴 활주 증후군(Patellofemoral Tracking Syndrome)
- 슬개대퇴 동통 증후군(Patellofemoral Pain Syndrome)
- 대퇴사두근 우세 현상(Quad Dominance)
- 엉덩이 기억 상실 증후군(Glute Amnesia Syndrome)
- 골반 후방 경사(Posterior Pelvic Tilt)
- 골반 전방 경사(Anterior Pelvic Tilt)
- 하부교차 증후군(Lower Cross Syndrome)
- 요통(Low Back Pain)
- 골반 말림(Buttwink)
- 비대칭적 체중 이동(Asymmetrical Weight Shift)
- 척추전만증(Sway Back-Excessive Lordosis)
- 척추후만증(Excessive Kyphosis)
- 상부교차 증후군(Upper Cross Syndrome)
- 거북목 증후군(Forward Head Posture)
- 어깨충돌 증후군(Shoulder Impingement)
- 둥근 어깨 증후군(Rounded Shoulders)
- 익상견갑(Winged Scapula)
- 견갑골 거상(Elevated Shoulders)
- 견갑골 불균형(Uneven Shoulders)
- 돌출된 흉곽(Flared Rib Cage)
- 초인플레이션(Hyperinflation)

다음은 위의 운동 기능장애를 확인하고 해결하는 데 도움이 될 수 있는 보상작용의 공통 패턴을 간단히 요약한 것이다.

회내 비틀림 증후군

만약 개개인의 생체역학의 통합과 움직임을 측정하려면 일단 먼저 우리 몸의 제일 밑부분인 바닥을 딛고 있는 발을 보고 난 뒤 나머지 몸을 보는 게 좋다. 그래서 평가를 처음 시작할 때에 회내 비틀림 증후군이 추천된다.

발이 과도하게 내전되고 발의 아치가 안쪽과 바닥으로 무너졌다면, 경골 역시 안쪽으로 무너졌고 이것은 십자인대(ACL) 부분이 특히 무릎에 적합하지 않은 스트레스를 주는 외반슬의 원인이 된다.

게다가 대퇴골 내전 혹은 몸의 가운데 부분으로 무너졌을 때 이것은 외측관근, 대퇴이두근 그리고 비골근이 타이트해지고 이 세 가지 근육이 무릎 관절을 안정화시키기 위해서 편향성 수축을 하게 된다. 이 같은 보상 패턴은 스쿼트나 런지, 점프, 달리기 그리고 서 있는 동작에서조차 외반슬이 되게끔 발전시킨다.

마지막으로 회내 비틀림 증후군은 허리 하부 통증의 원인이 된다. 우리 몸은 대퇴골의 움직임과 무릎과 골반을 안정화하기 위해서 엉덩이 신전 근육이 과활동되고 결과적으로 엉덩이 신전 근육의 과활동은 골반의 전방경사나 과도한 척추의 전만을 만들어서 척추전만증을 만든다.

RX: 연부조직 관리와 적절한 스트레칭을 과활동된 근육이나 타이트한 근육에 적용시켜보자. 비골근, 대퇴 이둔근, 외측광근, 내전근 복합체와 대퇴근막장근과 장요근 그리고 연부조직 이완법으로 후경골근 그리고 비복근을 활성화시키고 이 근육들이 적절하게 활동을 하게 정렬을 맞춰야 한다.

다음, 강화시키기 위해서 활동성 운동을 그리고 적합한 순서로 중둔근, 후경골근, 비복근이 활성되게 하여야 한다.

마지막으로 여러 종류의 큰 움직임의 운동들(런지, 달리기, 스쿼트)을 해야 한다. 안정성과 통합성 그리고 밸런스 운동으로 한 다리 운동 혹은 방향을 바꾸는 C.O.D 운동 등을 통해 해야 한다.

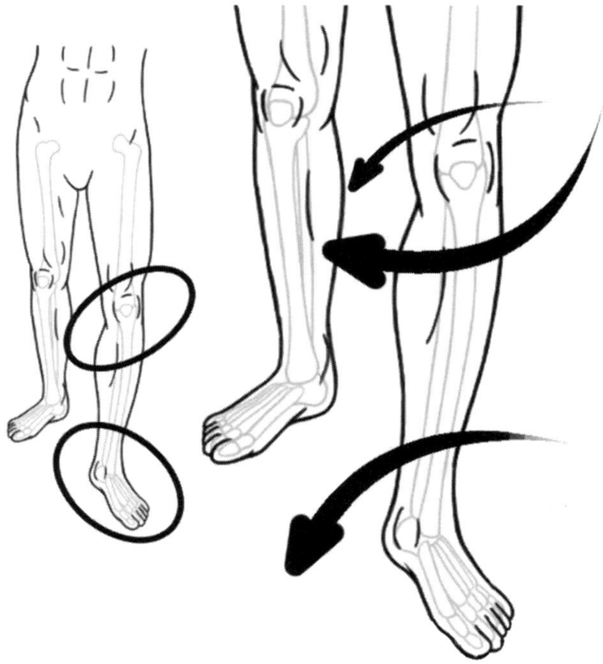

〈회내 비틀림 증후군〉

외반슬

외반슬은 발목 관절 혹은 엉덩이의 안정성 부족으로 무릎관절이 안쪽으로 이동하는 것을 말한다. 이것들은 과활성 근육 그룹들(외측광근, 대퇴이두근, 비골근)에 영향을 미친다.

외반슬의 움직임은 적합한 슬개대퇴 이동을 무너뜨리고 십자인대에 부적절한 스트레스를 준다.

RX: 연부조직 관리와 적절한 스트레칭을 과활성화된 근육이나 타이트한 근육에 적용시켜보자(비골근, 대퇴이둔근, 외측광근, 내전근 복합체, 장요근).

다음, 강화시키기 위해서 활동성 운동을 그리고 적합한 순서로 중둔근, 후경골근, 비복근 그리고 발의 천층 내재근들이 활동하게 하여야 한다.

마지막으로 여러 종류의 통합성 운동으로 큰 움직임의 운동들(런지. 달리기, 스쿼트)을 해야 한다. 안정성과 통합성 그리고 밸런스 운동을 한 다리 운동 혹은 방향을 바꾸는 C.O.D 운동 등을 통해 해야 한다.

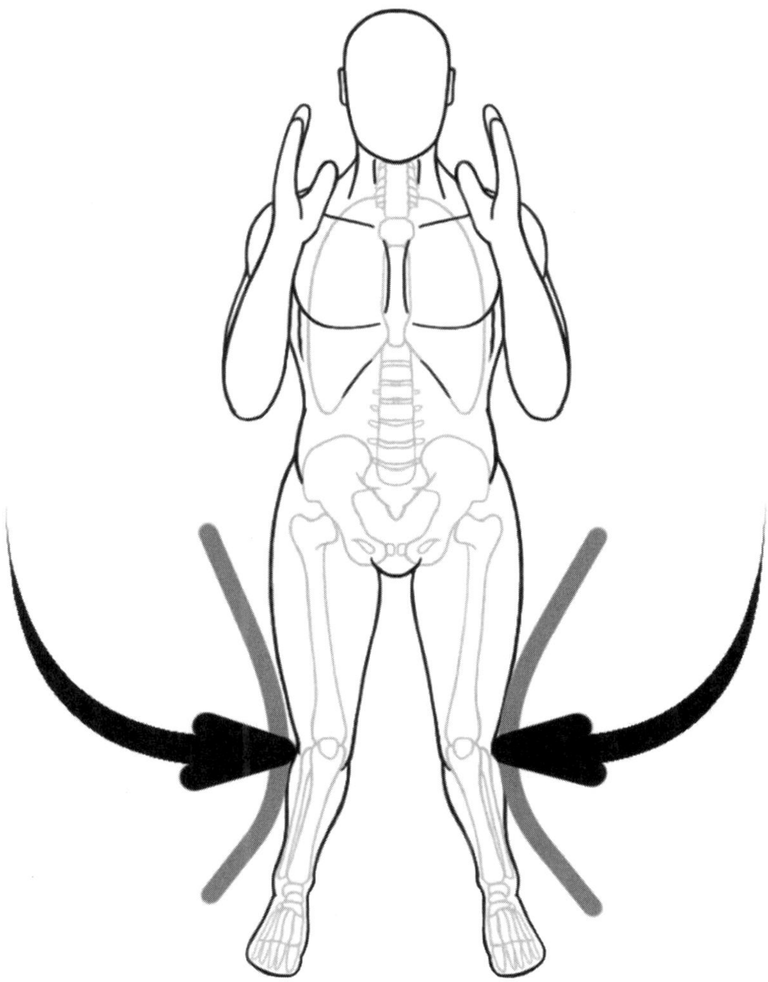

〈외반슬〉

장경인대 증후군

또 다른 움직임의 기능부전 그리고 보상작용은 엉덩이 기억상실증과 장경인대 증후근이다.

장경인대 증후근은 IT 밴드에서 경골까지 연결된 장경인대에 적합하지 않은 양의 스트레스가 연조직 구조에 부가되고 또한 염증화되고 민감한 상태가 되는 것을 말한다.

장경인대 증후근은 일반적으로 엉덩이 복합근육들, 특히 중둔근, 발바닥 내전근 그리고 비복근(종아리근육) 들이 적합하게 활동하지 못해서 무릎의 움직임을 조절하거나 안정성을 제공하지 못한다. 결과적으로 대퇴근막장근과 장경인대는 역학적으로 불안정한 포지션에서 안정성을 제공하려고 한다. 결과론적으로 장경인대는 닳고 상처를 입고 염증이 생긴 형태가 되어서 민감해진다.

RX: 연부조직 관리와 효과적인 스트레칭 테크닉을 과활성화되고 타이트해진 근육에 적용시킨다(대퇴근막장근, 대둔근, 외측광근, 비골근, 대퇴이두근).

적합한 순서로 다음 근육들을 활성화시키고 강화 운동을 해야 한다.

중둔근, 이상근, 고관절 내회전/외회전근, 반건양근, 종아리 근육, 발바닥 내전근 그리고 복횡근, 내/외복사근(코어 근육).

마지막으로 여러 종류의 통합성 운동으로 큰 운동들(런지. 달리기, 스쿼트)을 해야 한다. 안정성과 통합성 그리고 밸런스 운동을 한 다리 운동 혹은 방향을 바꾸는 C.O.D 운동 등을 통해 해야 한다.

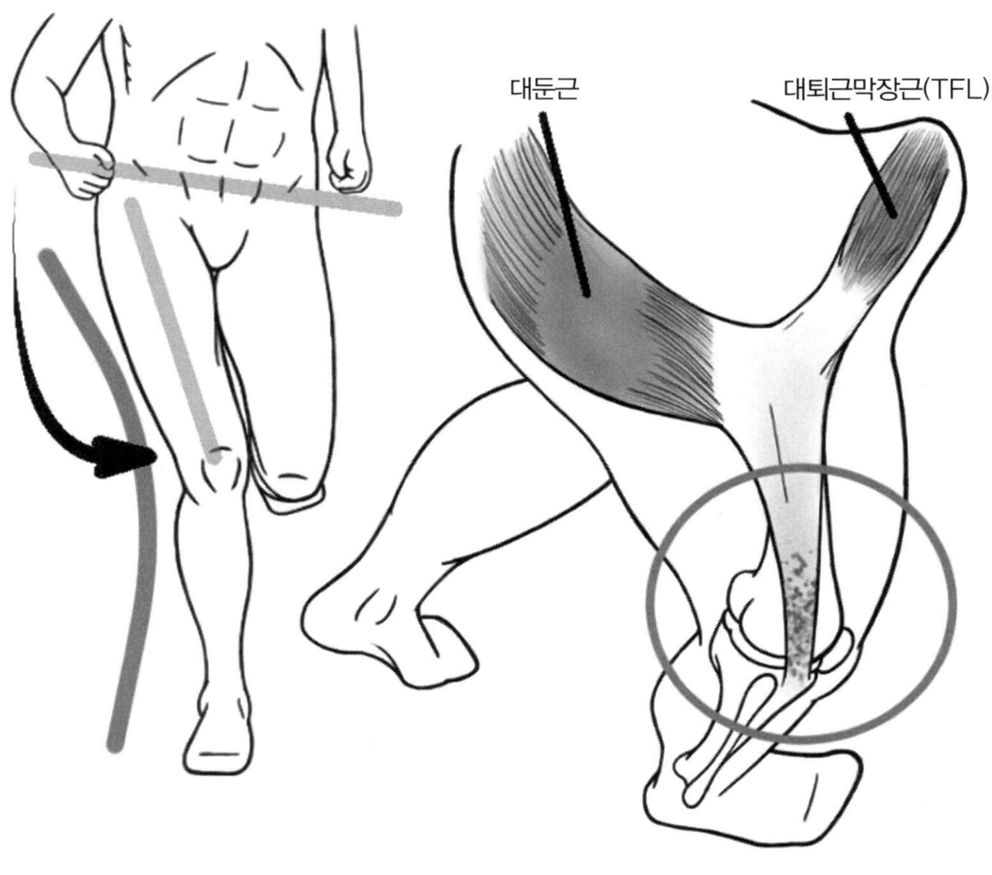

〈장경인대 증후군〉

슬개대퇴 활주 증후군

무릎의 구조는 두 개의 관절돌기(얇은 홈) 융기 사이 의오목(넓다리뼈 끝부분의 절흔)한 시작점과 슬라이딩하는 무릎 뼈라고 알려진 무릎의 회전동장을 가이드하고 지지하는 평평뼈(슬개골)로 되어 있다.

무릎의 이동과 움직임이 외반슬 움직임 때문에 비틀어질 때 대퇴사두의 우세 그리고 다른 보장 작용 패턴 혹은 움직임의 기능부전 등을 우리는 슬개대퇴 활주 증후군 이라고 한다.

슬개대퇴 활주 증후군에는 두 가지의 중요 형태가 있다. 첫 번째는 무릎을 신전이나 굴곡을 시킬 때 슬개골이 외측으로 이동하는 것이다. 이 같은 형태는 거의 외반슬 움직임과 관련되어서 나타난다. 두 번째 타입의 슬개대퇴 활주 증후군은 너무 많은 긴장 상태이거나 짧아지는 형태가 대퇴사두에서 일어난 것이다. 이것은 계속적으로 굴곡과 신전을 할 때 슬개골을 대퇴골의 끝부분으로 당긴다. 이 같은 형태의 슬개대퇴 활주 증후군은 대퇴사두의 지배적인 형태이고 이 같은 증상은 슬개대퇴 활주 증후군 혹은 무릎 통증을 야기한다.

RX: 연부조직 관리와 효과적인 스트레칭 테크닉을 과활성화되고 타이트해진 근육에 적용시킨다(대퇴사두근, 비골근, 대퇴이두근, 내전근 복합체).

적합한 순서로 다음 근육들을 활성화시키고 강화 운동을 해야 한다.

내측광근, 고관절 내회전/외회전근, 후경골근, 종아리근육, 발바닥 내전근.

마지막으로 여러 종류의 통합성 운동으로 큰 움직임의 운동들(런지. 달리기, 스쿼트)을 해야 한다. 안정성과 통합성 그리고 밸런스 운동을 한 다리 운동 혹은 방향을 바꾸는 C.O.D 운동 등을 통해 해야 한다.

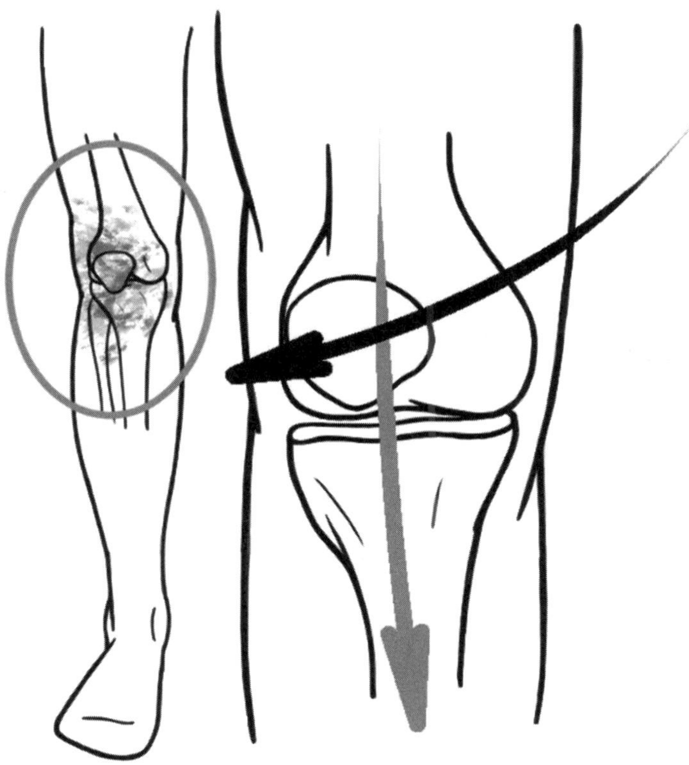

〈슬개대퇴 활주 증후군〉

슬개대퇴 통증 증후군

통증이 무릎의 앞쪽과 무릎캡슐 밑쪽에서 규칙적으로 일어나는 것을 슬개대퇴 통증 증후군이라고 한다. 이 같은 무릎 통증은 슬개골에 압력을 계속적으로 받고 대퇴골 밑으로 끌어당기고 그 결과 무릎에 마찰의 양과 닳고 손상이 증가되는 형상인 슬개대퇴 통증 증후군의 영향으로 빈번하게 생긴다. 슬개대퇴 통증 증후군은 계속적인 움직임들, 달리기가 혼합되는 생활 요인들, 대퇴사두가 많이 쓰여서 보상 패턴이 일어나는 앉는 자세에 영향을 많이 받는다.

RX: 연부조직 관리와 효과적인 스트레칭 테크닉을 과활성화되고 타이트해진 근육에 적용시킨다(대퇴사두근, 비골근, 대퇴이두근, 내전근 복합체).

적합한 순서로 다음 근육들을 활성화시키고 강화 운동을 해야 한다.

내측광근, 고관절 내회전/외회전근, 후경골근, 종아리 근육, 발바닥 내전근.

마지막으로 여러 종류의 통합성 운동으로 큰 움직임의 운동들(런지. 달리기, 스쿼트)을 해야 한다. 안정성과 통합성 그리고 밸런스 운동을 한 다리 운동 혹은 방향을 바꾸는 C.O.D 운동 등을 통해 해야 한다.

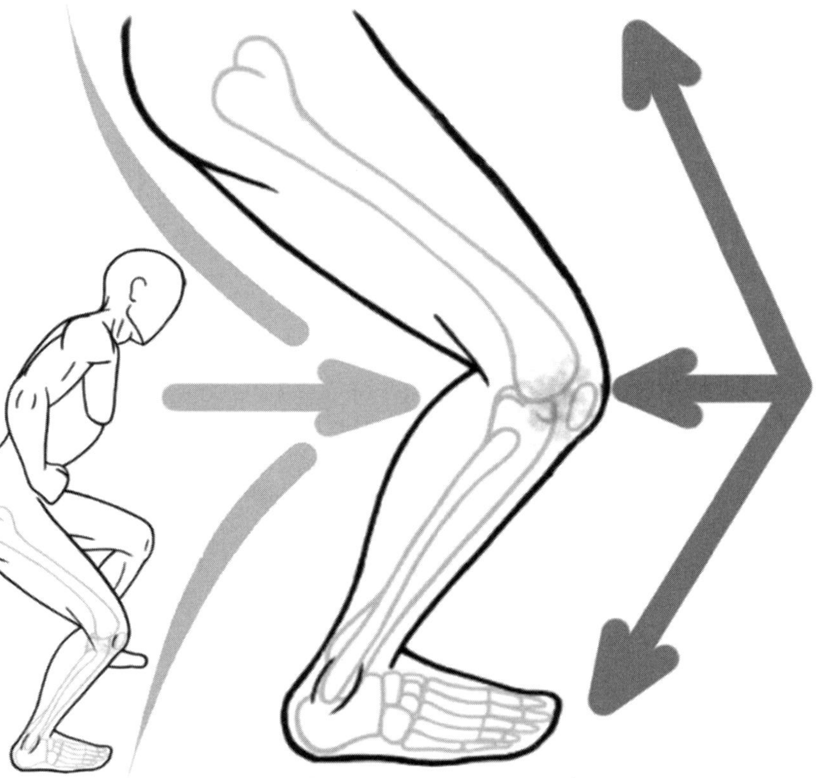

〈슬개대퇴 통증 증후군〉

대퇴사두근 우세 현상

이 같은 보상작용 패턴은, 일종의 시너지 지배 형태 패턴인데 이것은 근육이 과도하게 주요 동작을 할 때 보상작용을 하거나 특정 동작 패턴에서 대항되는 근육으로 상승제 역할을 하는 것이다.

대퇴 지배는 대퇴사두근이 엉덩이 근육이나 햄스트링을 쓰는 특별한 동작(스쿼트나 런지 점핑, 달리기 서 있는 동작)에서 보상작용이 과도하게 활동을 하는 형태이다.

대퇴 지배는 또 다른 기능부전 동작(엉덩이 기억상실증, 엉덩이 근육 사용이 제한되거나 비활성 상태 또는 적합하지 않은 신경 움직임 그리고 앉는 것 같은 생활습관 요인들로 인한 것)과 연관이 있다.

RX: 연부조직 관리와 효과적인 스트레칭 테크닉을 과활성화되고 타이트해진 근육에 적용시킨다. 대퇴사두근, 장요근, 장경인대, 내전근 복합체(서해부 근육들).

적합한 순서로 다음 근육들을 활성화시키고 강화 운동을 해야 한다.

엉덩이 근육들, 햄스트링 복합체, 복횡근, 내/외 복사근(코어 근육)

마지막으로 여러 종류의 통합성 운동으로 큰 움직임의 운동들(런지. 달리기, 스쿼트)을 해야 한다. 안정성과 통합성 그리고 밸런스 운동을 한 다리 운동 혹은 방향을 바꾸는 C.O.D 운동 등을 통해 해야 한다.

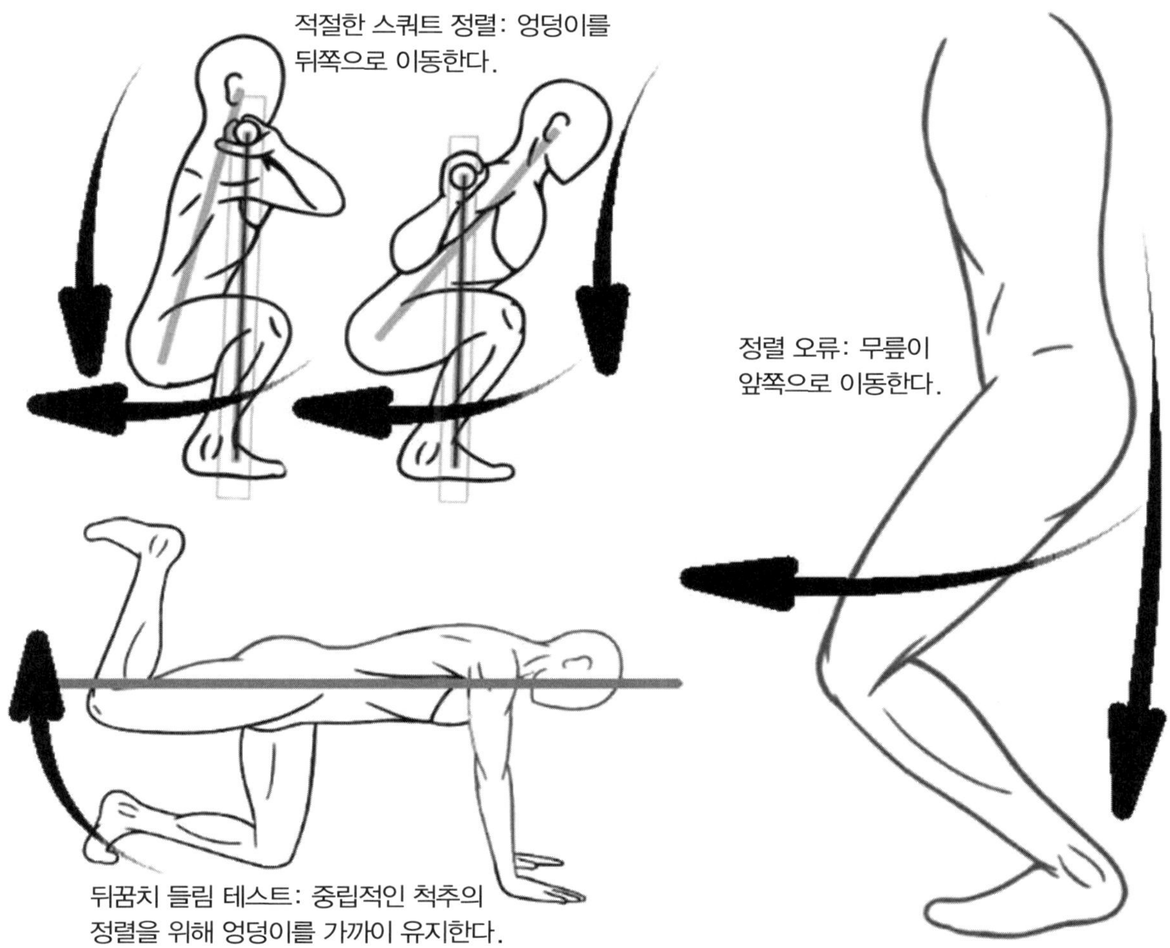

〈대퇴사두근 우세 현상〉

엉덩이 기억 상실증

엉덩이 기억 상실증은 엉덩이 근육이나 그 뒷부분 근육들의 사용이 충분하지 못해서 제한되고, 신경 근육의 연결이 원활하지 못하는 현상을 말한다.

신경 근육의 연결들은 실제적으로 꺼지지는 않는다. 대신 몸의 리모델링을 담당하는 행동 모터들이 특정한 일을 하기 위해 대체 패턴의 조절 모터를 가동한다. 추가적으로, 이 같은 보상작용의 패턴은 굳어지게 되고 행동 모터의 패턴이나 혹은 개인의 엉덩이근육의 활동(스쿼트나 런지, 달리기)에도 쓰는 것을 방치를 하는 움직임의 습관들이 굳어지게 된다.

RX: 연부조직 관리와 효과적인 스트레칭 테크닉을 과활성화되고 타이트해진 근육에 적용시킨다(대퇴사두근, 장요근, 장경인대, 내전근 복합체, 비골근, 대퇴이두근).

적합한 순서로 다음 근육들을 활성화시키고 강화 운동을 해야 한다.

엉덩이 근육들, 햄스트링 복합체, 이상근, 반건양근, 종아리 근육, 발바닥 내전근, 복횡근, 내/외복사근(코어 근육).

마지막으로 여러 종류의 통합성 운동으로 큰 움직임의 운동들(런지. 달리기, 스쿼트)을 해야 한다. 안정성과 통합성 그리고 밸런스 운동을 한 다리 운동 혹은 방향을 바꾸는 C.O.D 운동 등을 통해 해야 한다.

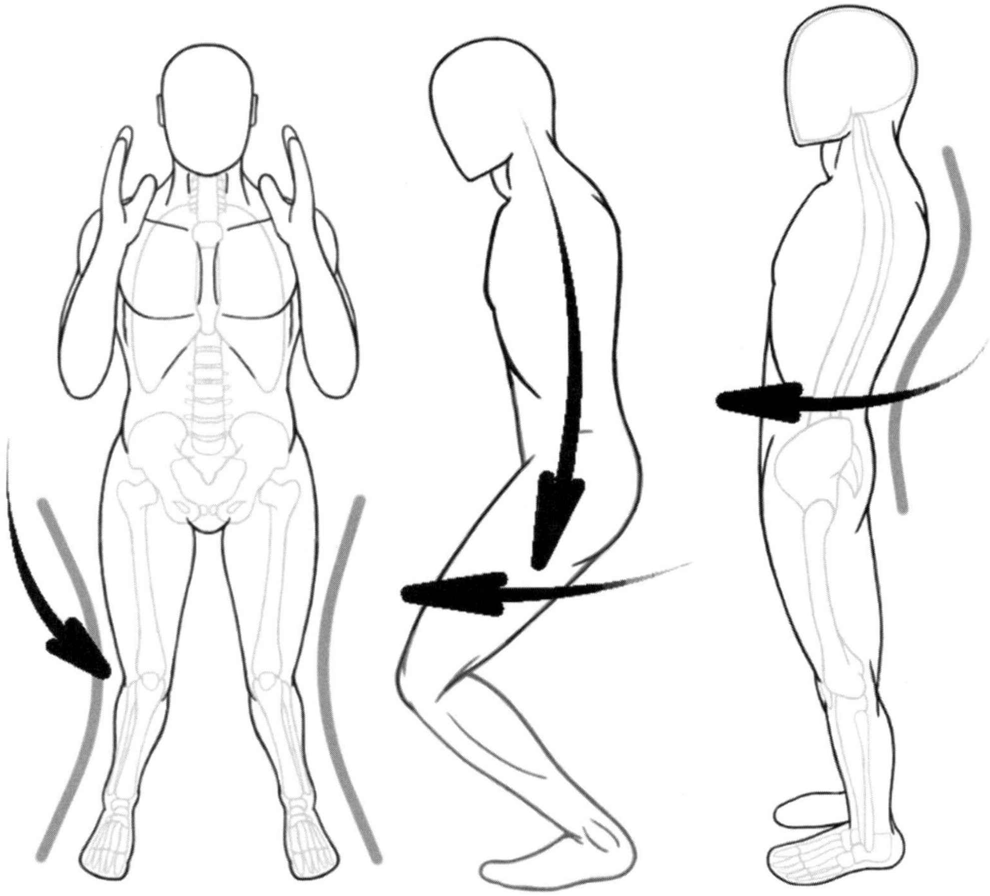

<엉덩이 기억 상실증>

골반 전방경사

발과 무릎의 보상을 평가한 후에는 골반과 엉덩이 평가를 한다. 엉덩이는 척추와 상체를 조절하는 기본이자 플랫폼이다. 모든 골반 부분의 보상과 기능 부전의 패턴들은 상체의 정렬과 움직임에 영향을 준다.

하나의 공통된 보상 패턴은 골반의 전방경사이다. 전방경사는 골반의 윗부분이 몸의 앞쪽으로 돌아갔다는 뜻이고, 이것은 과도한 요추의 신전을 만든다는 이야기이다. 물론 척추의 모든 부분, 즉 경추와 흉추도 영향이 있다는 이야기이다. 전방경사는 엉덩이 편근과 광배근이 과도한 활성화가 된다는 뜻이다.

전방경사의 문제점은 똑같지 않은 부담감이 요추 부분의 척추뼈와 디스크에 영향을 주고 흉추와 어깨, 머리 부분의 정렬을 망가뜨린다.

전방경사는 회내 틀어짐증, 엉덩이 상실증, 장경인대 증후군, 대퇴사두근 우세와 연결이 될 수 있다. 게다가 머리가 거북목, 상부교차 증후군, 초긴장 상태, 허리 하부 통증에 새로운 보상작용으로 나올 수 있는 원인이 될 수 있다.

RX: 연부조직 관리와 효과적인 스트레칭 테크닉을 과활성화되고 타이트해진 근육에 적용시킨다(장요근, 장경인대, 광배근, 흉요추근막, 허리 기립근 하부, 다열근, 요방형근, 외복사근의 후방 부위, 내전근 복합체, 비골근, 대퇴이두근).

적합한 순서로 다음 근육들을 활성화시키고 강화 운동을 해야 한다.

엉덩이 근육들, 햄스트링 복합체, 이상근, 반건양근, 종아리 근육, 발바닥 내전근, 복횡근, 내/외복사근(코어 근육).

마지막으로 여러 종류의 통합성 운동으로 큰 움직임의 운동들(런지. 달리기, 스쿼트)을 해야 한다. 안정성과 통합성 그리고 밸런스 운동을 한 다리 운동 혹은 방향을 바꾸는 C.O.D 운동 등을 통해 해야 한다.

골반 후방경사

후방경사는 전방경사와 반대되는 개념으로 골반의 앞부분이 몸의 뒷부분으로 회전되는 형태이다.

후방경사는 불균형한 척추뼈와 허리 밑의 부분인 요추에 압박을 주면서 위치하고 척추전만증(상체의 정렬과 움직임에 영향을 끼치는) 같은 보상작용이 일어난다.

RX: 연부조직 관리와 효과적인 스트레칭 테크닉을 과활성화되고 타이트해진 근육에 적용시킨다(둔근 복합체, 이상근, 고관절 내/외회전, 복진근, 내/외복사근[코어 근육], 반건양근, 비복근).

적합한 순서로 다음 근육들을 활성화시키고, 적합한 순서로 강화 운동을 해야 한다(장요근, 장경인대, 광배근, 흉요근막, 기립근 하부, 다열근 하부, 장늑근, 요방형근, 대퇴사두근, 발바닥 내전근).

마지막으로 여러 종류의 통합성 운동으로 큰 움직임의 운동들(런지. 달리기, 스쿼트)을 해야 한다. 안정성과 통합성 그리고 밸런스 운동을 한 다리 운동 혹은 방향을 바꾸는 C.O.D 운동 등을 통해 해야 한다.

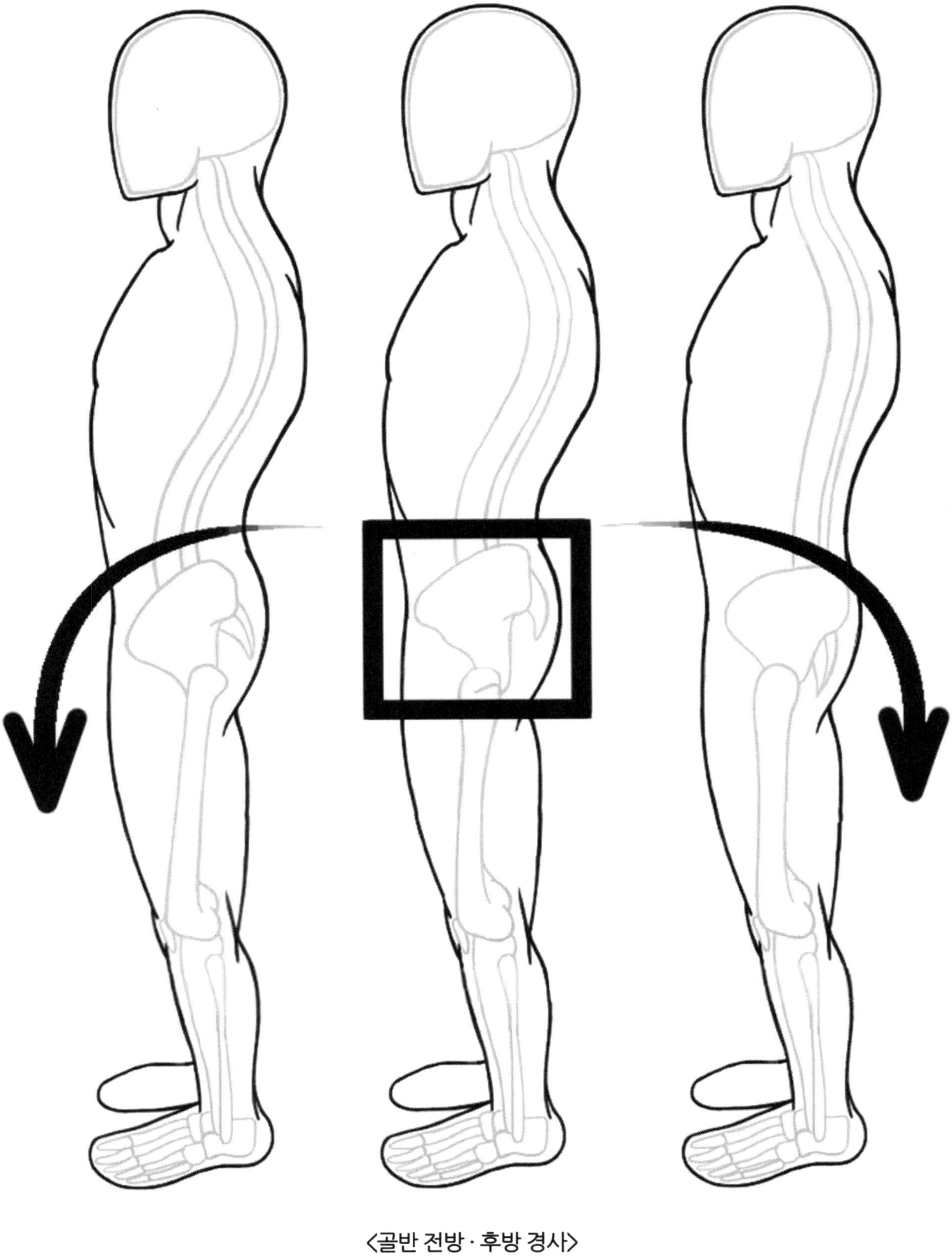

<골반 전방 · 후방 경사>

하부교차 증후근

전방경사는 골반 부근 근육의 보상작용 패턴의 강화와 불균형과 관련되는 하부교차 증후근의 중요한 역할을 한다.

근육의 불균형과 강화는 우리 몸의 같은 관절이나 같은 뼈에 붙어 있는 근육들이 서로 균형이 어긋나 한쪽이 세지는 현상이다. 하부교차 증후군은 두 개의 서로 경쟁하는 관계에 있는 근육의 힘의 불균형에서 나타난다. 고관절 굴곡근이 대퇴사두근보다 점점 세지고 타이트해지며 후방 등 하부 신근이 전방 몸 편 굴근(복근)보다 점점 세지고 타이트해진다. 이 같은 고관절 굴곡근이나 등 하부 신근이 힘의 우세 현상을 보인 결과 골반이 전방경사로 이동해 간다.

하부교차 증후군은 더 나아가 개인의 움직임 즉 보상작용이 습관적인 동적인 정렬 상태나 정적인 자세에 관여하여서 무너뜨린다. 그 습관들은 모

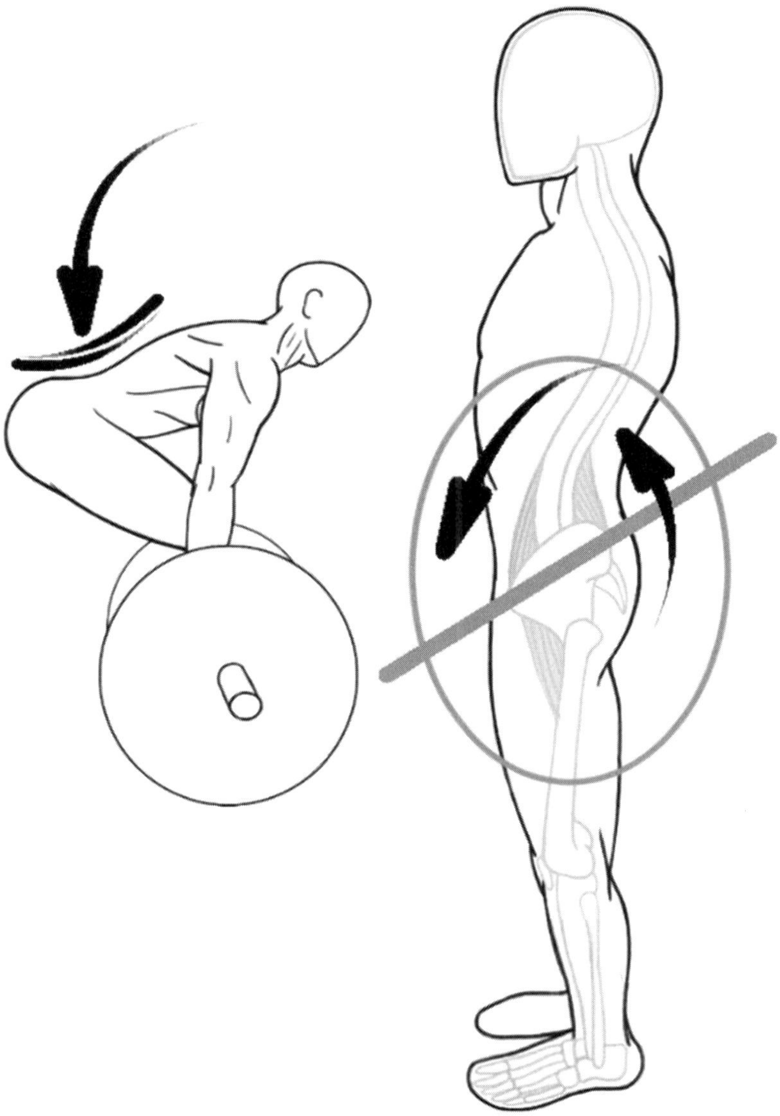

〈하부교차 증후근〉

든 동작들이 보상작용과 같이 하고 그 결과 잘못된 양의 스트레스를 요추와 디스크에 주고 궁극적으로는 허리 통증과 손상을 일으킨다.

습관적이고 지속적인 앉는 시간이 증가할수록 하부교차 증후군이 일어나는 위험성도 증가한다.

RX: 연부조직 관리와 효과적인 스트레칭 테크닉을 과활성화되고 타이트해진 근육에 적용시킨다(장요근, 장경인대, 광배근, 흉요추근막, 기립근 하부, 다열근 하부, 장늑근, 요방형근, 외복사근의 후방 부분, 대퇴사두근, 내전근 복합체, 비골근, 대퇴이두근).

적합한 순서로 다음 근육들을 활성화시키고 적합한 순서로 강화 운동을 해야 한다.

엉덩이 근육들, 햄스트링 복합체, 이상근, 내회전, 외회전근, 복직근, 반건양근, 종아리 근육, 발바닥 내전근, 복횡근, 내/외복사근(코어 근육).

마지막으로 여러 종류의 통합성 운동으로 큰 움직임의 운동들(런지. 달리기, 스쿼트)을 해야 한다. 안정성과 통합성 그리고 밸런스 운동을 한 다리 운동 혹은 방향을 바꾸는 C.O.D 운동 등을 통해 해야 한다.

허리 통증

미국 스포츠 의학 아카데미(National Academy of Sports Medicine)는 성인의 80%가 삶의 어느 시점에서 허리 통증을 호소한다고 보고했다. 이것은 인간의 해부학적 설계를 고려할 때 매우 가능성이 높은 이야기이다. 상반신과 하반신을 연결하는 구조적 지지가 부족하고 허리 척추가 신체의 두 반쪽을 연결하는 유일한 구조이기 때문이다.

모든 보상 패턴은 요추의 생체역학적인 부분, 특히 정렬 및 안정성에 부정적인 영향을 미친다.

허리 통증을 줄이거나 없애거나 예방하려면 요추의 정렬과 안정성을 해결하고 훈련 프로그램에 통합해야 한다.

RX: 연부조직 관리와 효과적인 스트레칭 방법을 척추와 골반에 연결되어 있는 근육들에, 또한 발과 발목 그리고 어깨와 목 복합체를 움직이는 근육들에 적용시켜야 한다. 이것들은 궁극적으로는 우리 몸 전체는 연부조직 관리와 효과적인 스트레칭 방법이 필요하다는 것을 의미한다.

강화시키고 적합하게 움직이기 위해 활성화 운동을 되도록 많은 우리 몸 전체 근육에 해야 한다. 특별하게 척추와 골반의 연결된 근육뿐만 아니라 발에서 발목의 복합 근육 전체에까지 해야 한다.

마지막으로, 여러 종류의 운동, 중요 관절 구조를 이용하는(발/발목, 고관절, 척추관절, 어깨관절) 운동을 부드럽고 조절된 움직임으로 시행해야 한다. 부드러운 움직임은 큰 움직임의 패턴(예: 스쿼트, 런지, 스텝업, 점핑, 달리기)을 하기 전에 항상 선행되어야 한다. 한 번의 움직임은 조절되고 안정된 방식에서 진행되고 그다음에는 도전적인 안정성, 협응성, 균형성을 한 다리 혹은 방향을 바꾸는 운동이 수반되어야 한다.

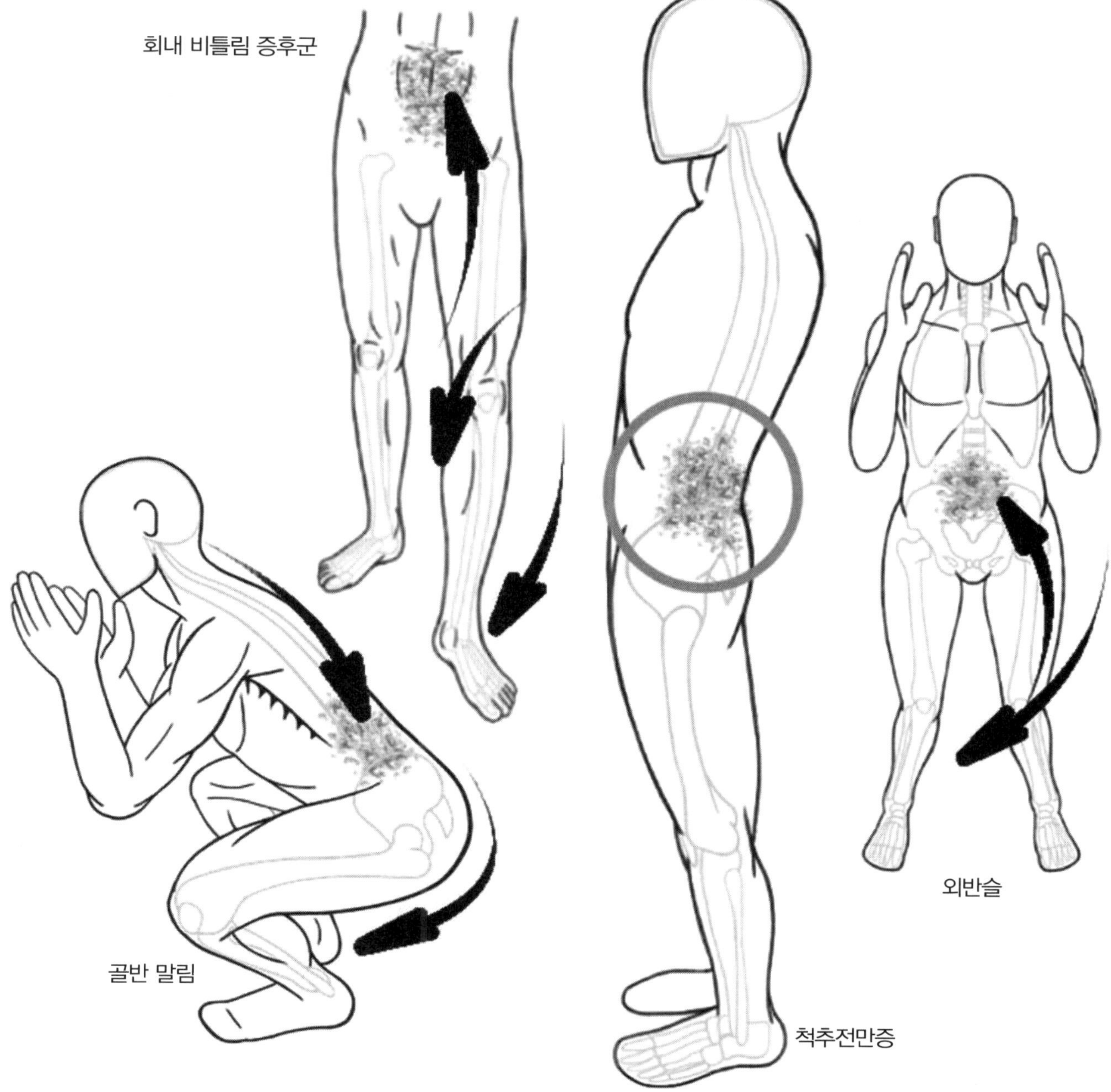

〈허리 통증〉

골반 말림

골반 말림은 동적 후방경사가 엉덩이 굴곡 동작(스쿼트 할 때나 엉덩이 경첩 동작을 할 때)에 관여하는 보상 패턴의 움직임이다. 좀 더 자세히 말하면 골반 말림 증상은 보상작용의 동작이고 이 동작은 엉덩이나 발목 관절이 골반의 회전이나 요추의 굴곡 동작으로 인해서 관절 가동범위를 늘리려고 할 때 나타나는 현상이다.

보상작용 패턴의 위험성은 적합하지 않은 양의 스트레스가 요추 뼈의 앞부분과 디스크에 영향을 주는 것이다. 이것은 급작스런 미세 외상을 만들 수 있고 결과적으로 디스크 추간판 탈출증이나 요통을 유발할 수 있다.

골반 말림 증상은 정렬과 안정성을 위하여 개인 척추의 생체역학 통합성을 빼앗아간다. 개인들은 이런 보상작용의 패턴이 일어나는 것을 신경을 못 쓰는 경우가 많다.

RX: 연부조직 관리와 효과적인 스트레칭 테크닉을 복합적으로 지금 나열되는 과사용되는 근육과 타이트해진 근육들에게 적용시킨다.

엉덩이 근육들, 이상근, 고관절 내/외회전근, 복직근, 반건양근, 종아리 근육, 발바닥 내전근, 복횡근, 내/외복사근.

적합한 순서로 다음 근육들을 활성화시키고 적합한 순서로 강화 운동을 해야 한다.

허리 기립근 하부, 다열근 하부, 장골늑근, 요방형근, 외복사근의 후방, 대퇴사두근, 내전근 복합체, 비골근, 대퇴이두근, 장경인대, 대퇴사두근, 발내전근.

마지막으로 여러 종류의 통합성 운동으로 큰 움직임의 운동들(런지, 달리기, 스쿼트)을 해야 한다. 안정성과 통합성 그리고 밸런스 운동을 한 다리 운동 혹은 방향을 바꾸는 C.O.D 운동 등을 통해 해야 한다.

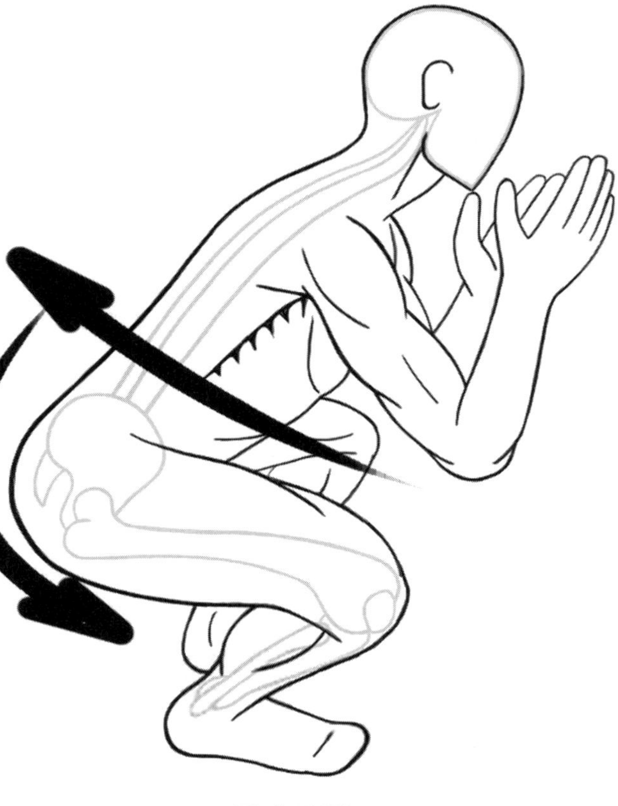

<골반 말림>

비대칭 체중 이동

또 다른 공통적인 보상작용 패턴은 비대칭 체중 이동이다. 개인이 습관적으로 하는 스쿼트, 서 있을 때나 밀거나 당기는 움직임을 할 때조차 한쪽으로 자신의 체중을 싣는 것을 말한다.

비대칭 체중 이동은 근육과 힘의 비대칭이 우리 몸 어딘가에는 존재한다는 것이다. 사지 하나나 혹은 골반이나 몸통의 한쪽이 반대쪽의 사지나 반대쪽의 골반이나 몸통의 약화나 기능부전으로 보상작용이 일어나 보완 작용을 한다.

비대칭 체중 이동의 원인은 우리 몸에서 가능한 힘의 불균형 숫자만큼 광범위하다. 그러나 움직임의 효율성과 다양한 관절의 가동성을 평가함으로써 세밀하고 구체적으로 우리 몸의 힘의 불균형의 가능성을 효과적으로 안내할 수 있다.

RX: 비대칭 체중 이동을 관찰할 때 힘과 근육의 불균형에 영향을 끼치는 움직임의 패턴과 관련된 각각의 관절을 생체역학적 통합성으로 접근하자.

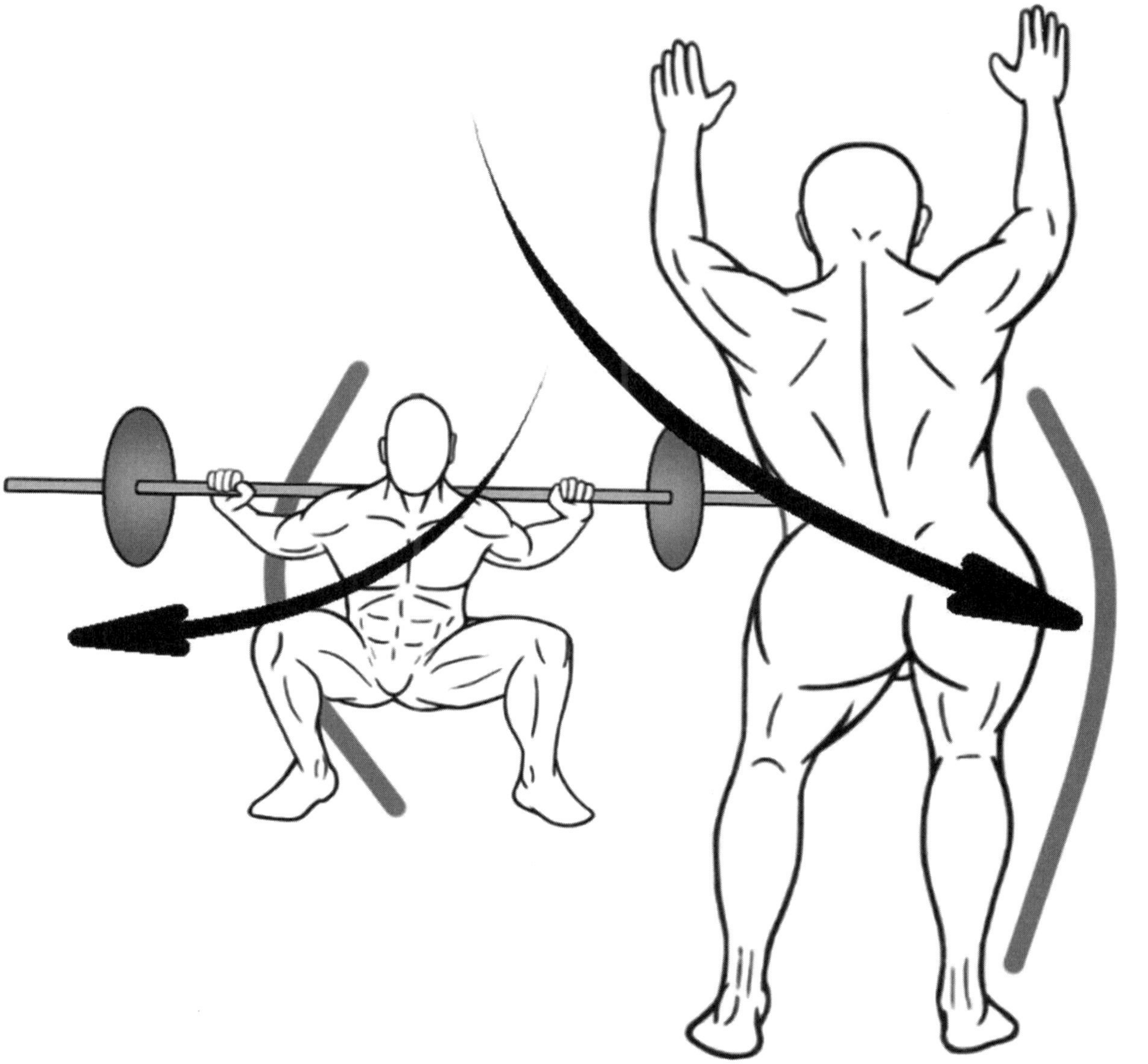

〈비대칭 체중 이동〉

연부조직 관리와 효과적인 스트레칭 방법을 척추와 골반에 연결되어 있는 근육들에, 또한 발과 발목 그리고 어깨와 목 복합체를 움직이는 부위에 적용시켜야 한다. 이것들은 궁극적으로는 우리 몸은 연부조직 관리와 효과적인 스트레칭 방법이 필요하다는 것을 의미한다.

마지막으로, 여러 종류의 운동, 중요 관절 구조를 이용하는(발/발목, 고관절, 척추관절, 어깨관절) 운동을 부드럽고 조절된 움직임으로 시행해야 한다. 부드러운 움직임은 큰 움직임의 패턴(예를 들어 스쿼트나, 런지, 스텝 업, 점핑, 달리기)을 하기 전에 항상 동반되어야 한다. 한 번의 움직임을 조절되고 안정된 방식에서 진행하고 그다음에는 도전적인 안정성, 협응성, 균형성을 갖춘 한 다리 혹은 방향을 바꾸는 운동이 수반되어야 한다.

척추전만증

요추의 정렬에 영향을 주는 또 다른 보상작용은 척추전만증이다. 보상작용에서 요추의 굴곡이 과도하게 신전되어서 적합하지 않고 불균형에 따른 압력이 척추와 디스크에 위치하게 된다.

척추전만증은 여러 이유로 인해 발생하며, 뒤쪽에 돌출된(앞으로) 엉덩이와 과도한 아치가 있는 자세가 특징이다. 척추전만증은 여러 차례에 걸친 긴장감 또는 지나치게 긴장된 대퇴사두근과 후방 몸통(등 뒤로) 신전의 조합으로 인해 발생한다. 때로는 단단하고 과도하게 활동하는 요근 이상근 근육이 튀어나온 엉덩이의 원인이 되기도 한다. 원인에 관계없이 척추전만증은 허리 척추의 생체역학의 완전성과 건강에 위험을 초래하여 요통을 유발할 수 있다.

RX: 연부조직 관리와 효과적인 스트레칭 테크닉을 다음에 나열하는 과사용되는 근육과 타이트해진 근육들에게 복합적으로 적용시킨다.

엉덩이 근육들, 이상근, 고관절 내/외회전근, 장요근, 장경인대, 반건양근, 기립근 하부, 다열근 하부, 장늑근, 요방형근.

적합한 순서로 다음 근육들을 활성화시키도록 강화 운동을 해야 한다.

복직근, 내/외복사근, 복횡근, 대퇴사두근, 발의 내전근.

마지막으로 여러 종류의 통합성 운동으로 큰 움직임의 운동들(런지. 달리기, 스쿼트)을 해야 한다. 안정성과 통합성 그리고 밸런스 운동을 한 다리 운동 혹은 방향을 바꾸는 C.O.D 운동 등을 통해 해야 한다.

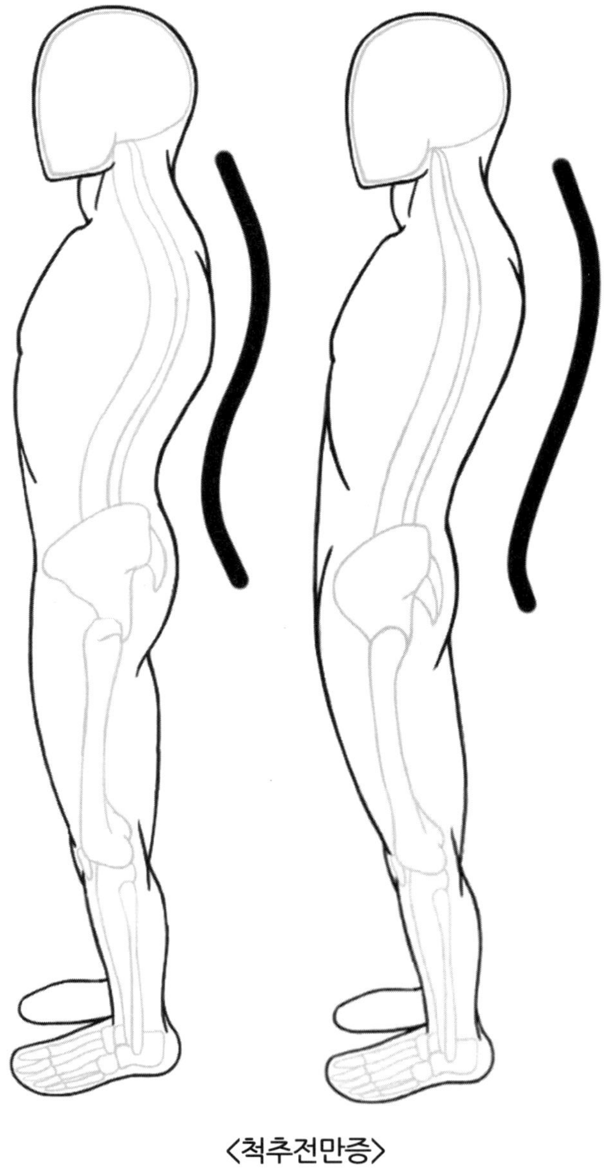

〈척추전만증〉

과도한 후만

척추장애인은 과도한 후만의 심화된 예시이고 이것은 앞으로 굴곡을 할 때 혹은 흉추의 부근에서 일어난다. 흉추는 자연적으로 후만 혹은 커브가 정렬 상태에서 앞으로 되는 모양을 가진다. 그러나 기능부전이 일어나고 이것이 어깨와 머리 요추와 엉덩이까지 영향을 미치면서 앞쪽으로 향하는 커브가 더 커지게 된다.

과도한 후만은 정적인 자세 측정 시 서 있을 때나 앉아서 손바닥 닿기 테스트를 할 때에도 관찰이 된다. 자연스러운 척추 정렬은 아주 얇은 S 자가 정적인 자세 측정에서 관찰되어진다. 자연스러운 척추의 정렬은 앞으로 굴곡시 척추의 아치가 아주 넓게 펴져있는 자세로 보여진다. 과도한 후만은 각각의 측정 시 도드라지게 보여진다.

고정적인 자세를 측정할 때, 얇은 S 풍선처럼 된 위쪽 커브가 바람이 들어간 풍선처럼 S 모양이 된다면 또한 앞으로 숙였을 때 갈비뼈에서 그런 모습이 보인다면 이것을 척추장애인 같은 커브라고 이해한다.

과도한 후만은 홀로 나타나지 않고 다른 종류의 보상작용과 움직임의 기능부전과 함께 나타나다. 척추에 따라 나타나는 과도한 후만들로 인해서 개인에 따라서는 다른 보상작용을 가지고 있음에도 보이지 않을 수도 있다.

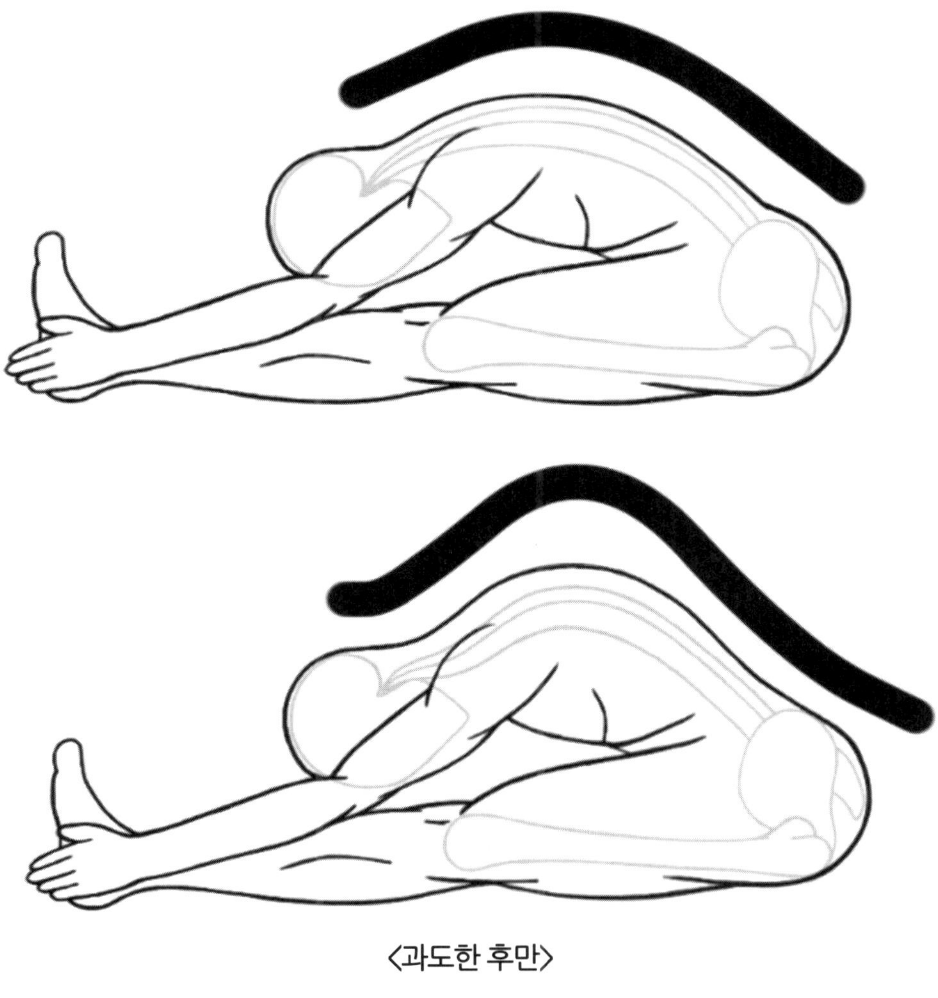

〈과도한 후만〉

RX: 연부조직 관리와 효과적인 스트레칭 테크닉을 복합적으로 흉곽과 흉추에 연결되어 있고 그 주변에서 과사용되는 근육과 타이트해진 근육들에게 적용시킨다.

상부 승모근, 흉근, 광배근, 장요근, 장경인대, 반건양근, 기립근 하부, 다열근 하부, 장늑근, 요방형근.

적합한 순서로 다음 근육들을 활성화시키기 위해 강화 운동을 해야 한다.

능형근, 중/하부 승모근, 전건근, 복직근, 내/외복사근, 복횡근.

마지막으로 여러 종류의 큰 움직임이 있고 비활성화한 근육들을 이용하는 통합성 운동(오버헤드 호리존탈 프레스, 버티컬, 호리존탈 풀, 사선 패턴 1&2 움직임, 스윙)을 해야 한다. 안정성과 통합성, 균형성 운동 및 한 손으로 하는 운동 혹은 견인 운동(매달리기나 클라잉)을 도전적으로 해야 한다.

거북목 증후군

거북목 증후군은 신체 움직임이 없고 전자 장비(휴대폰)를 많이 쓰는 요즘 사회에 등장한 보상작용의 형태이다.

이 보상작용 형태는 머리가 핸드폰 화면이나, 모니터를 보기 편한 자세로 잘못 위치되면서 그 결과 경추와 후두골 근육들이 과활성화되고 타이트하게 된다. 그와 같을 때, 몸통, 엉덩이 그리고 다리의 근육들은 생체역학적으로 머리의 위치를 보조하게 된다. 그러나 이 같은 후면의 근육들이 신체 활동과 정신 활동(마음과 머리 감각기관들의 자극들)으로 인해서 다른 목 근육과 머리 근육에 비해 제한되거나 혹은 약화된다. 그 결과 나머지 신체에서 시너지 부족을 도와주기 위한 보상작용은 머리/목 정렬을 변형시키고 근육들을 타이트하게 만든다.

더 나쁜 것은 이와 같은 거북목 증후군은 생체역학적 정렬이나 위치도 너무나도 비효율적이라는 점이다. 머리 무게는 평균적으로 12파운드(5.45kg)인데 머리가 1인치(2.2cm) 앞으로 나올 때마다 역학적으로 머리의 무게는 두 배가 된다. 따라서 1인치 앞으로 정렬된 머리를 가지고 있는 개인은 24파운드(11kg)의 머리 무게를 지탱하거나 움직임을 가져야 한다. 역학적인 이유 때문에 이 같은 자세는 너무나도 큰 단점을 불러일으킨다. 게다가 거북목 증후군은 척추 전체를 따라 흐르는 자연적인 신체 에너지를 무너뜨린다. 이 같은 신체 에너지의 파괴는 개인들의 움직임들이 보상작용 형태를 더욱 만들도록 한다.

거북목 증후군은 과도한 후만과 라운드 숄더,

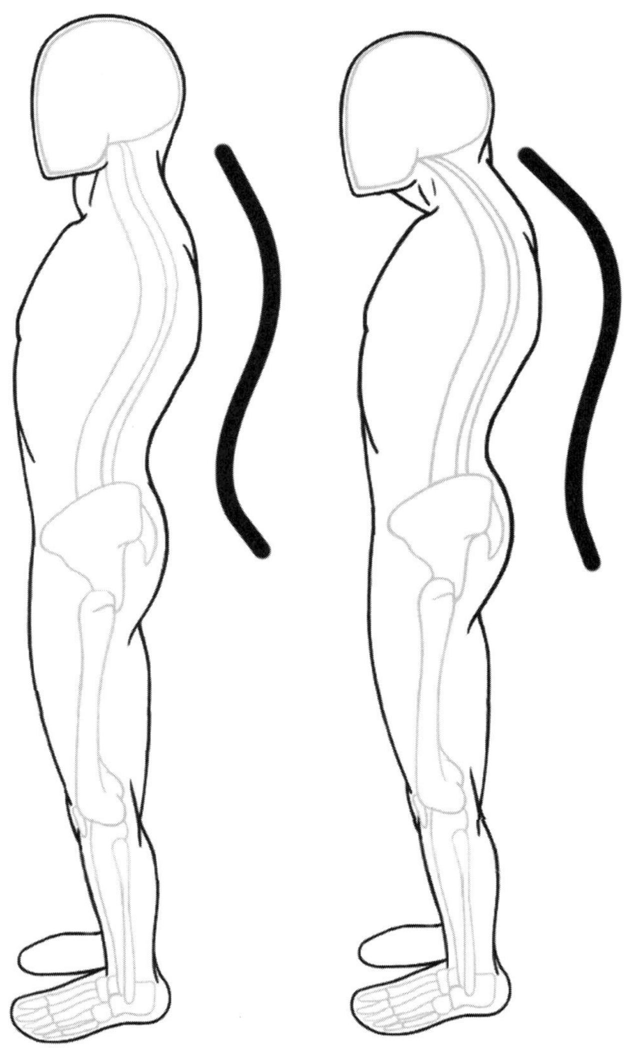

〈거북목 증후군〉

상부 교차증후군 그리고 어깨충돌 등과 같이 존재한 경우가 많다.

RX: 연부조직 관리와 효과적인 스트레칭 테크닉을 복합적으로 흉곽, 경추, 목에 연결되어 있고 그 주변에서 과사용되는 근육과 타이트한 근육들에게 적용시킨다.

후두하삼각근(머리, 목 후방부), 사각근(목 근육), 상부 상모근(목과 어깨 근육), 흉근들(가슴 근육들).

적합한 순서로 다음 근육들을 활성화시키고 강화 운동을 해야 한다.

능형근(등 상부 근육), 중하부 승모근(등 상부 근육), 전건근(어깨 견갑대 근육), 경추 신전 근들(목의 전방부위 근육들).

마지막으로 목 정렬과 같이 다른 보상작용을 고칠 수 있는 여러 종류의 통합적 운동을 해야 한다.

상부교차 증후군

상부교차 증후군은 도식으로 그려진 체계이다. 유명한 물리치료사인 블라디미르 얀다가 정리하고 발표하였다. 여기 나타난 보상작용 형태는 하부교차 증후군과 매우 비슷하다.

상부교차 증후군은 견갑대와 흉추 근처의 불균형한 근육과 힘의 차이에 의해서 특징지어진다. 이 같은 보상작용 패턴 안에서 견갑대는 전인 자세가 되는 반면에 흉추는 흉근들, 상부 승모근 근육이 타이트해지거나 과활성 때문에 과도한 굴곡을 가지게 된다. 이것들은 중하부 승모근과 능형근(등) 근육들이 함께 약해지고 비활성화되며 목 앞부분에 있는 경추 굴근들도 비할성화되며 약해진다.

간단히 말하면, 가슴 근육과 어깨 윗부분과 목부분은 수축되거나 짧아져 있는 상태가 남아 있다. 목의 전면부나 상부 등 근육들처럼 상호간의 짝들은 역학적으로 어깨의 움직임이나 안전성에 아주 좋지 않은 늘어나 있는 상태를 유지하고 있다. 게다가 상부교차 증후군은 두 개의 보상작용 패턴인 과도한 후만과 라운드 숄더가 보이고 있다.

상부교차 증후군은 상체 중심 움직임의 모든 질적인 측면과 효율성을 저해하고 또한 요추, 골반, 발의 움직임과 정렬에도 영향을 미치고 있다. 근본적으로 상부교차 증후군은 부상(회전근계 손상을 포함한)과 움직임의 기능부전(허리 하부 통증)이 있는 어떤 신체의 부위에도 나타날 수 있다.

컴퓨터 작업, 백팩 매기, 긴 시간 의자에 앉기, 휴대폰 문자 보내기 등 대부분의 일상적인 활동이 상부교차 증후군을 발달시키고 있다. 또한 우리가 가슴, 복근, 이두 그리고 어깨 전면부 같은 근육을 과도하게 트레이닝 하거나 운동을 하는 것도 아주 큰 영향을 미치고 있다.

RX: 우리 몸이 계속적인 보상작용을 쓰는 습관을 갖도록 재교육하는 것이 궁극적인 목적이다.

연부조직 관리와 효과적인 스트레칭 테크닉을 복합적으로 흉부(몸통), 머리와 목(경추)에 연결되어 있고 그 주변에 과사용되어진 근육과 타이트한 근육들에게 적용시킨다.

후두하삼각근(머리, 목 후방부), 사각근(목 근육), 상부 상모근(목과 어깨 근육), 흉근들(가슴 근육들), 광배근(등 근육).

적합한 순서로 다음 근육들을 활성화시키고 강화 운동을 해야 한다. 경추 굴골근(목 전면근육), 능형근(등 상부 근육), 중하부 승모근(등 상부 근육), 전건근(어깨 견갑대 근육), 소원근, 극상근.

마지막으로 여러 종류의 큰 움직임이 있고 비활성화한 근육들을 이용하는 통합성 운동(오버헤드, 호리존탈 프레스, 버티컬, 호리존탈 풀, 사선 1&2 움직임, 스윙)을 해야 한다. 그리고 안정성과 통합성, 균형성 운동 및 한 손으로 하는 운동 혹은 견인 운동(매달리기나 클라잉)을 도전적으로 해야 한다.

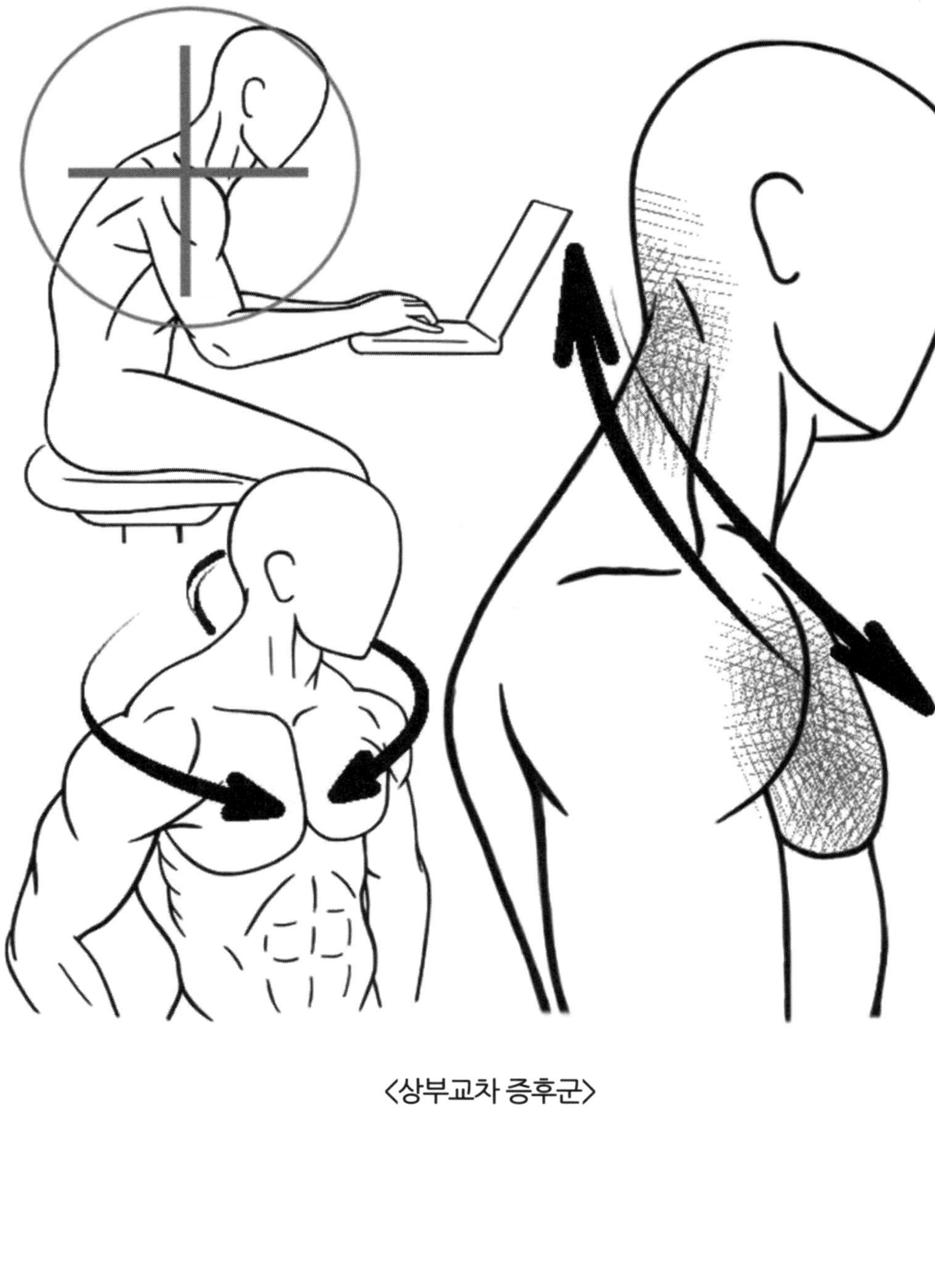

<상부교차 증후군>

라운드 숄더

보통 안쪽으로 회전되고 당겨진 견갑의 정렬 상태를 생체역학적으로 라운드 숄더라고 한다.

라운드 숄더는 보통 푸쉬 동작의 과도한 사용이나 미는 운동의 과도한 사용으로 후방 근육들(특히 능형근, 중하부 승모근, 어깨 외회전 근육인 극하근이나 소원근)과 반대 관계인 흉근들이 과사용화되거나 타이트해져서 발전되는 보상작용 패턴이다.

라운드 숄더와 관계된 힘의 불균형은 어깨의 움직임이나 안정성의 능력을 저하시키고 급성 손상이나 만성적으로 어깨의 부적절한 마모를 유발하는 원인이 된다. 보상작용에 활성화되는 근육들은 과도하게 사용되어지면 어깨충돌 증후군이나 미래의 부상이 될 수도 있다.

라운드 숄더는 거북목이나 과도한 후만의 증가에 영향을 미치는 것뿐만 아니라 상부교차 증후군의 필수적인 요소가 될 수 있다.

RX: 연부조직 관리와 효과적인 스트레칭 테크닉을 복합적으로 흉부와 흉추에 연결되어 있고 그 주변에 과사용되어진 근육과 타이트한 근육들에게 적용시킨다.

상부 상모근(목과 어깨 근육), 흉근들(가슴 근육들), 광배근(등 근육).

적합한 순서로 다음 근육들을 활성화시키고 강화 운동을 해야 한다.

능형근(등 상부 근육), 중하부 승모근(등 상부 근육), 전건근(어깨 견갑대 근육), 소원근, 극상근(어깨의 외회전근).

마지막으로 여러 종류의 큰 움직임이 있고 비활성화한 근육들을 이용하는 통합성 운동(오버헤드 호리존탈 프레스, 버티컬, 호리존탈 풀, 사선 1&2 움직임, 스윙들)을 해야 한다. 안정성과 통합성, 균형성 운동 및 한 손으로 하는 운동 혹은 견인 운동(매달리기나 클라잉)을 도전적으로 해야 한다.

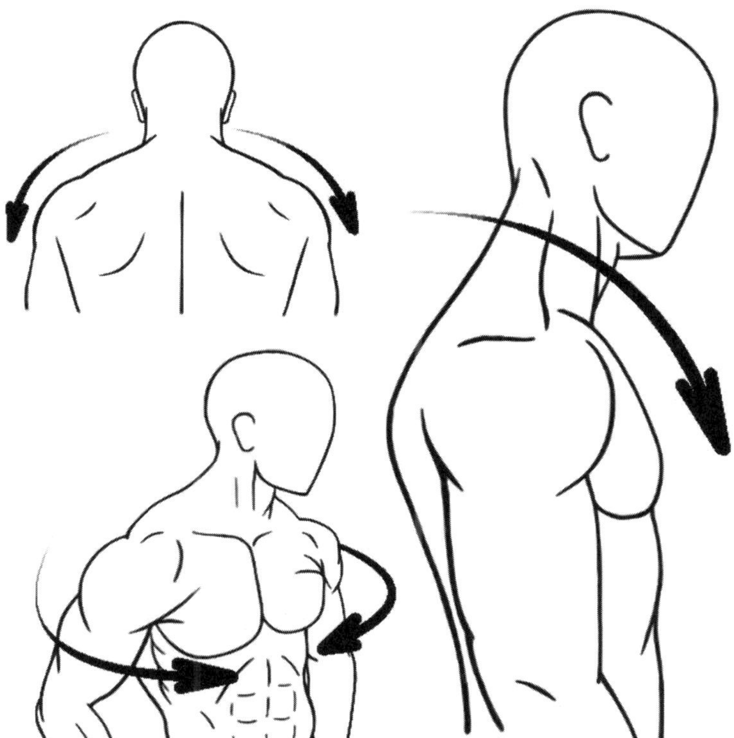

<라운드 숄더>

익상견갑

많은 경우 상부교차 증후군과 같이 익상견갑이 동시에 나타난다. 이 같은 보상 패턴은 견갑 근처에 있는 근육들과 힘들 사이에 불균형이 일어나고 힘들이 내회전과 전방으로 기울여진 정렬 상태를 잡고 있는 것이다.

익상견갑은 흉근(가슴)과 상부 승모근(어깨/목) 근육이 과활성되고 타이트해지며 중하부 승모근과 전거근(흉곽) 근육이 약해질 때 발생된다. 이 같은 힘과 근육 사이의 불균형 이동들은 견갑을 앞으로 이동시기고 붙잡아둔다. 그래서 안쪽 견갑골 부분이 흉곽에서 멀어지게 되어서 날개처럼 된다.

익상견갑은 생체역학적인 특성과 흉근, 상부 승모근 같은 근육들이 팔과 상체를 이용할 때 견갑을 안정화하려는 것을 넘어서 과잉 보상작용을 해서 견갑을 잡아당기는 현상으로 생기는 것이다.

RX: 연부조직 관리와 효과적인 스트레칭 테크닉을 복합적으로 흉곽과 흉추 견갑골, 어깨에 연결되어 있고 그 주변에서 과사용되어진 근육과 타이트한 근육들에게 적용시킨다.

상부 상모근(목과 어깨 근육), 흉근들(가슴 근육들), 광배근(등 근육).

적합한 순서로 다음 근육들을 활성화시키고 강화 운동을 해야 한다.

능형근(등 상부 근육), 중하부 승모근(등 상부 근육), 전건근(어깨 견갑대 근육), 소원근, 극상근(어깨의 외회전근).

마지막으로 여러 종류의 큰 움직임이 있고 비활성화한 근육들을 이용하는 통합성 운동(오버헤드 호리존탈 프레스, 버티컬, 호리존탈 풀, 사선 1&2 움직임, 스윙)을 해야 한다. 안정성과 통합성, 균형성 운동 및 한 손으로 하는 운동 혹은 견인 운동(매달리기나 클라잉)을 도전적으로 해야 한다.

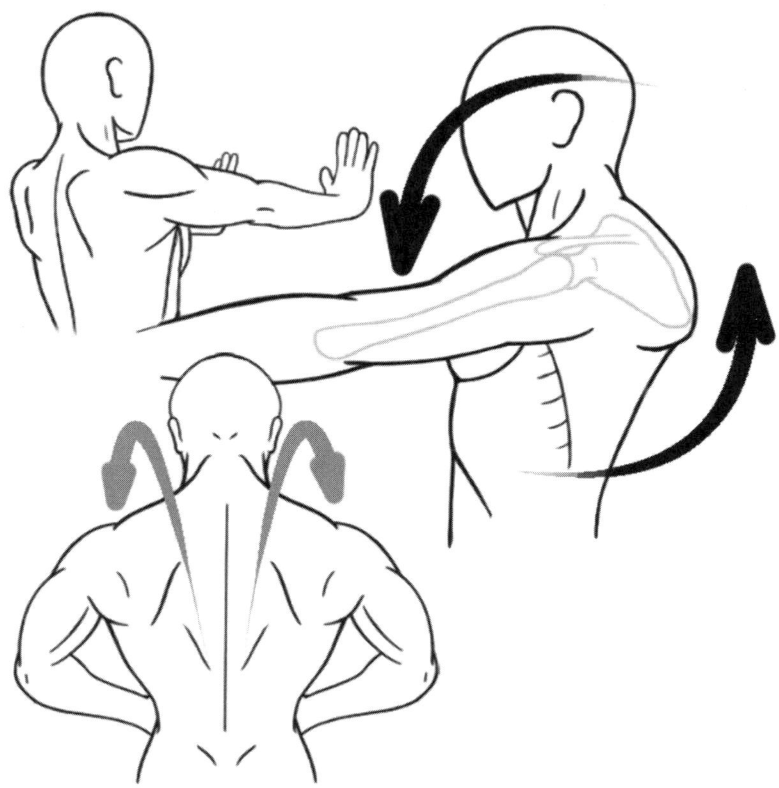

<익상견갑>

어깨충돌 증후군

미국 스포츠의학 아카데미에 발표된 리포트에 따르면, 어깨통증의 40%가 어깨충돌 증후군이라고 한다. 대략 절반의 숫자가 반복되는 통증이 치료 후에도 2년마다 재발되고 있다. 이 같은 숫자들이 보여주는 것은 트레이너들 또는 코치들이 어깨충돌 증후군을 가지고 있거나, 가지고 있었던 선수나 회원들을 만날 확률이 매우 높다는 것이다. 그러므로 어떻게 어깨충돌 증후군을 찾고, 그것에 대해 어떻게 이야기해줄지를 이해하는 것은 매우 중요한 일일 것이다.

많은 경우 어깨충돌 증후군은 상부교차 증후군이나 라운드 숄더, 과도한 후만 그리고 거북목과 동시에 나타난다.

역학적인 어깨충돌 증후군

어깨충돌 증후군은 과부하의 푸쉬와 프레스 운동(벤치프레스), 컴퓨터 작업이나 운전 같은 평상시 일상 활동 중에 과사용이 전방과 상부 방향으로 반복적인 동작으로 일어날 때 생긴다.

전방과 상부 방향으로 반복되는 동작과 과사용이 흉근(가슴 근육), 전방 삼각근(어깨), 상부 승모근(목/어깨)을 과활성 상태에 이르게 하거나 타이트하게 만든다. 그 결과 어깨의 움직임이 일어날 때 이 같은 근육들의 타이트함은 연속적으로 어깨 복합체에 압축되고 그래서 견봉 돌기가 밑으로 밀고 연부조직에서 비정상적으로 마찰이 일어나게 만든다. 결론적으로 마찰은 견봉 돌기 밑으로 연부조직이 닳고 상처 나는 현상이 어깨 복합체로 인해 증가가 되는 것이고, 그 결과 통증이 만들어지고 심해지면 이 조직들의 파열까지도 일어날 수 있다.

RX: 어깨충돌 증후군의 치료는 견봉 돌기 사이의 공간을 연부조직 이완법과 짧아지고 타이트해지고 과활성화된 근육들을 길게 만드는 스트레칭과 같이

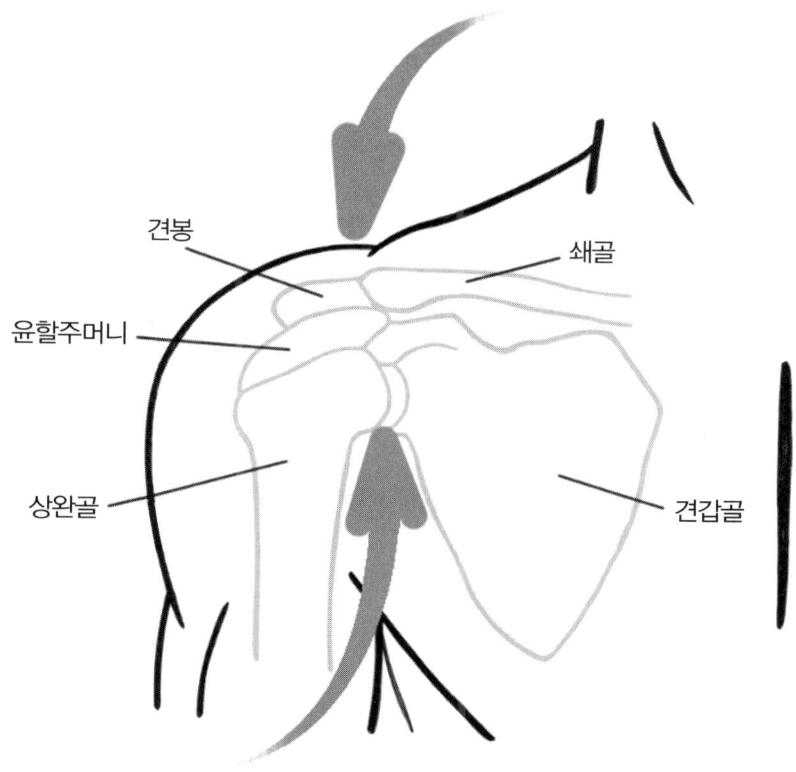

〈어깨충돌 증후군〉

복합적으로 해야 한다(특히 어깨 복합체와 연결된 가슴 근육, 삼각근, 상부 승모근). 한번 긴장된 조직들을 해결한 후에는 다음 단계로 어깨충돌 증후군의 재발을 막기 위해서 관절 가동범위를 늘리고 안정성을 높여야 한다

시작은 연부조직 관리와 효과적인 스트레칭 테크닉을 복합적으로 흉부와 흉추 견갑골, 어깨에 연결되어 있고 그 주변에 과사용되어진 근육과 타이트한 근육들에게 적용시킨다.

상부 상모근(목과 어깨 근육), 흉근들(가슴 근육들), 전방 삼각근(어깨), 활배근(등 근육).

적합한 순서로 다음 근육들을 활성화시키고 강화 운동을 해야 한다.

능형근(등 상부 근육), 중하부 승모근(등 상부 근육), 전건근(어깨 견갑대 근육), 소원근, 극상근(어깨의 외회전근).

마지막으로 여러 종류의 큰 움직임이 있고 비활성화된 근육들을 이용하는 통합성 운동(오버헤드 호리존탈 프레스, 버티컬, 호리존탈 풀, 사선 1&2 움직임, 스윙)을 해야 한다. 안정성과 통합성, 균형성 운동 및 한 손으로 하는 운동 혹은 견인 운동(매달리기나 클라잉)을 도전적으로 해야 한다.

어깨거상

많은 사람들이 운전, 컴퓨터 작업, 책상에서의 작업 그리고 어깨에 가방을 메는 것들과 같은 일상 활동들 때문에 어깨거상의 보상 패턴을 경험한다. 이 보상 패턴은 거의 대부분 거북목과 상부교차 증후군이 동시에 일어난다.

어깨거상은 어깨 주변의 힘과 근육의 불균형에 일어나는 필수적인 보상 패턴이다. 이 같은 패턴은 견갑골과 팔의 안정성, 그것을 조절하는 상부 승모근과 사각근에 의해서 일어난다. 그 이유는 전거근(흉곽), 능형근(등), 중하부 승모근(등) 등의 상승 효과 근육들이 적합하지 않게 작용을 하지 않아서 어깨 복합체에 안정성을 주지 못하기 때문이다.

어깨와 팔을 움직이는 데 플랫폼 같은 견갑골의 움직임은 특히 전거근, 능형근, 중하부 승모근 등과 같이 견갑골의 위치를 구성하는 근육들의 상승효과 부족으로 인해 생기는 것이다. 이 같은 보상 패턴은 적합하지 않은 중압감을 경추에 주고 팔과 어깨의 힘의 산출량을 약화시킨다.

RX: 첫 번째 단계는 연부조직 관리와 스트레칭을 통해 타이트하고 과활성화된 어깨거상을 만드는 근육들을 늘리고 풀어야 한다. 다음 단계는 코어의 보조와 함께 견갑대와 흉곽을 들어 올릴 수 있는 근육들을 활성화시키고 강화시키는 데 초점을 맞추어야 한다.

시작은 연부조직 관리와 효과적인 스트레칭 테크닉을 복합적으로 흉부와 흉추에 이어져 있고 그 주변에서 과사용되어진 근육과 타이트한 근육들에게 적용시킨다.

상부 상모근(목과 어깨 근육), 사각근(목 근육), 흉근(가슴 근육), 광배근(등 근육).

적합한 순서로 다음 근육들을 활성화시키고 강화 운동을 해야 한다.

능형근(등 상부 근육), 중하부 승모근(등 상부 근육), 전건근(어깨 견갑대 근육),복직근(코어의 전방 근육), 내외복사근(코어의 측면 근육), 복횡근(코어의 안쪽 근육).

마지막으로 여러 종류의 큰 움직임이 있고 비활성한 근육들을 이용하는 통합성 운동(오버헤드 호리존탈 프레스, 버티컬, 호리존탈 풀, 사선 1&2 움직임, 스윙)을 해야 한다. 안정성과 통합성, 균형성 운동 및 한 손으로 하는 운동 혹은 견인 운동(매달리기나 클라잉)을 도전적으로 해야 한다.

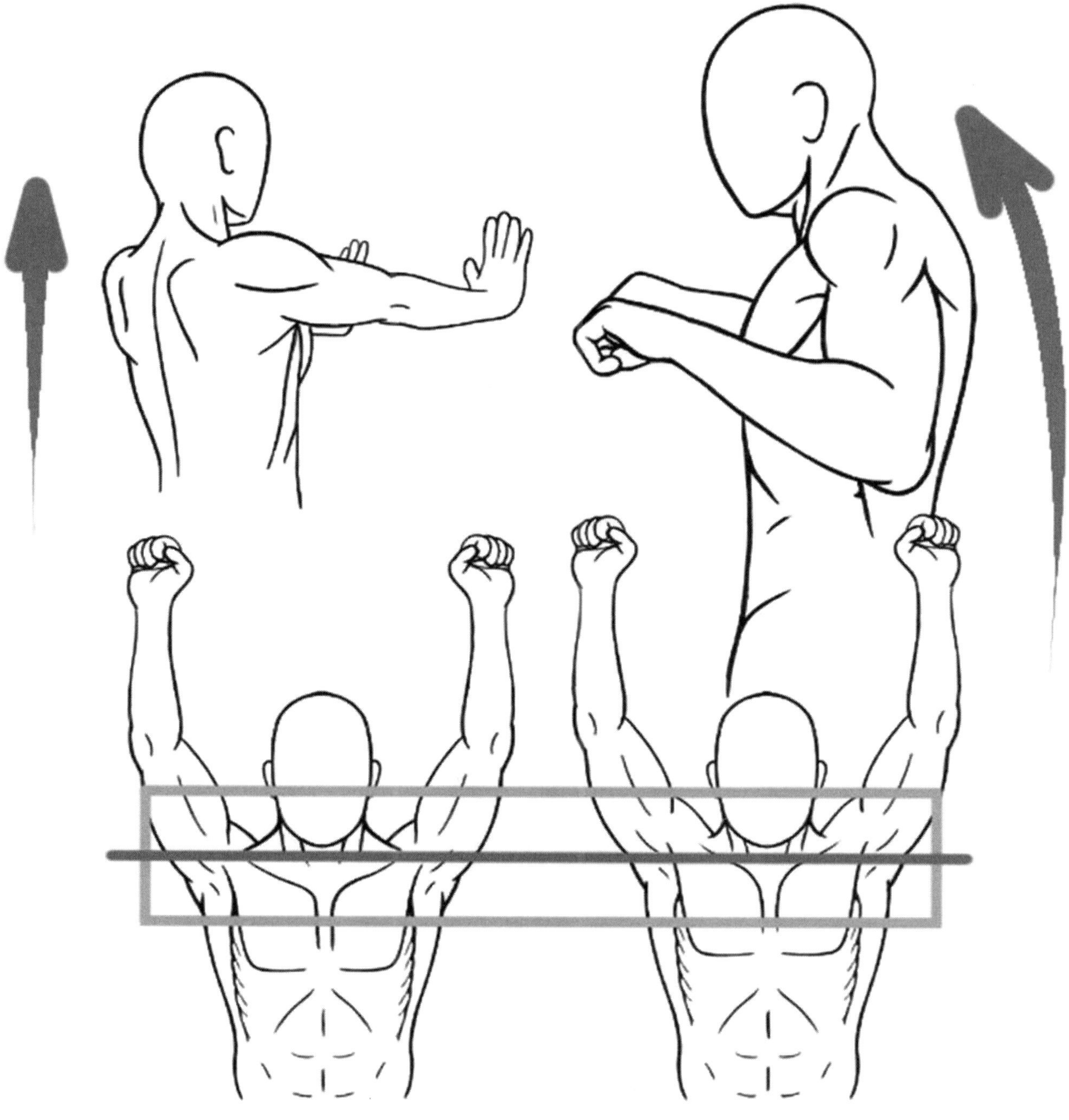

<어깨거상>

불균형 어깨

보상 패턴에 대해 접근할 때 가장 복잡한 형태 중의 하나가 복잡한 기전의 힘과 불균형으로 인해 나타나는 불균형한 어깨이다. 이 같은 보상 패턴은 대부분은 각자의 과거 부상이나 생활습관들(예: 한쪽 어깨에 매일 가방을 매는 것 같은 사소한 것들 등)로 인해서 더욱 심해진다.

불균형 어깨는 고정된 자세 측정 때 쉽게 발견될 수 있다. 그러나 이 같은 보상 패턴의 이유나 힘과 근육 불균형의 원인은 엉덩이, 몸통, 어깨의 복잡한 움직임의 특성으로 인해서 쉽게 찾기가 어렵다. 어떤 케이스에는 상부 승모근 혹은 광배근과 가슴근육, 요방형근 등이 타이트해지고 과활동해서 생기는 경우도 있다.

RX: 연부조직 관리와 효과적인 스트레칭을 모든 해당 부위 근육에 적용시킨다. 모든 움직임에서 개인이 관절 가동범위를 최대한 늘려서 실시한다. 이와 더불어 생활습관을 바꾸도록 노력해야 한다. 예를 들어 원래 가방을 매는 쪽 반대쪽에다 매고 문을 열 때도 평소 자주 쓰는 손의 반대쪽을 이용하도록 해봐야 한다. 그리고 가동성 트레이닝을 일상 활동에 접목시켜서 불균형 어깨의 원인이 되는 반복적인 동작들을 없애야 한다.

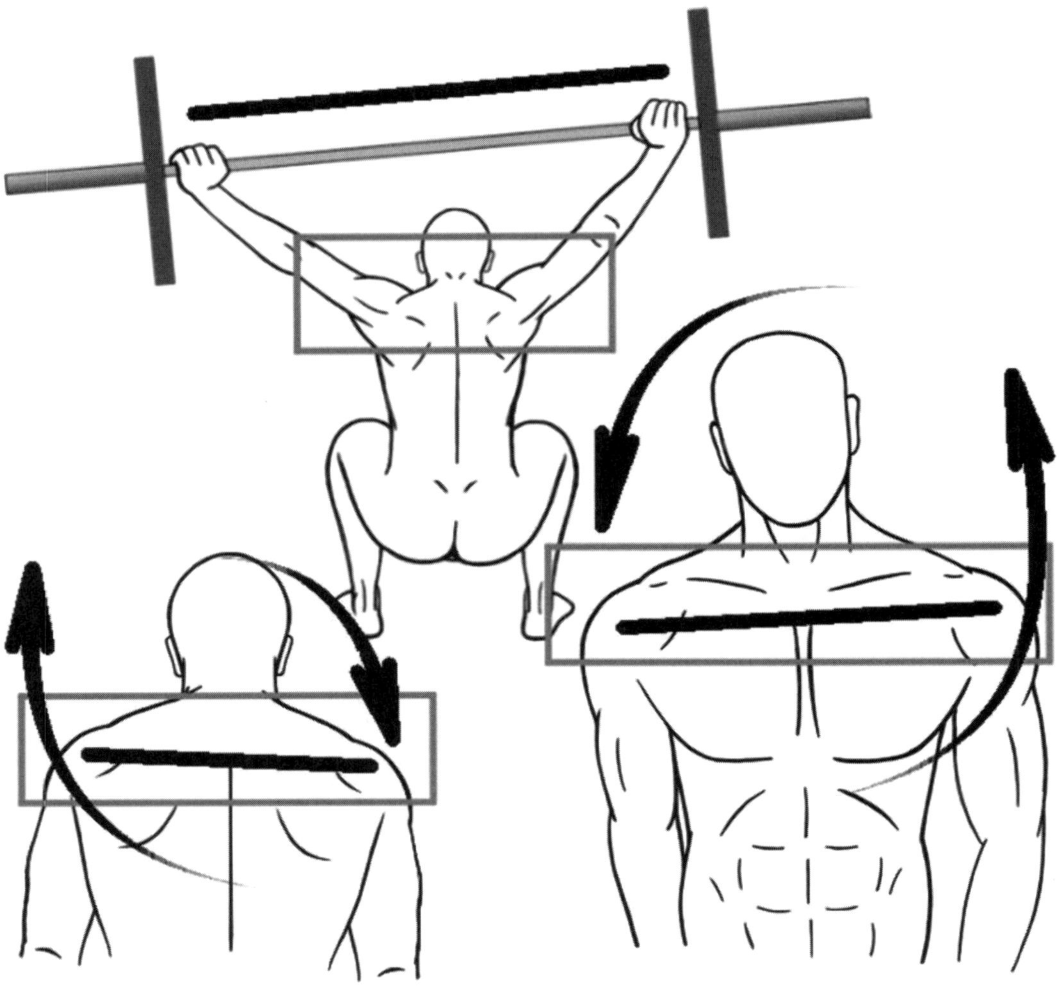

<불균형 어깨>

흉곽 돌출

밑에 쪽 갈비뼈가 눈에 띄게 앞으로 튀어나오는 것은 코어 근육계의 힘과 근육의 불균형(요추의 정렬과 안전성을 구성하는 요소)을 보여주는 표시이다.

흉곽 돌출은 척추의 안전성과 조절을 관리하는 후방 몸통 근육의 과활동과 타이트한 증상이 적합한 전방 몸통 근육(내외 복사근이나 복근)으로부터 적합한 도움을 받지 못하기 때문이다. 이 같은 근육과 힘의 불균형은 요추의 척추와 디스크에 좋지 않은 압박을 주고 이것은 허리 통증뿐만 아니라 움직임의 기능부전이나 다른 보상작용 패턴을 유발한다.

RX: 시작은 연부조직 관리와 효과적인 스트레칭 테크닉을 복합적으로 흉부 그 주변에 과사용되어진 근육과 타이트한 근육들에게 적용시킨다.

상부 상모근(목과 어깨 근육), 사각근(목 근육), 흉근들(가슴 근육들), 활배근(등 근육).

적합한 순서로 다음 근육들을 활성화시키고 강화 운동을 해야 한다.

횡경막(코어 속 근육), 내외복사근(코어의 측면 근육), 다열근(코어 후방 근육) 복횡근(코어의 안쪽 근육).

마지막으로 여러 숨쉬기 운동 특히 호기 운동을 해야 한다. 또한 코어가 활동할 수 있게 자극하는 통합적이고 큰 움직임이 함께 동반하는 운동을 실시한다.

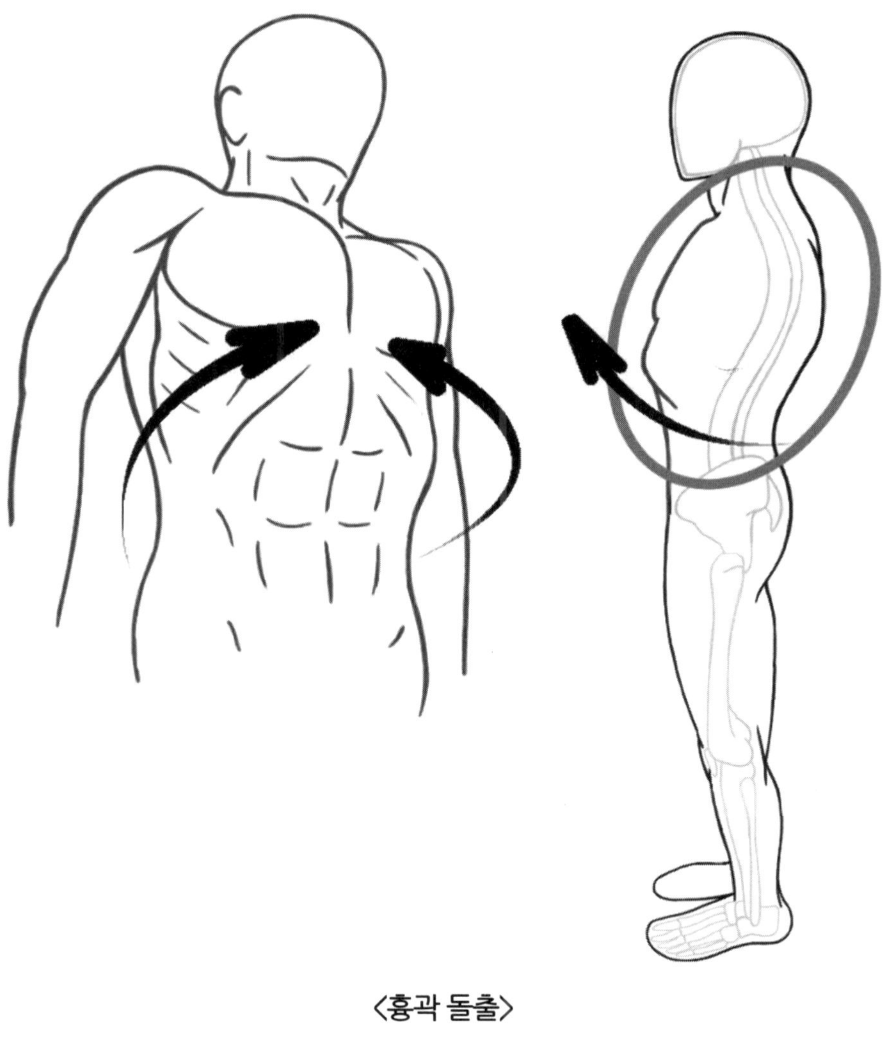

〈흉곽 돌출〉

예를 들어 스쿼트, 런지 러닝 등 같은 운동을 해야 한다. 흉곽 돌출을 개선시키고 나서는 계속적으로 코어 근육의 활동성을 자극하고 안정성, 협응성, 균형감을 유지시키는 통합적 운동을 실시해야 한다. 예를 들어 한 다리 운동 혹은 방향을 바꾸는 C.O.D 운동 등을 해야 한다.

초인플레이션(hyperinflation)

대부분의 사람들은 숨 쉬는 것을 당연하게 여긴다. 많은 사람들이 숨 위기에 역학적인 원리가 함유되어 있는 것은 물론 그 자체에 대해서도 그다지 집중을 하지 않는다. 그러나 호흡의 역학은 개인의 자세나 움직임에서 엄청난 역할을 한다.

초인플레이션은 흉곽 주변의 늑골 팽창 또는 반팽창 위치로 유지되는 지점까지 호흡주기에서 흡

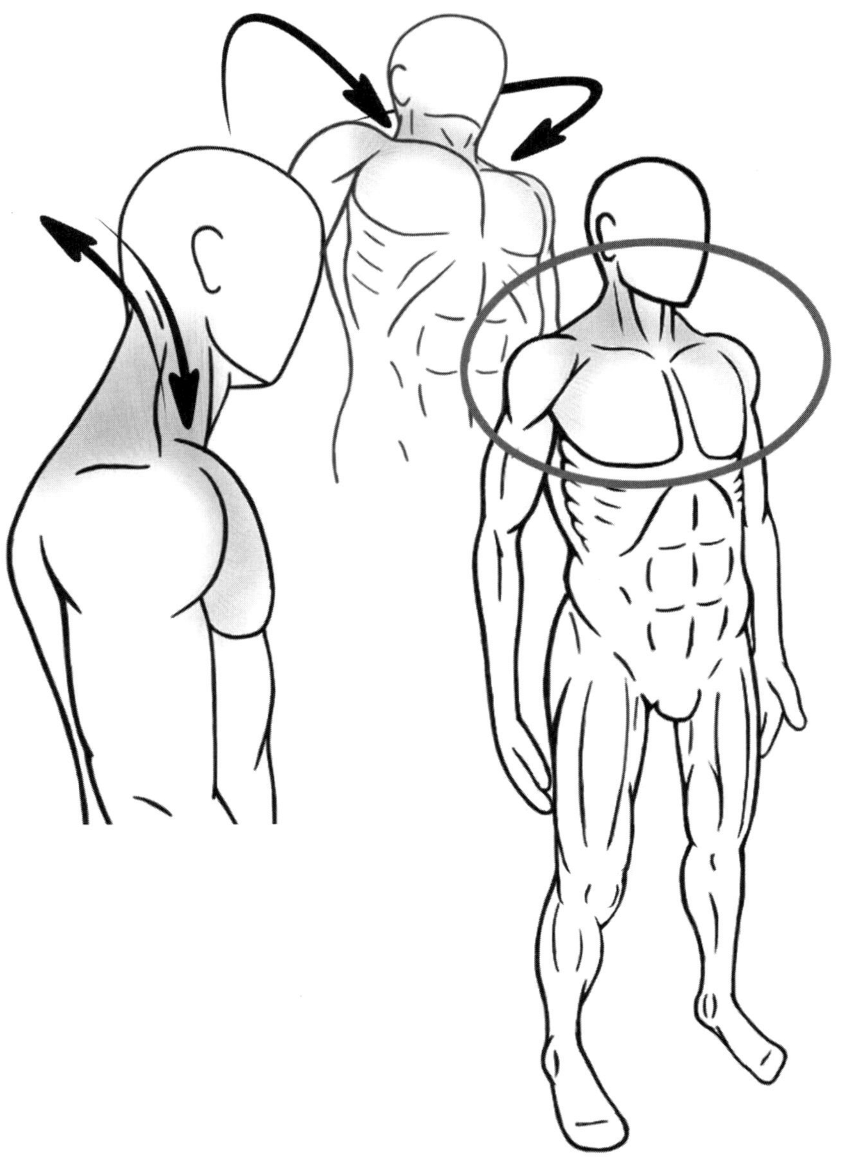

<초인플레이션>

입을 유지하거나 흡기하는 습관적 과정을 의미한다. 즉, 초인플레이션은 공기의 폐를 완전히 제거하고 늑골 케이지를 수축시키기에 충분할 정도로 숨을 쉬지 않는 지속적인 행동이다.

초인플레이션은 정말로 중요할까? 그렇다. 초인플레이션은 역학적 및 생리학적으로 개인의 움직임을 방해할 수 있다. 기계적 측면에서 초인플레이션은 흉곽을 확장시켜 운동 에너지의 흐름을 몸으로 전환시켜 특정 근육이 비정상적인 에너지 흐름을 보상작용하게 한다. 또한, 초인플레이션은 호흡의 흡입 사이클과 관련된 근육, 즉 상부 승모근(목/어깨) 근육에 긴장감을 만든다.

생리학적 측면에서 초인플레이션은 부교감신경계의 자극을 줄여 근육이 정상적인 수축을 풀고 자연 길이를 회복시키며 일상 활동뿐만 아니라 트레이닝에서부터 개인의 완전한 회복을 돕는 연부조직 세포를 재생시킨다.

이것이 발견되지 않으면 보상작용 패턴을 교정하는 것이 거의 불가능하다. 그러므로 초인플레이션을 평가할 때 사용할 중요 요소 또는 가이드라인을 갖는 것이 중요하다. 그럼, 초인플레이션은 어떤 모습일까?

먼저, 호흡하면서 흉곽과 흉부(몸통)의 움직임을 관찰한다. 가슴과 어깨가 오르락내리락하거나 복부와 흉부(몸통)가 전체적으로 오르락내리락한다면 주의 깊게 봐야 한다. 후자가 호흡을 위한 적절한 역학적인 움직임이다. 또한, 낮은 쪽 늑골이 튀어나와 있는 흉곽 돌출의 패턴을 봐야 한다. 이것은 일반적으로 초인플레이션과 동시에 발생하는 기능부전이다.

다음으로, 호기의 길이(호흡을 내뿜는)와 비교하여 흡기(호흡을 들이마시는) 시간을 비교해야 한다. 이것들이 같은지 봐야 한다. 10회의 흡기와 호기 주기를 균일하게 유지할 수 있나? 호흡 습관에 대한 통찰력은 흉부 및 흉곽의 역할을 관찰하면서 쉽게 발견할 수 있다. 어떤 사람들은 몇 번의 호흡으로도 호흡 사이클을 만들 수 있지만, 보통은 노력을 하지 않으면 습관적으로 지나치게 팽창하게 된다.

마지막으로, 움직이는 동안 개인의 호흡 메커니즘을 보면서 호흡 습관을 봐라. 특히 개인이 스트레칭 또는 운동을 할 때, 움직임이 있는 동안 개인의 호흡 메커니즘을 관찰하면 호흡 습관이 드러난다. 그들이 움직일 때 숨을 멈추는가? 그들은 쉽고 균등하게 호흡하나? 그들이 숨을 쉬도록 신호를 받으면 얼마나 쉽게, 오래 호흡하나? 개인은 호기 후 얼마나 쉽게 그리고 균등하게 호흡하나? 이 같은 질문들은 개인의 호흡 습관에 대한 통찰력을 얻기 위해 묻는 것들이다.

RX: 개별적인 적절한 호흡 기술을 가르치는 매우 효과적인 운동은 바닥에 누어서 풍선을 부는 것이다.

제이슨 마섹(Jason Masek)은 네브라스카 대학에서 강력한 호기에 초점을 맞춘 적절한 호흡 역학을 가르치고 또 경기 전이나 훈련 전에 대학 선수들의 부교감신경 시스템을 이용하여 선수들을 진정시키기 위해 풍선을 운동에 이용하였다.

'풍선 불기'는 어디서나 연습할 수 있고 심지어는 풍선 없이도 할 수 있는 매우 효과적인 운동이다. 풍선에 바람을 불어 넣는 행위를 상상하면서 트레이닝을 하면 적절한 호흡 역학을 훈련시키고 이동성과 기능을 전체 흉부 및 늑골 우리에 복원한다.

또한 이전 책에서 언급한 수동 및 능동 호흡 운동을 참고한다.

복습: 공통적인 보상 패턴

인간의 신체는 지속적으로 모양을 만들고 인간의 움직임에 의해 '역학적 변환'으로 리모델링된다. 이는 몸의 세포가 경험한 모든 움직임에서 생체학적으로 세포가 그 힘의 방향과 크기와 직접적으로 연관되어 변화하는 과정이다. 때로는 보상 패턴처럼 신체를 다시 모델링하는 과정에서 비효율성이 높아져 부상까지도 만들 수가 있다. 그러나 보상 패턴을 관찰하고 관련 운동 장애를 교정하기 위해 적극적으로 노력함으로써 개인은 비효율성과 상해의 위험을 제거하지는 못하더라도 미세하게 만들 수는 있다.

'일반적'

현대 선진국들 간에는 생활 패턴과 활동이 유사하여 이로 인해 '공통적' 또는 쉽게 반복되는 보상 패턴 및 운동 기능장애 모음이 발전되었다. 이 목록은 트레이너, 코치 및 개인이 자신에 대한 관찰과 움직임 평가를 할 수 있도록 안내하여 부상 및 비효율의 위험을 사전에 줄이거나 제거할 때 사용할 수 있을 것이다.

폼 롤러를 이용한 굴리기

참고 사항: 시작하기에 앞서 폼 롤러를 이용한 굴리기를 어떻게 효과적으로 할 것인지를 이해하는 것이 중요하다. 몇 가지 추천 테크닉을 여기에 소개한다.

폼 롤러를 이용한 굴리기에 효과적인 테크닉

- 누르고 떼기
- 관절 움직이기
- 천천히 굴리기
- 빠르게 굴리기
- 교차시켜 문지르기

누르고 떼기

이 테크닉은 폼 롤러를 사용해서 근막 통증유발점 뭉침이 있는 특정 조직 주위에 압박을 가하는 기법이다. 이 테크닉은 스웨덴 마자시와 지압 요법과 매우 유사하다. 압박을 활용해서 연부조직 내의 기계적 자극 수용기를 자극함으로써 상응하는 운동 신경 세포에 통증유발점 또는 뭉침을 풀어주는 명령 신호를 보낸다.

대상 부위 내의 민감한 곳에 5~30초 동안 혹은 해당 통증유발점이 풀리고 민감함이 사라질 때까지 압박을 가한다.

관절 움직이기

이 테크닉은 누르고 떼기 테크닉에서 했던 것처럼 민감한 부위에 압박을 가하는 기법이다. 압박을 가하면서 천천히 상응하는 관절 부위를 연결하게 되는데 여기서 연결한다는 것은 관절을 움직인다는 의미다. 즉 각 관절을 굽히고 피거나 돌린다는 것이다. 예를 들어 종아리 근육에 압박을 유지한 상태에서 다음 단계로 발목을 굽히고 펴주거나 돌리는 것이다. 이런 관절 부위의 움직임으로 인해 대상 조직은 압박을 받는 상태에서 늘어나거나 수축하게 된다. 이런 움직임은 통증유발점을 분해하고 해당 부위의 (근육) 유착을 분리하거나 없애는 데 도움을 준다.

대상 부위의 민감한 곳에 압박을 가하고 15~30초 동안 혹은 조직 내의 민감함이 사라질 때까지 상응하는 관절을 연결한다.

천천히 굴리기

이 테크닉은 조직에서 피를 빼내고 통증유발점 형성에 기여할 수 있는 대사성 노폐물을 없애기 위해 민감한 부위에 천천히 (압박을) 굴리는 기법이다. 천천히 굴리기는 동시에 해당 부위의 혈액 순환 개선을 돕고 더 많은 혈액을 흐르게 해서 아픈 부위에 산소와 영양분을 더 공급하게 한다. 이 모든 작용은 통증유발점을 풀어주고 조직을 질게 만드는 데 도움을 준다.

약 30초 동안 또는 통증유발점이 풀어질 때까

지 아픈 부위에 부드럽고 신중한 방식으로 천천히 굴리기 기법을 여러 차례 수행한다.

빠르게 굴리기

이 테크닉은 대상 부위에 빠르고 부드러운 굴리기 압박을 주어 조직 내의 고유 수용 감각과 신경근육 활성을 자극하는 기법이다. 이 테크닉의 목적은 해당 부위의 신경근육 활성을 높여 결과적으로는 혈액의 흐름을 개선하고 유연함을 증진시키는 데 있다. 그러나 빠르게 굴리기는 통증유발점을 풀어주거나 유착을 없애는 데에는 비효과적일 수 있다. 이 테크닉은 혈액 흐름을 늘리고 조직을 자극하는 데에는 매우 효과적이므로 천천히 굴리기를 보완하는 기법으로 사용하기를 권한다.

연부조직을 자극하고 활성화시키기 위해서 15~30초 동안 대상 부위에 빠르게 굴리기를 부드럽고 신중하게 여러 차례 수행한다.

교차시켜 문지르기

이 테크닉은 천천히 굴리기와 빠르게 굴리기와 유사하며 이 두 가지 기법과 결합될 수 있다. 이 테크닉은 대상 부위에 부드러운 굴리기를 여러 차례 수행하면서 간헐적으로 잠시 멈추고 위치를 바꿔서 좌우로 문지르는 기법이다. 이 기법의 효과는 결 가로지르기(cross-fibering)라는 마사지 기법에 따라 연부조직의 모든 세포에 압박을 보낸다. 결 가로지르기 기법은 압박을 이용해서 연부조직 세포를 넓히고 분리시키는데, 이 작용은 세포에서 대사성 노폐물을 빼내고 세포에 혈액 흐름과 산소 공급을 늘려 통증유발점을 풀어주는 데 도움을 준다. 또한 연부조직의 유착을 구성하는 섬유소(피브린)와 교원섬유(콜라겐 섬유)를 제거한다.

대상 부위 내의 민감한 곳에 굴리기를 하면서 부드럽고 조심스럽게 약 15~30초 동안 동작을 여러 차례 실시한다.

롤러(굴리기용 폼)의 종류

다음, 밀도 및 감도와 관련해서 서로 다른 롤러들의 특징을 이해할 필요가 있다.

밀도의 중요성

각 종류의 롤러는 특정 밀도를 가지고 있는데 이 밀도는 연부조직에 가해지는 압박의 강도를 결정한다. 롤러가 딱딱할수록 굴리기에 더 큰 압력을 사용할 수 있다.

압박의 강도는 조직의 생리적 반응에 큰 영향을 미친다. 압박의 강도가 올라갈수록 연부조직을 통해 나오는 느낌이 강해진다.

연부조직 관리에서 압박의 강도는 대형 강당 안에서 들리는 사람 목소리 크기와 비슷하다. 목소리가 클수록 강당에 메아리치는 소리가 더 많이 들린다. 동시에 고도로 숙련된 사람은 속삭임도 전체 강당에 들리게 할 수 있다.

감도

위에서 주지한 대로 크고 딱딱한 것이 언제나 좋은 것은 아니다. 연부조직 관리에서 특히 그러한데 이는 사람마다 통증과 불편함을 참고 견디는 수준이 다르기 때문이다. 더 높은 강도의 압박이 더 많은 조직에 생리적인 반응을 일으키겠지만 그 정도의 압박을 견딜 수 없는 사람의 경우에는 그런 반응에서 얻을 것이 없다.

많은 사람들은 자신들의 감수성역치(자극역치)를 초과하는 압박에 대한 보호의 형태로 연부조직을 긴장시킬 수 있으며 실제로 긴장시킨다. 따라서 저마다 자신이 견딜 수 있는 압박의 강도를 주는 연부조직 관리 도구를 사용하는 것이 더 효과적이다.

연부조직에 생리적인 변화를 유발시키기에 충분한 밀도를 갖고 있으면서 자신의 감수성역치를 초과해서 불필요한 긴장을 초래하지 않을 연부조직 관리 도구를 사용하는 것이 중요하다.

밀도에 따른 롤러의 종류

- 폼 롤러(스티로폼)
- 폼 롤러(패드가 덧대어진 PVC 관)
- PVC 플라스틱 관

사용자가 자신의 몸을 롤러 위에 어떻게 위치시키느냐에 따라 각 롤러의 단단한 정도와 압력이 바뀌고 조절될 수 있다는 점을 주지하기 바란다.

호흡의 중요성

연부조직 관리를 할 때에는 큰 날숨에 중점을 두어 숨을 쉬는 것이 매우 중요하다. 이는 부교감신경계를 자극하고 더 많은 유익한 연부조직 변화를 가져오는 데 도움이 되기 때문이다.

후두하삼각근의 교차시켜 문지르기를 겸한 폼 롤링

머리와 목

이점

- 운전, 컴퓨터 작업 및 텍스팅(문자 보내기)의 반복적인 동작으로 인한 목의 긴장을 풀어준다.
- 거북목 증후군과 상부교차 증후군을 교정하는 데 도움을 준다.
- 적절한 척추 정렬과 안정성 발달에 도움을 준다.

엄선된 운동 처방

- 누르고 떼기: 민감한 부위에 5~30초 동안 혹은 민감함이 사라질 때까지 압박을 가한다.
- 교차시켜 문지르기: 15~30초 동안 2~3초에 한 번씩 머리를 (좌우로) 돌린다.
- 날숨에 중점을 두고 깊게 숨을 쉰다.

대상 부위

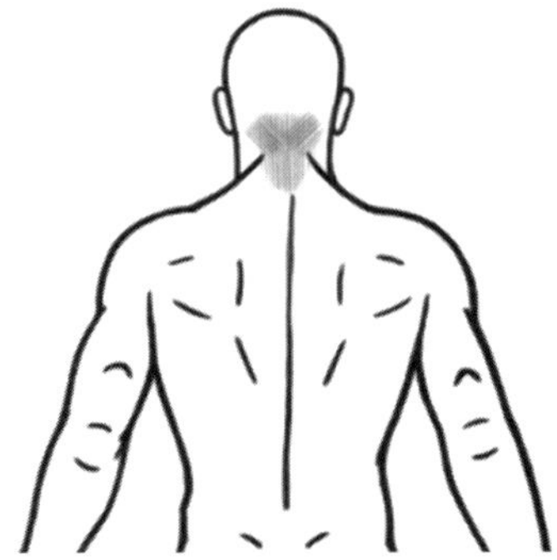

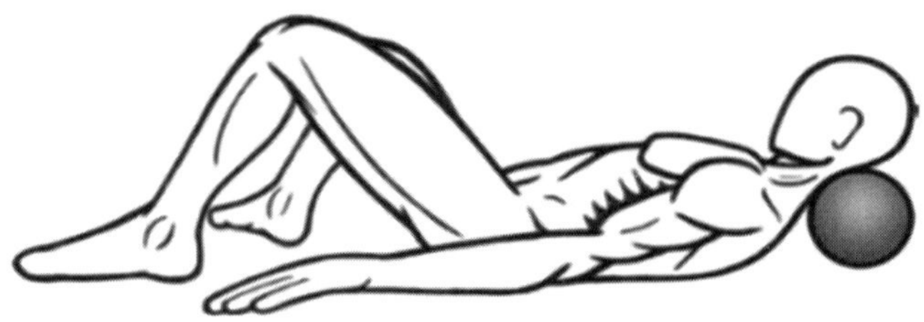

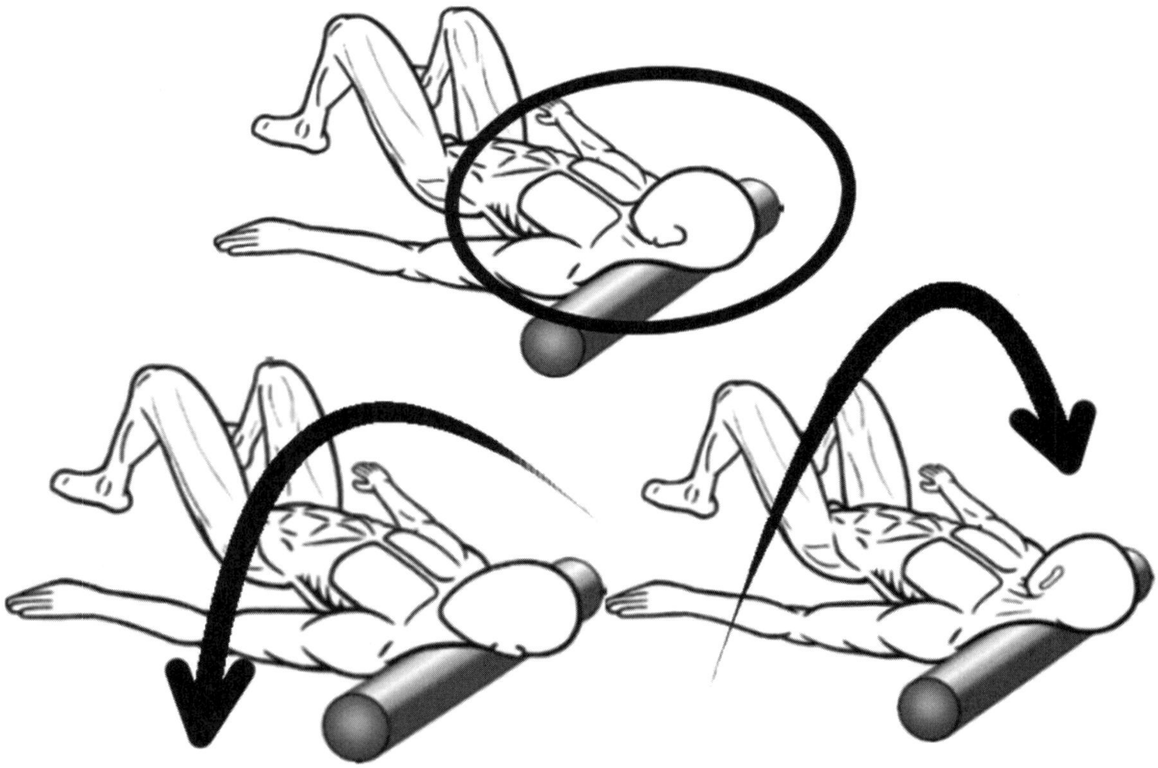

승모근 상부의 폼 롤링

목과 어깨

이점

- 운전, 컴퓨터 작업, 배낭 또는 어깨 가방 들기 및 텍스팅 등의 반복적 동작으로 인해 목 및 어깨에 형성되는 긴장과 통증유발점을 풀어준다.
- 또한 오버헤드 및/또는 상체 운동으로 인한 긴장과 통증유발점을 풀어준다.
- 거북목 증후군, 상부교차 증후군 및 어깨 충돌 또는 통증을 교정하는 데 도움을 준다.
- 적절한 척추 정렬과 안정성 발달에 도움을 준다.

엄선된 운동 처방

- 누르고 떼기: 민감한 부위에 5~30초 동안 혹은 민감함이 사라질 때까지 압박을 가한다.
- 교차시켜 문지르기: 15~30초 동안 2~3초에 한 번씩 몸통을 (좌우로) 돌린다.
- 천천히 굴리기: 15~30초 동안 부드럽고 조심스럽게 굴린다.
- 빠르게 굴리기: 연부조직을 자극하기 위해 10~15초 동안 깊은 날숨과 동시에 부드럽게 실시한다.
- 날숨에 중점을 두고 깊게 숨을 쉰다.

대상 부위

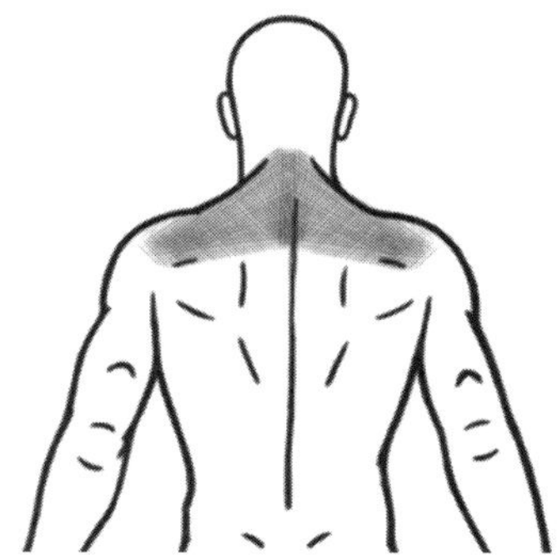

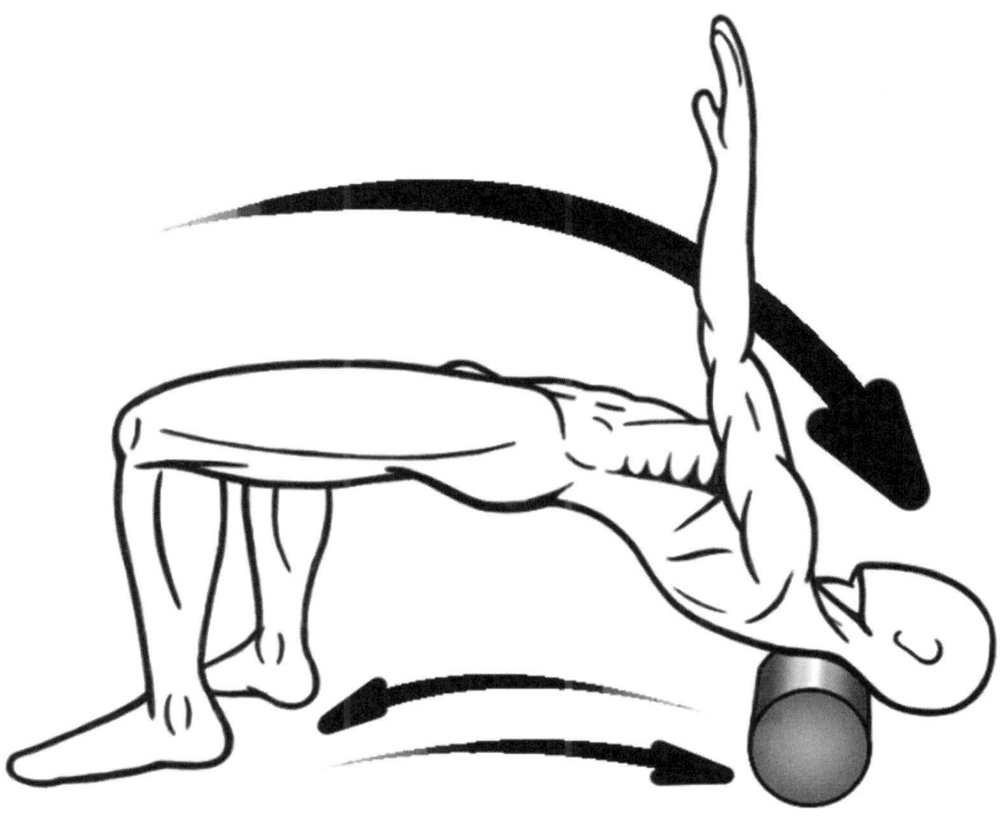

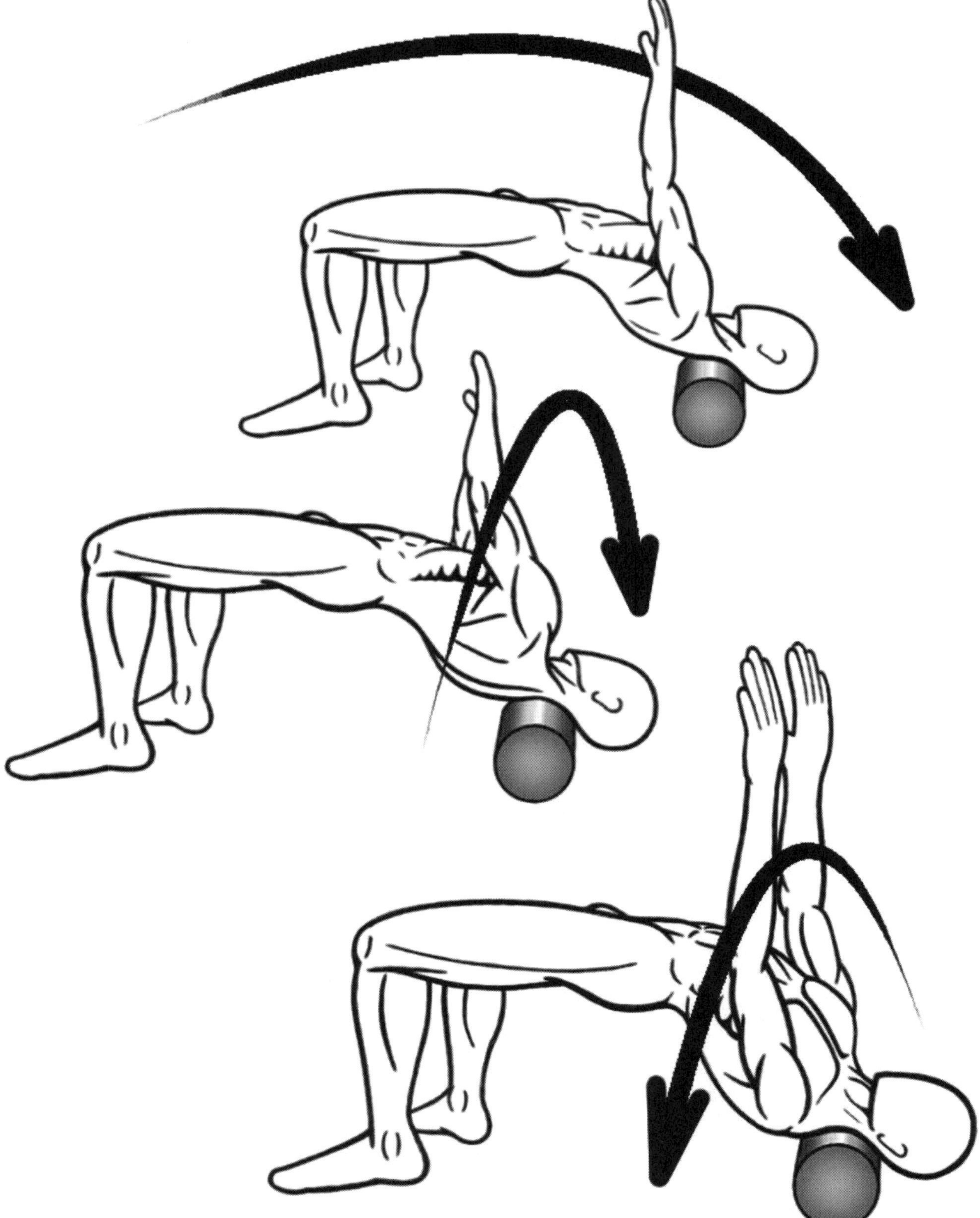

<승모근 상부의 폼 롤링 - 목과 어깨>

능형근, 승모근 하부 및 중부의 폼 롤링

흉추와 등

이점

- 어깨뿐만 아니라 흉추의 가동 범위와 유연성을 높인다.
- 오버헤드 동작, 던지기, 당기기 및 누르기의 효율성과 움직임의 질을 개선한다.
- 거북목 증후군, 상부교차 증후군 및 어깨 충돌 또는 통증을 교정하는 데 도움을 준다.
- 운동 후 연부조직의 회복과 재생을 증진한다.

엄선된 운동 처방

- 누르고 떼기: 민감한 부위에 5~30초 동안 혹은 민감함이 사라질 때까지 압박을 가한다.
- 교차시켜 문지르기: 15~30초 동안 2~3초에 한 번씩 몸통을 (좌우로) 돌린다.
- 천천히 굴리기: 15~30초 동안 부드럽고 조심스럽게 굴린다.
- 빠르게 굴리기: 연부조직을 자극하기 위해 10~15초 동안 깊은 날숨과 동시에 부드럽게 실시한다.
- 날숨에 중점을 두고 깊게 숨을 쉰다.

대상 부위

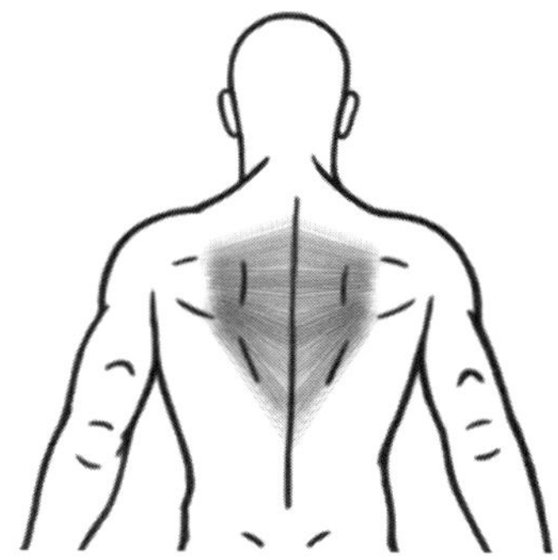

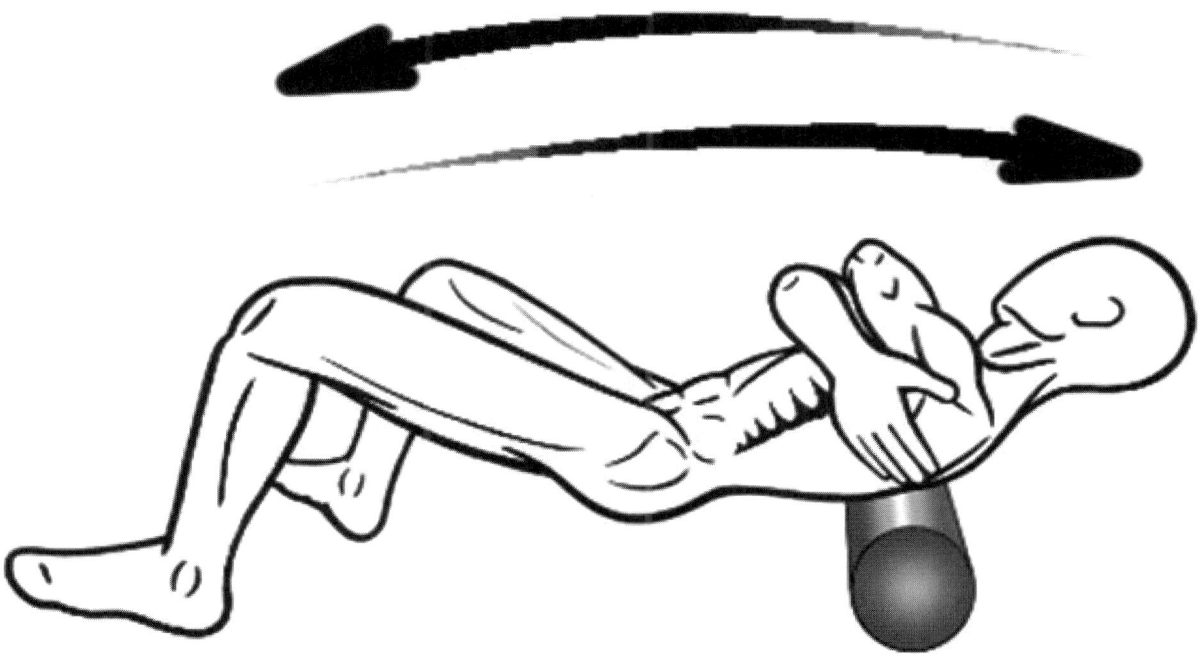

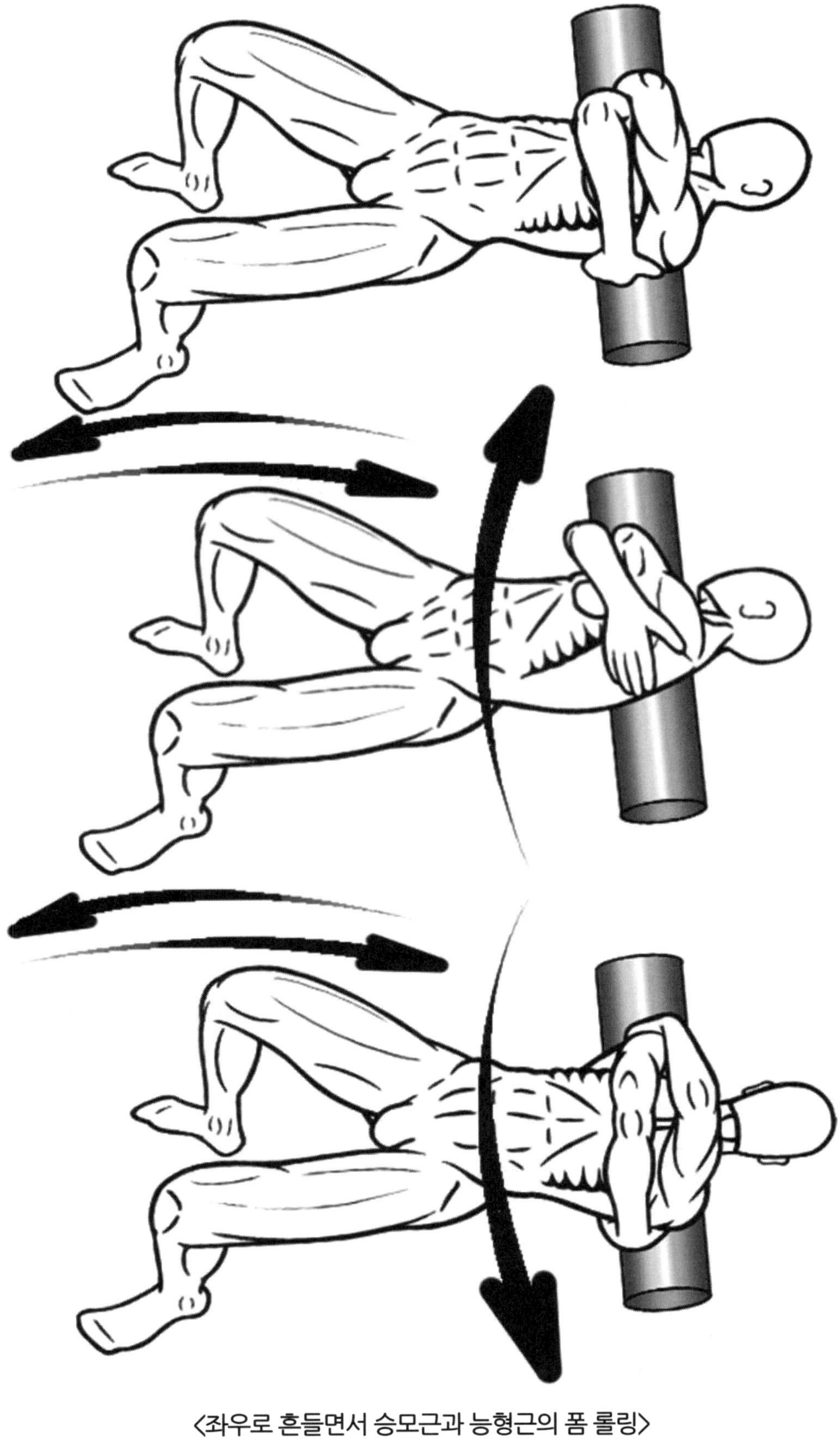

<좌우로 흔들면서 승모근과 능형근의 폼 롤링>

광배근 및 대원근의 폼 롤링

등과 어깨

이점

- 흉추뿐만 아니라 어깨의 가동 범위와 유연성을 높인다.
- 오버헤드 동작, 던지기, 당기기 및 누르기의 효율성과 움직임의 질을 개선한다.
- 거북목 증후군, 상부교차 증후군 및 어깨 충돌 또는 통증을 교정하는 데 도움을 준다.

엄선된 운동 처방

- 누르고 떼기: 민감한 부위에 5~30초 동안 혹은 민감함이 사라질 때까지 압박을 가한다.
- 교차시켜 문지르기: 15~30초 동안 2-3초에 한 번씩 몸통을 (좌우로) 돌린다.
- 천천히 굴리기: 15~30초 동안 부드럽고 조심스럽게 굴린다.
- 관절 움직이기: 민감한 부위에 압박을 가하면서 15~30초 동안 부드럽고 조심스러운 움직임으로 어깨 굽히기/펴기를 실시한다.
- 날숨에 중점을 두고 깊게 숨을 쉰다.

대상 부위

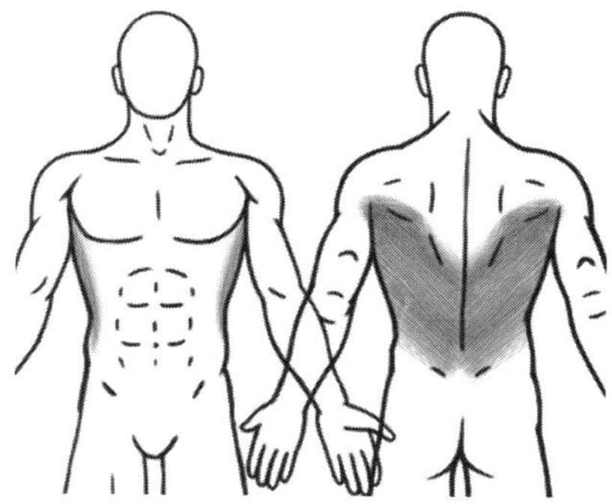

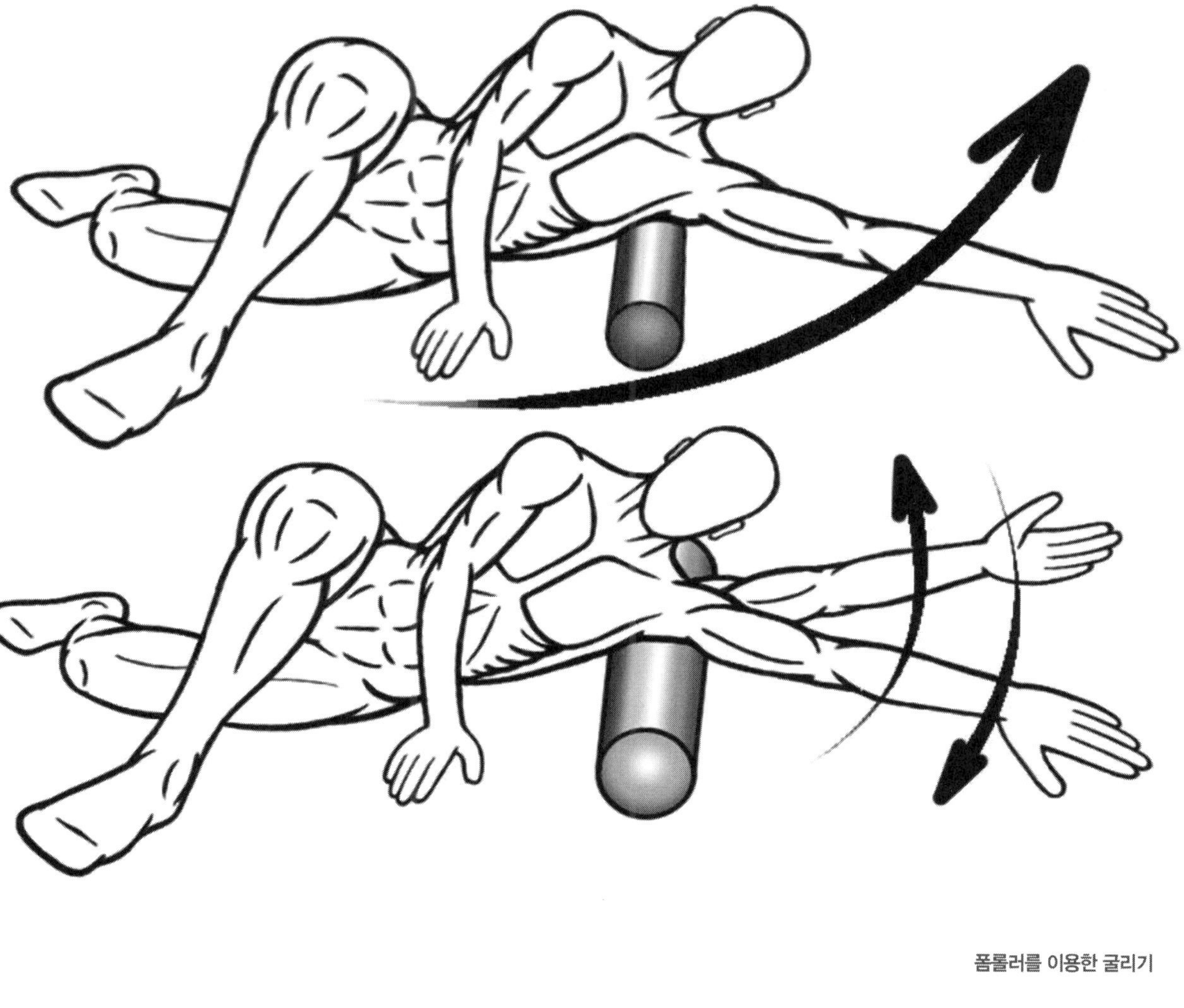

삼두근의 폼 롤링

팔

이점

- 팔꿈치와 팔의 가동범위를 늘린다.
- 팔의 신경근 반응성 및 힘 생산을 높인다.
- 오버헤드 동작, 던지기, 당기기 및 누르기의 움직임의 질을 개선한다.
- 운동 후 연부조직의 회복과 재생을 증진한다.

엄선된 운동 처방

- 누르고 떼기: 민감한 부위에 5~30초 동안 혹은 민감함이 사라질 때까지 압박을 가한다.
- 교차시켜 문지르기: 15~30초 동안 2~3초에 한 번씩 팔을 (좌우로) 돌린다.
- 천천히 굴리기: 15~30초 동안 부드럽고 조심스럽게 굴린다.
- 관절 움직이기: 민감한 부위에 압박을 가하면서 15~30초 동안 부드럽고 조심스러운 움직임으로 팔꿈치 굽히기/펴기를 실시한다.
- 날숨에 중점을 두고 깊게 숨을 쉰다.

대상 부위

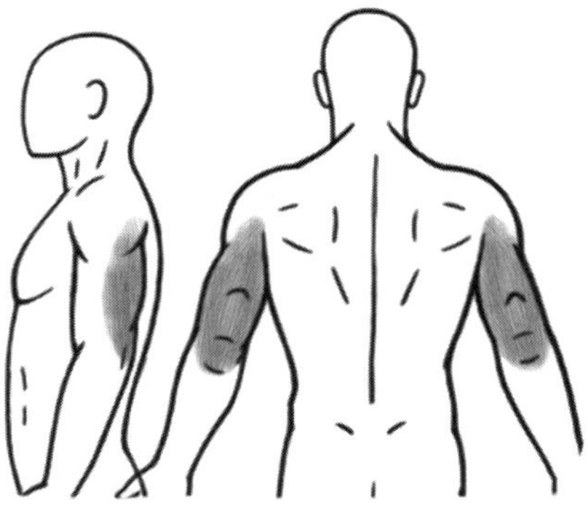

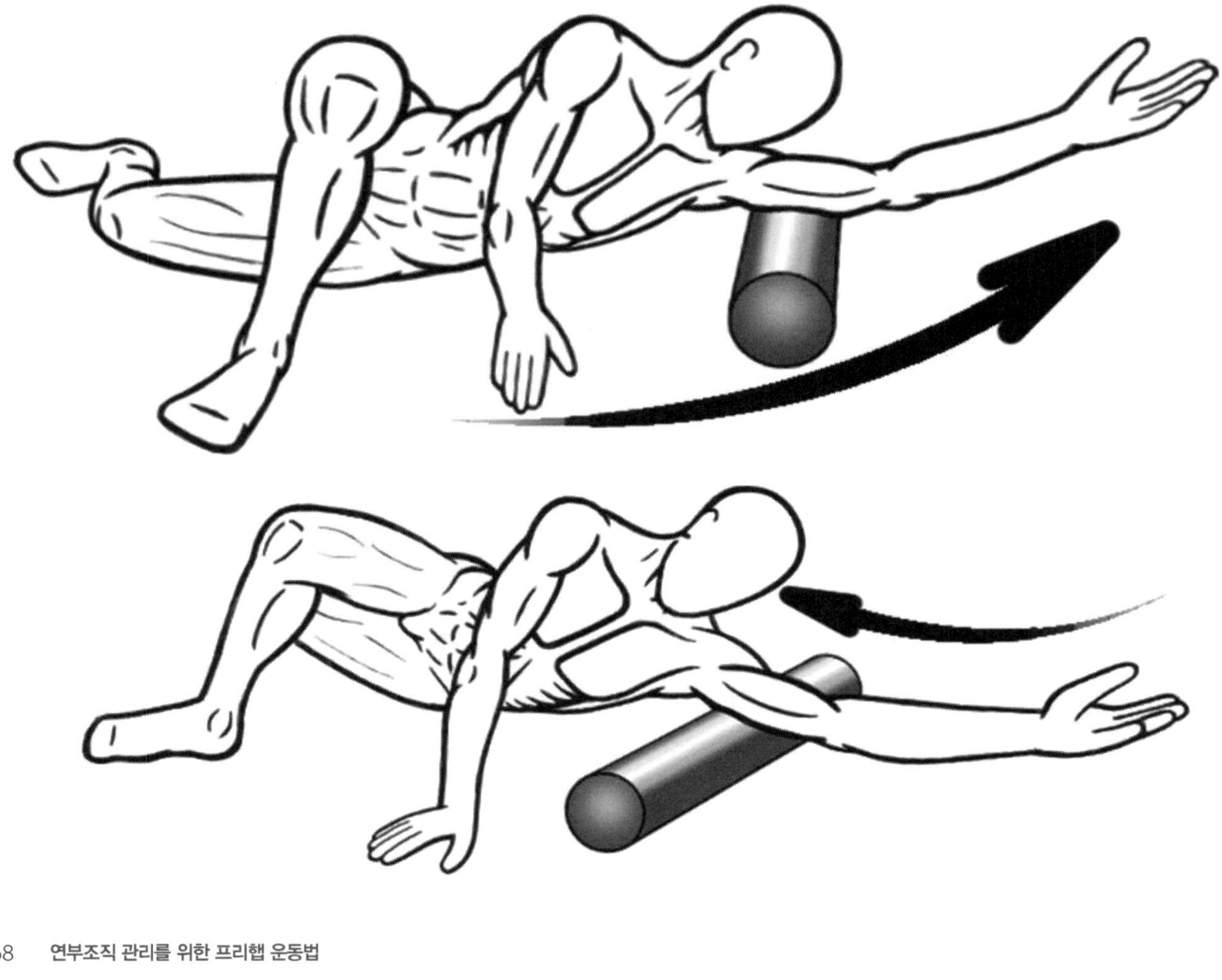

이두근의 폼 롤링

팔

이점

- 팔꿈치와 팔의 가동범위를 늘린다.
- 팔의 신경근 반응성 및 힘 생산을 높인다.
- 오버헤드 동작, 던지기, 당기기 및 누르기의 움직임의 질을 개선한다.
- 상부교차 증후군을 교정하는 데 도움을 주고 정적 및 동적 자세를 바로잡는다.
- 운동 후 연부조직의 회복과 재생을 증진한다.

엄선된 운동 처방

- 누르고 떼기: 민감한 부위에 5~30초 동안 혹은 민감함이 사라질 때까지 압박을 가한다.
- 교차시켜 문지르기: 15~30초 동안 2~3초에 한 번씩 팔을 (좌우로) 돌린다.
- 천천히 굴리기: 15~30초 동안 부드럽고 조심스럽게 굴린다.
- 관절 움직이기: 민감한 부위에 압박을 가하면서 15~30초 동안 부드럽고 조심스러운 움직임으로 팔꿈치 굽히기/펴기를 실시한다.
- 날숨에 중점을 두고 깊게 숨을 쉰다.

대상 부위

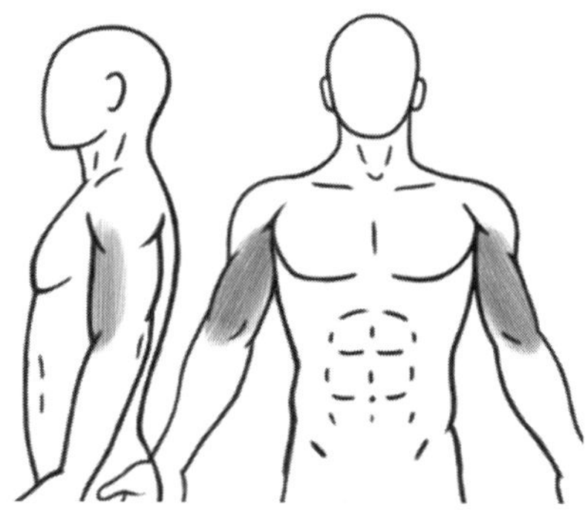

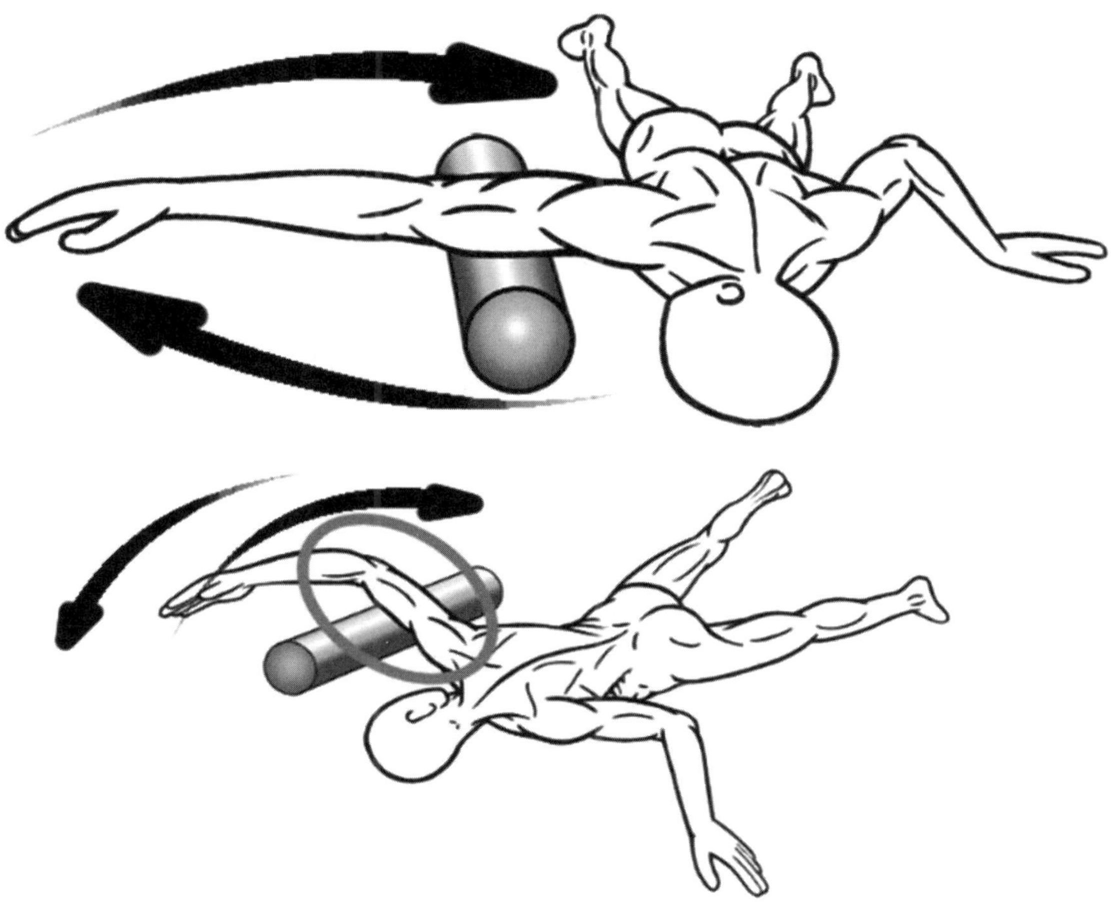

흉근 복합체의 폼 롤링

가슴 및 어깨

이점

- 흉추 및 어깨의 가동범위를 늘린다.
- 어깨와 팔의 신경근의 힘 생산과 반응성을 높인다.
- 오버헤드 동작, 던지기, 당기기 및 누르기의 움직임의 질을 개선한다.
- 상부교차 증후군을 교정하는 데 도움을 주고 정적 및 동적 자세를 개선한다.
- 운동 후 연부조직의 회복과 재생을 증진한다.

엄선된 운동 처방

- 누르고 떼기: 민감한 부위에 5~30초 동안 혹은 민감함이 사라질 때까지 압박을 가한다.
- 교차시켜 문지르기: 15~30초 동안 2~3초에 한 번씩 몸통을 (좌우로) 돌린다.
- 천천히 굴리기: 15~30초 동안 부드럽고 조심스럽게 굴린다.
- 관절 움직이기: 민감한 부위에 압박을 가하면서 15~30초 동안 부드럽고 조심스러운 움직임으로 어깨 굽히기/펴기를 실시한다.
- 날숨에 중점을 두고 깊게 숨을 쉰다.

대상 부위

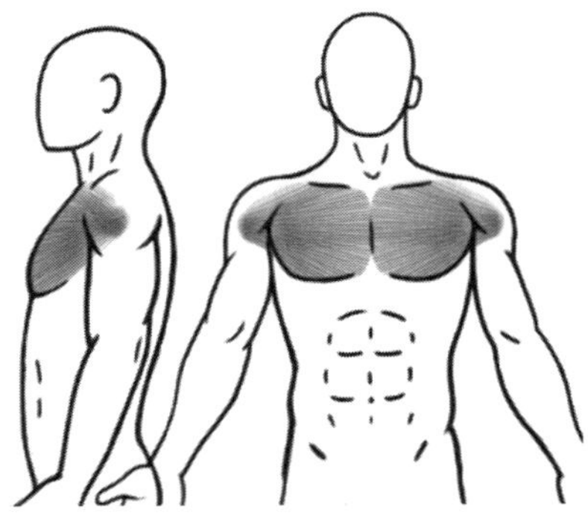

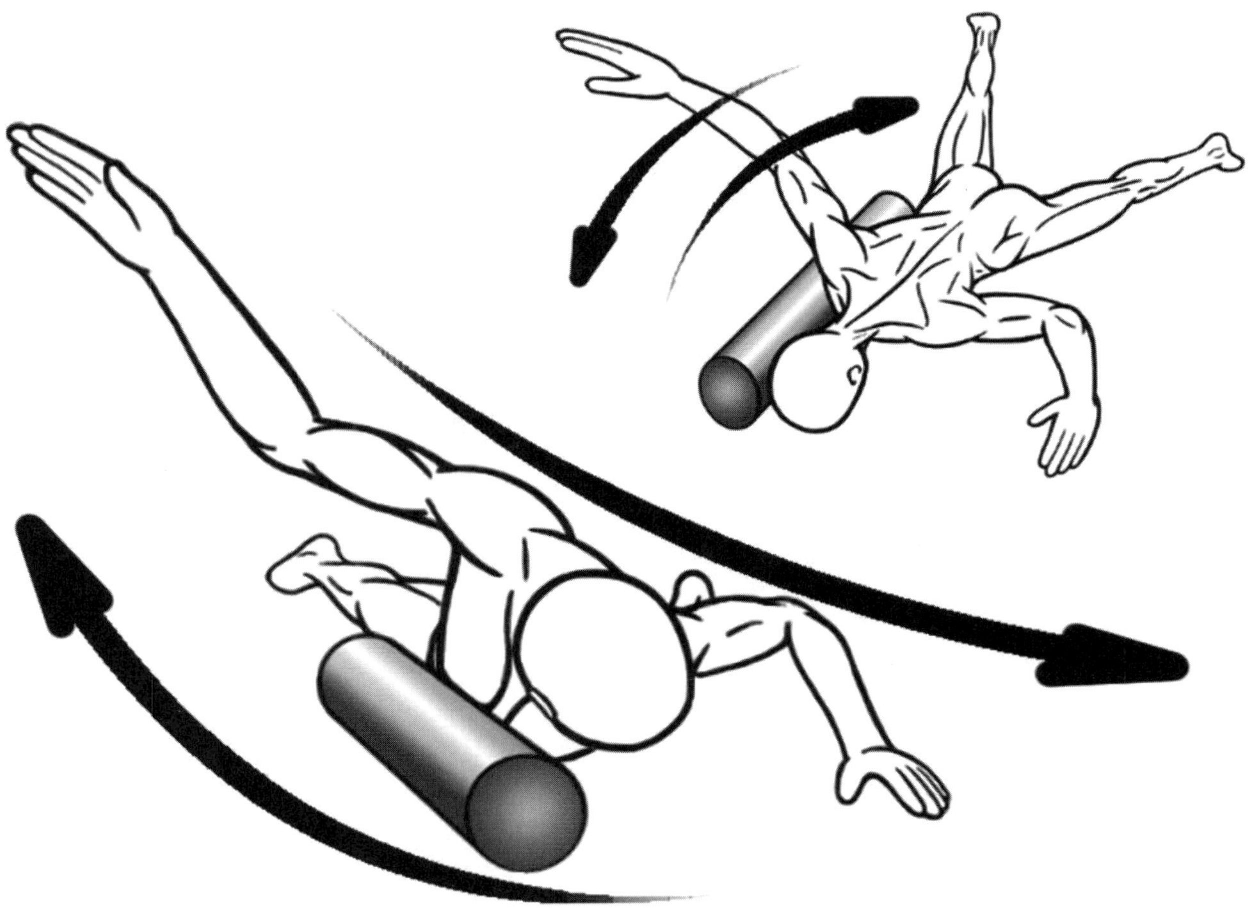

대퇴근막장근(TFL)의 폼 롤링

표면 고관절 굴근

이점

- 고관절의 펴기, 삼중 신전(펴기) 및 보행주기 또는 보폭의 가동범위를 늘린다.
- 고관절 및 하체의 신경근의 힘 생산 및 반응성을 높인다. 스쿼트, 힙 힌지, 런지, 점프 및 달리기를 할 때 움직임의 질을 개선한다.
- 하부교차 증후군, 회내 비틀림 증후군, 비대칭 중심이동을 교정하는 데 도움을 주고 서 있기를 포함하는 정적 자세와 동적 정렬을 개선한다.
- 운동 후 연부조직의 회복과 재생을 증진한다.

엄선된 운동 처방

- 누르고 떼기: 민감한 부위에 5~30초 동안 혹은 민감함이 사라질 때까지 압박을 가한다.
- 교차시켜 문지르기: 15~30초 동안 2~3초에 한 번씩 둔부를 (좌우로) 돌린다.
- 천천히 굴리기: 15~30초 동안 부드럽고 조심스럽게 굴린다.
- 관절 움직이기: 민감한 부위에 압박을 가하면서 15~30초 동안 부드럽고 조심스러운 움직임으로 천천히 고관절 내/외회전을 실시한다.
- 날숨에 중점을 두고 깊게 숨을 쉰다.

대상 부위

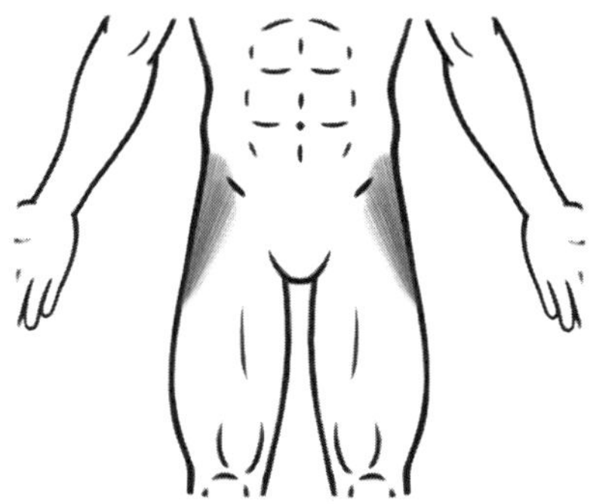

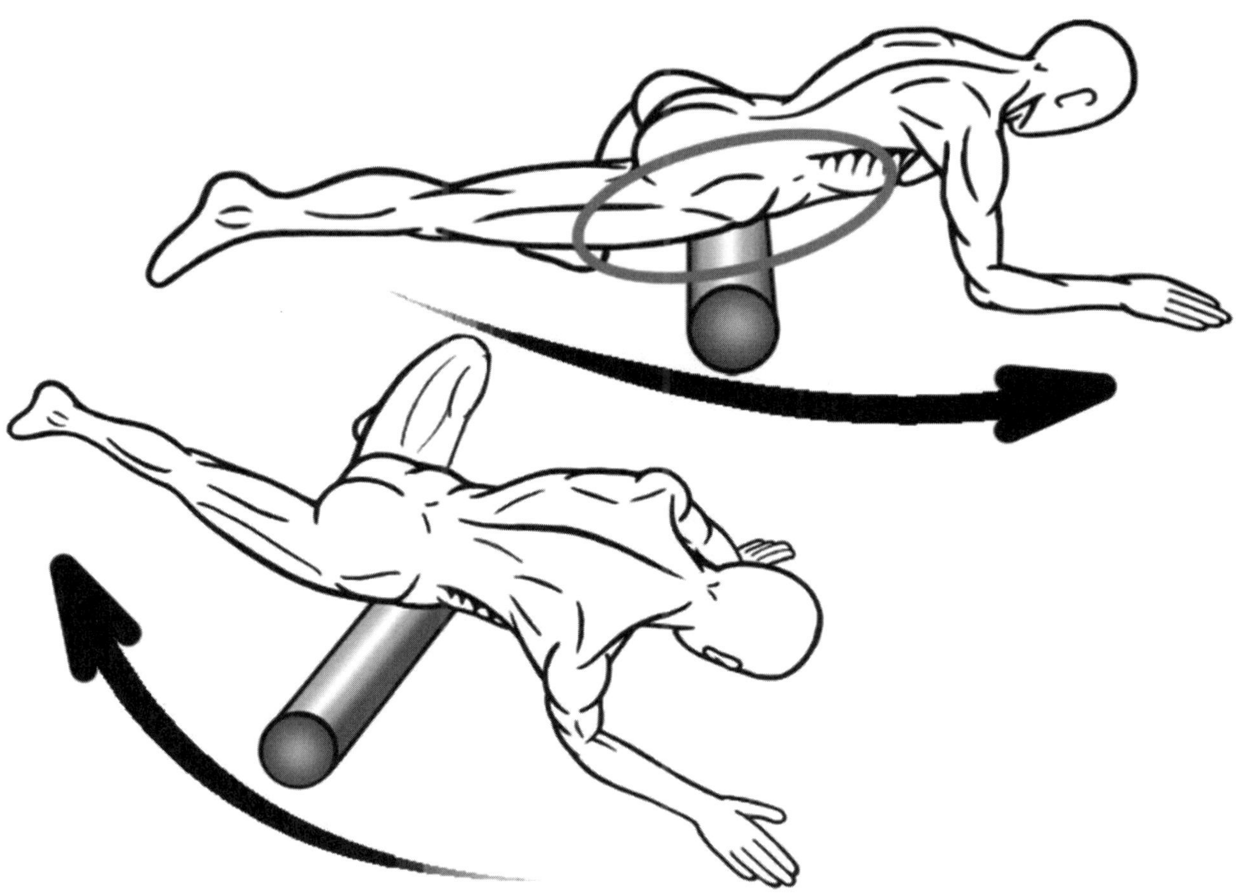

둔근 복합체의 폼 롤링

고관절 후면

이점

- 고관절의 굽히기, 내/외 회전 및 모으기의 가동범위를 늘린다.
- 고관절 및 하체의 신경근의 힘 생산과 반응성을 높인다. 스쿼트, 힙 힌지, 런지, 점프 및 달리기를 할 때 움직임의 질을 개선한다.
- 비대칭 중심이동, 엉덩이 윙크, 엉덩이 기억 상실증을 교정하는 데 도움을 주고 정적 자세와 동적 정렬을 개선한다.
- 폼 롤링은 운동 후 연부조직의 회복과 재생을 증진한다.

엄선된 운동 처방

- 누르고 떼기: 민감한 부위에 5~30초 동안 혹은 민감함이 사라질 때까지 압박을 가한다.
- 교차시켜 문지르기: 15~30초 동안 2~3초에 한 번씩 둔부를 (좌우로) 돌린다.
- 천천히 굴리기: 15~30초 동안 부드럽고 조심스럽게 굴린다.
- 관절 움직이기: 민감한 부위에 압박을 가하면서 15~30초 동안 부드럽고 조심스러운 움직임으로 고관절 내/외회전 및/또는 골반 좌우 돌리기를 천천히 실시한다.
- 활성화: 빠르게 굴리기. 엉덩이 기억 상실증을 감소시키기 위해 운동 전에 15~30초 동안 빠르게 굴리기 테크닉을 사용하여 연부조직과 고유수용감각을 자극한다.
- 날숨에 중점을 두고 깊게 숨을 쉰다.

대상 부위

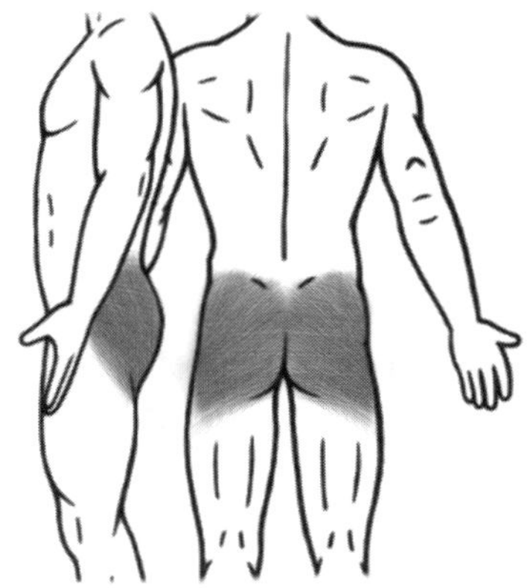

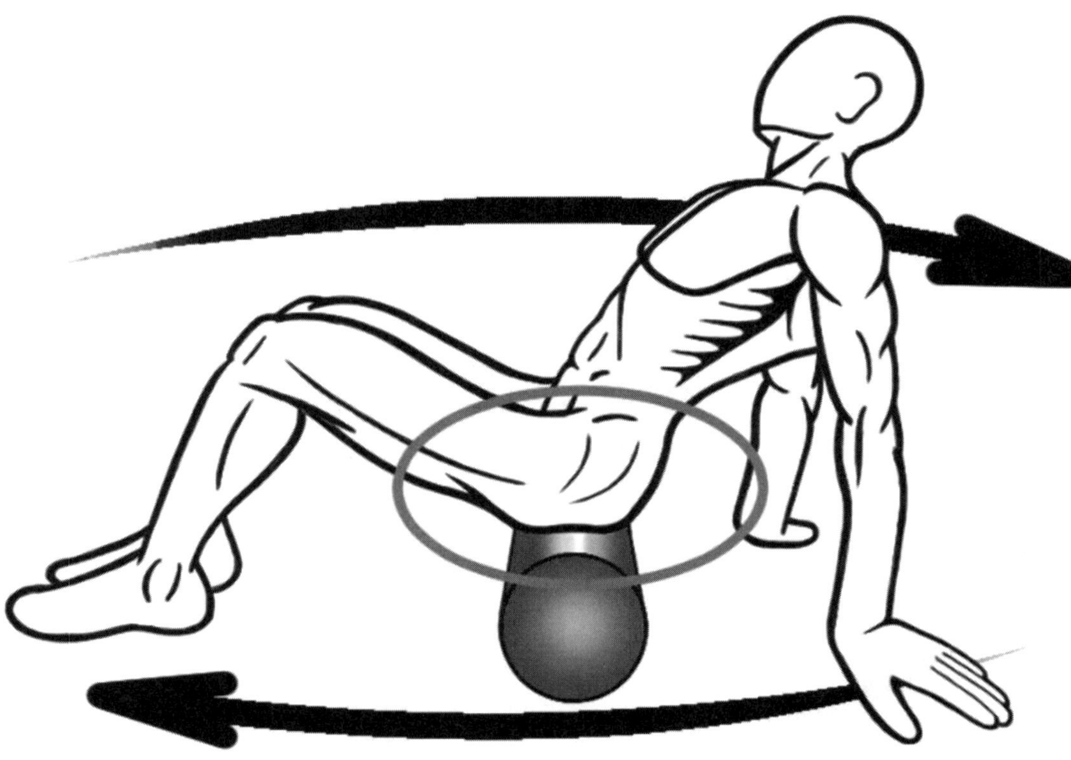

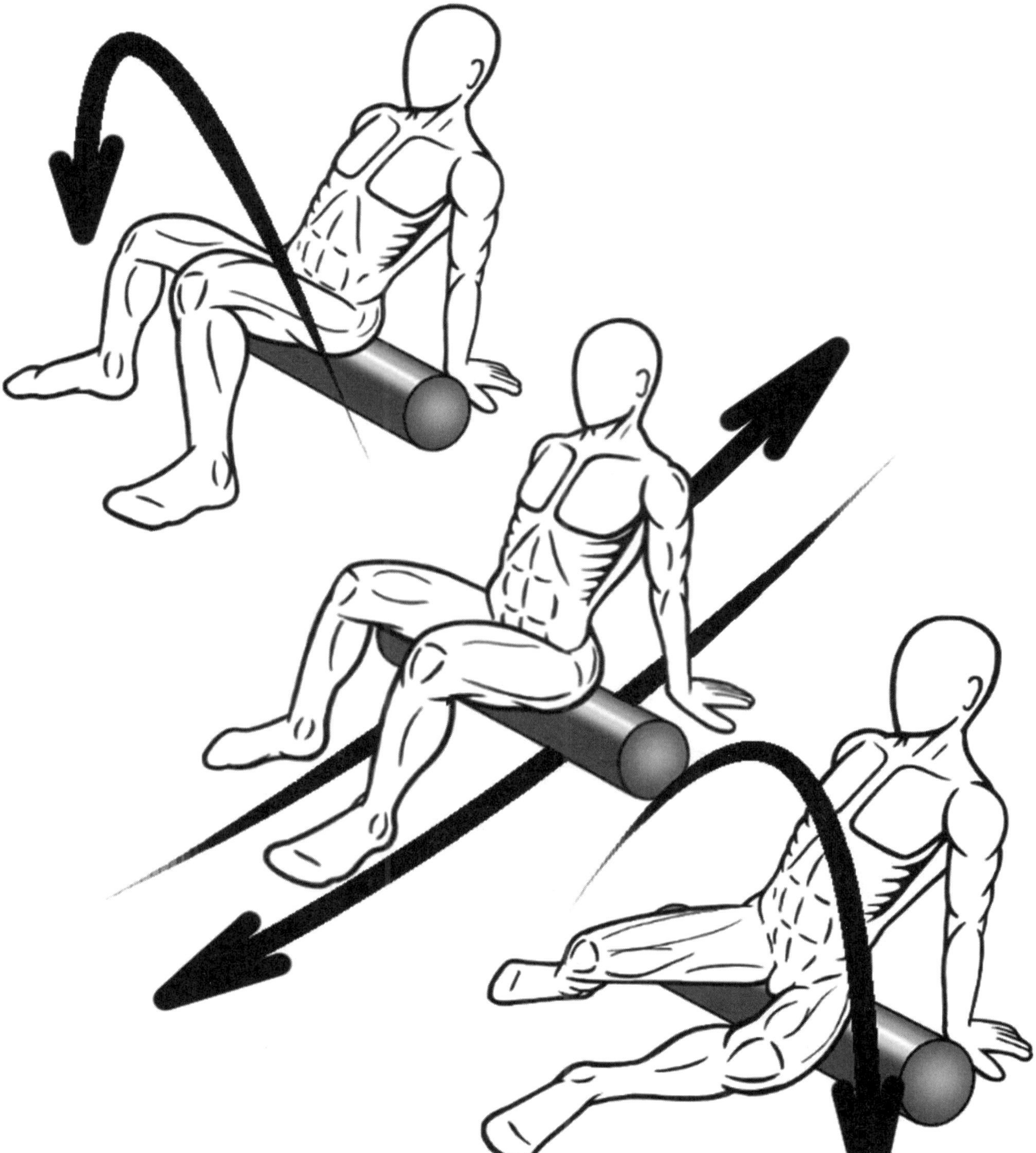

<둔근 복합체의 관절 움직이기를 겸한 폼 롤링 골반 돌리기 - 고관절 후면 및 외측면>

둔근 복합체 및 이상근의 폼 롤링

고관절 후면 및 외측면

이점

- 고관절 펴기, 내/외 회전 및 모으기의 가동범위를 늘린다.
- 고관절 및 하체의 신경근 힘 생산, 협응, 균형 반응성 및 안정성을 향상한다. 스쿼트, 힙 힌지, 런지, 점프 및 달리기를 할 때 움직임의 질을 개선한다.
- 비대칭 중심이동, 골반 말림, 척추전만증, 엉덩이 기억 상실증을 교정하는 데 도움을 주고 정적 자세와 동적 정렬을 개선한다.
- 폼 롤링은 운동 후 연부조직의 회복과 재생을 증진한다.

엄선된 운동 처방

- 누르고 떼기: 민감한 부위에 5~30초 동안 혹은 민감함이 사라질 때까지 압박을 가한다.
- 교차시켜 문지르기: 15~30초 동안 2~3초에 한 번씩 둔부를 (좌우로) 돌린다.
- 천천히 굴리기: 15~30초 동안 부드럽고 조심스럽게 굴린다.
- 관절 움직이기: 민감한 부위에 압박을 가하면서 15~30초 동안 작고 부드럽고 조심스러운 움직임으로 대퇴골(허벅지) 벌리기/모으기를 천천히 실시하거나 무릎을 바깥쪽으로 안쪽으로 (좌우로) 천천히 돌린다.
- 날숨에 중점을 두고 깊게 숨을 쉰다.

대상 부위

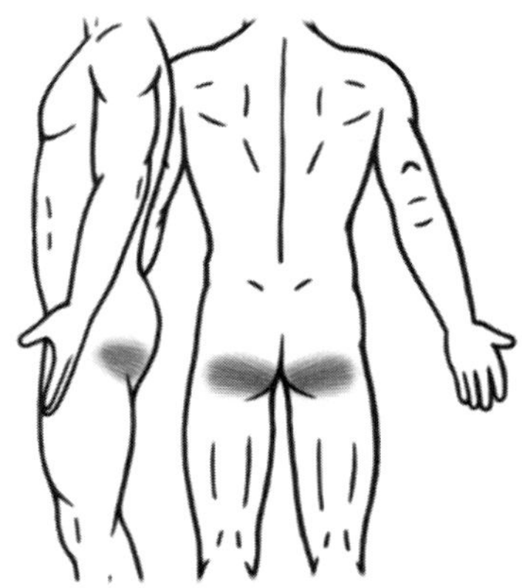

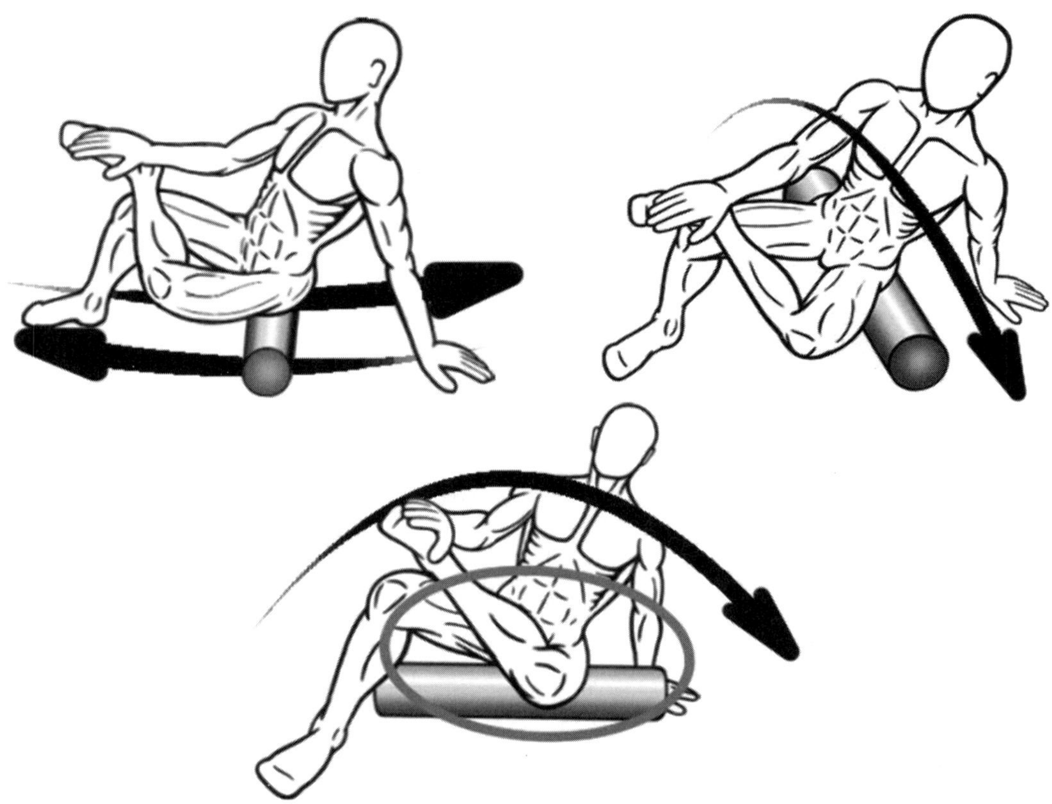

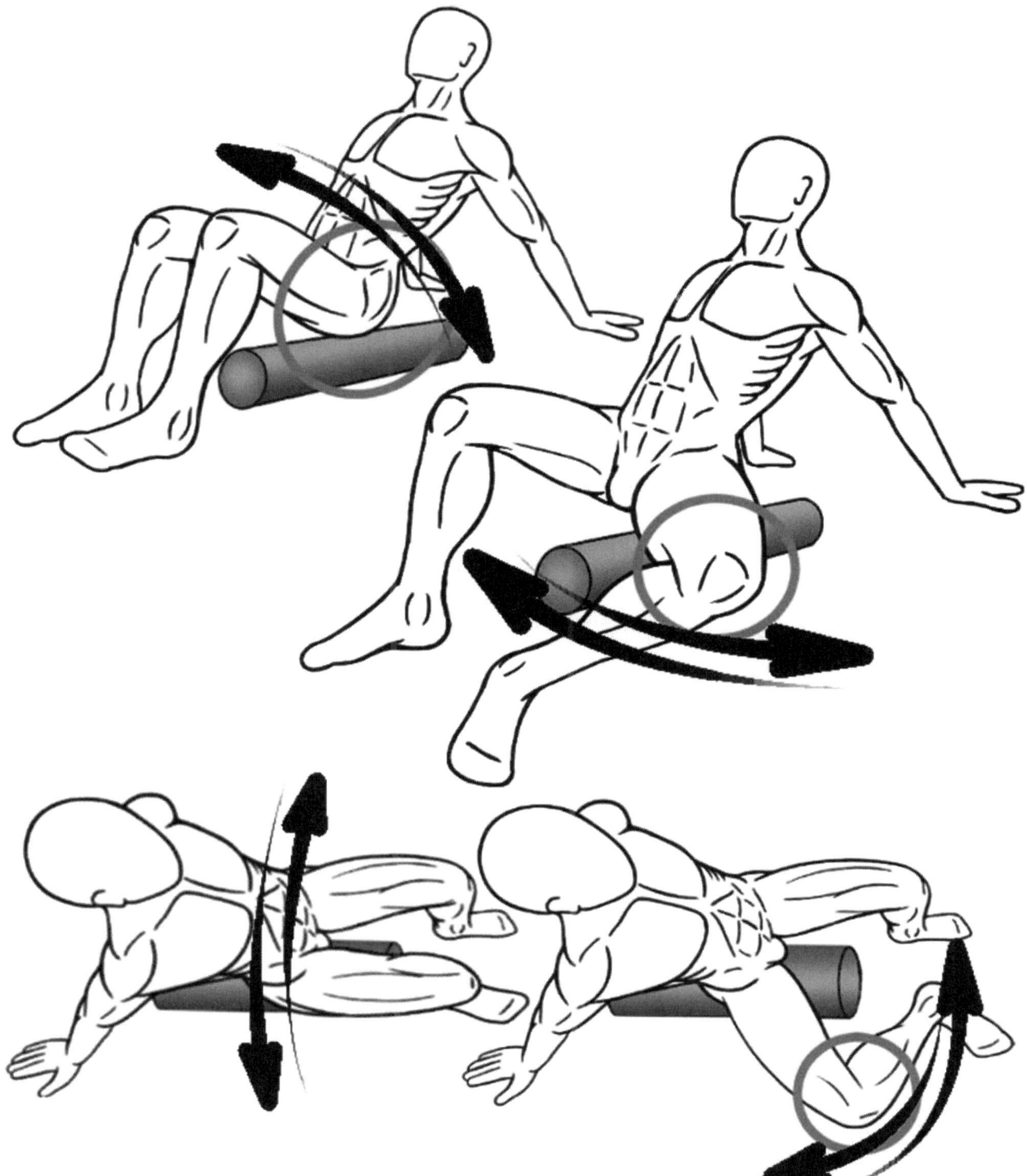

<이상근의 관절 움직이기를 겸한 폼 롤링>

중둔근의 폼 롤링

고관절 외측면

이점

- 중둔근(고관절 외측면 근육)은 장시간 앉아 있으면 비활성 상태가 되기 때문에 훈련이나 경기를 할 때 근막 통증유발점(뭉침)이 누적되어 해당 근육에 무리가 가거나 경련이 일어날 수 있다. 따라서 훈련이나 경기에 앞서 그리고 회복 및 재생 회기 중에 중둔근을 습관적으로 굴리는 것이 좋다. 중둔군의 폼 롤링은 고관절의 반응성과 협응을 향상시켜 외발 다리 자세 및/혹은 움직임의 힘 생산과 안정성을 개선한다. 스쿼트, 힙 힌지, 런지, 점프, 달리기 및 서 있을 때 움직임의 질을 개선하는 데 도움을 준다.
- 무릎 외반증, 회내 비틀림 증후군, 경미한 요통, 비대칭 중심이동을 교정하는 데 도움을 주고 정적 자세와 동적 정렬을 개선한다.
- 폼 롤링은 운동 후 연부조직 회복과 재생을 증진한다.

엄선된 운동 처방

- 누르고 떼기: 민감한 부위에 5~30초 동안 혹은 민감함이 사라질 때까지 압박을 가한다.
- 교차시켜 문지르기: 15~30초 동안 2~3초에 한 번씩 둔부를 돌린다.
- 천천히 굴리기: 15~30초 동안 부드럽고 조심스럽게 굴린다.
- 활성화: 빠르게 굴리기. 운동 전에 15~30초 동안 빠르게 굴리기 테크닉을 사용하여 연부조직과 고유수용감각을 자극해서 힘 생산, 협응 및 골반/척추 안정성을 도모한다.
- 날숨에 중점을 두고 깊게 숨을 쉰다.

대상 부위

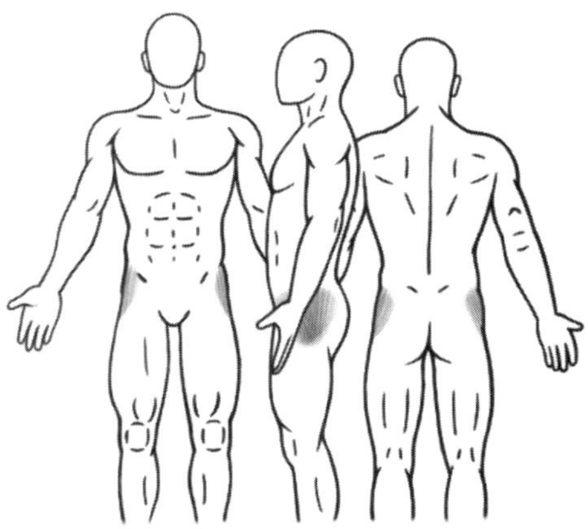

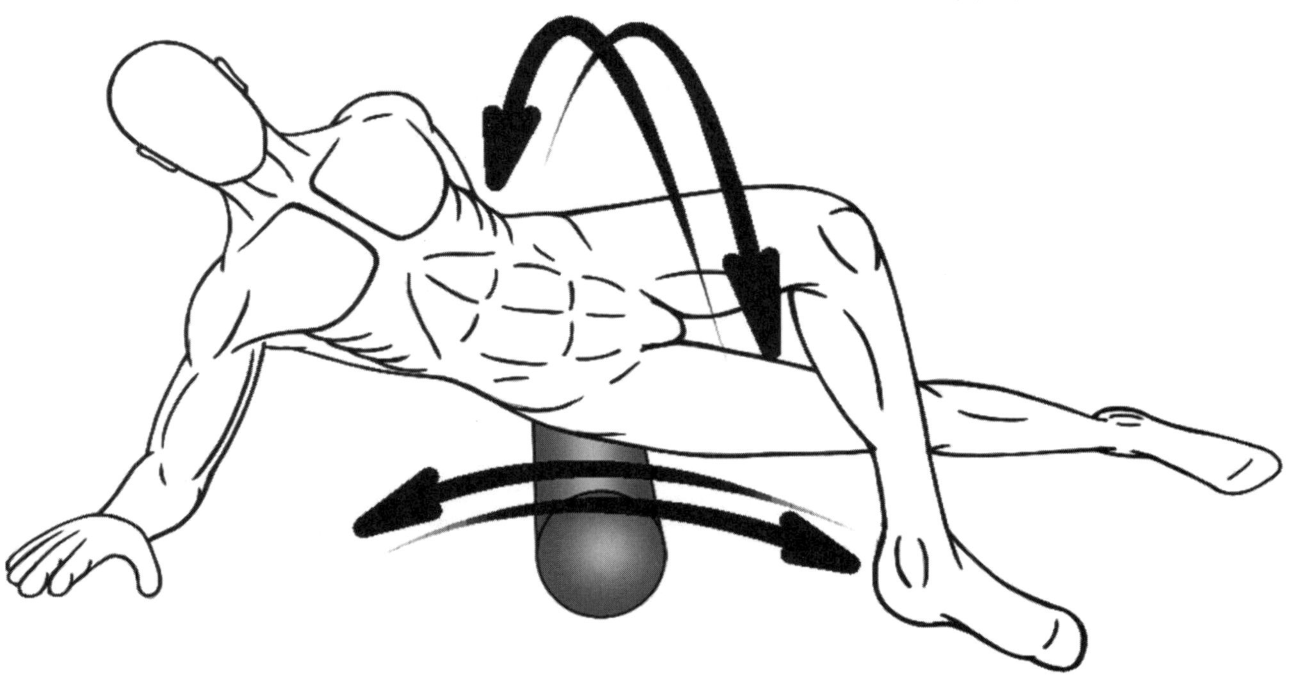

햄스트링 복합체의 폼 롤링

다리 후면

이점

- 고관절 굽히기 및 무릎 펴기를 포함하는 후방 근육군의 가동범위를 늘린다.
- 후경골 근군과 하체의 신경근의 힘 생산, 반응성 및 협응을 높인다. 스쿼트, 힙 힌지, 런지, 점프, 달리기 및 서 있을 때 움직임의 질을 개선한다.
- 햄스트링 좌상, 회내 비틀림 증후군, 골반 후방경사, 엉덩이 윙크, 비대칭 중심이동을 교정하는 데 도움을 주고 정적 자세와 동적 정렬을 개선한다.
- 폼 롤링은 운동 후 연부조직 회복과 재생을 증진한다.

엄선된 운동 처방

- 누르고 떼기: 민감한 부위에 5~30초 동안 혹은 민감함이 사라질 때까지 압박을 가한다.
- 교차시켜 문지르기: 15~30초 동안 2~3초에 한 번씩 허벅지를 (좌우로) 돌린다.
- 천천히 굴리기: 15~30초 동안 부드럽고 조심스럽게 굴린다.
- 활성화: 빠르게 굴리기. 운동 전에 15~30초 동안 빠르게 굴리기 테크닉을 사용하여 연부조직과 고유수용감각을 자극해서 힘 생산, 협응 및 골반/척추 안정성을 도모한다.
- 날숨에 중점을 두고 깊게 숨을 쉰다.

대상 부위

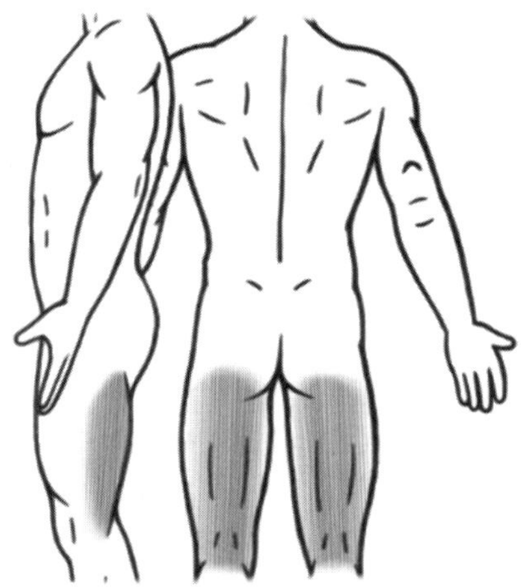

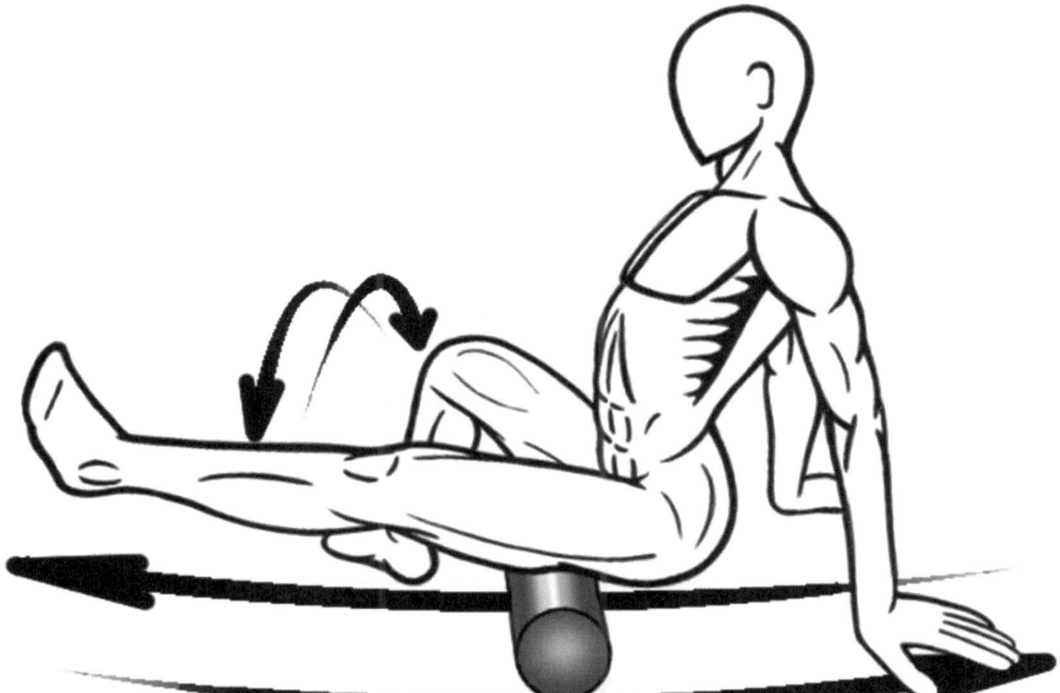

외측광근 및 장경인대의 폼 롤링

장경인대 및 다리 후면

이점

- 고관절 펴기 및 모으기의 가동범위를 늘린다.
- 하체 신경근의 힘 생산, 반응성 및 협응을 높인다. 스쿼트, 힙 힌지, 런지, 점프, 달리기 및 서 있을 때 움직임의 질을 개선한다.
- 슬개대퇴 활주 장애(무릎의 정렬), 회내 비틀림 증후군, 비대칭 중심이동을 교정하는 데 도움을 주고 정적 자세와 동적 정렬을 개선한다.
- 슬개대퇴 통증 증후군(무릎 통증)과 장경인대 증후군을 감소시킨다.
- 운동 후 연부조직 회복과 재생을 증진한다.

엄선된 운동 처방

- 누르고 떼기: 민감한 부위에 5~30초 동안 혹은 민감함이 사라질 때까지 압박을 가한다.
- 교차시켜 문지르기: 15~30초 동안 2~3초에 한 번씩 허벅지를 (좌우로) 돌린다.
- 천천히 굴리기: 15~30초 동안 부드럽고 조심스럽게 굴린다.
- 관절 움직이기: 민감한 부위에 압박을 가하면서 15~30초 동안 느리고 부드럽고 조심스러운 움직임으로 무릎 굽히기/펴기를 실시한다.
- 날숨에 중점을 두고 깊게 숨을 쉰다.

대상 부위

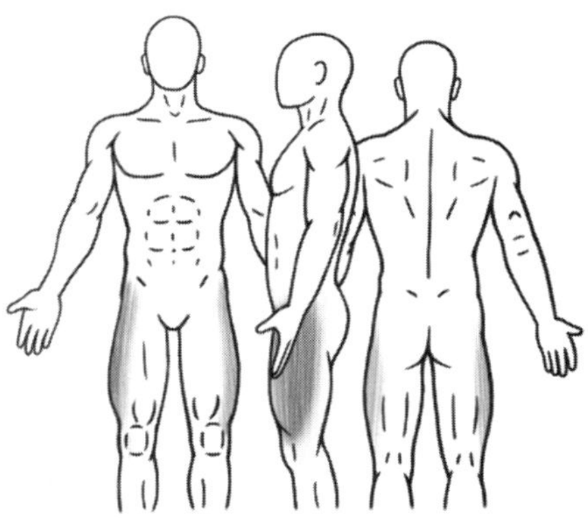

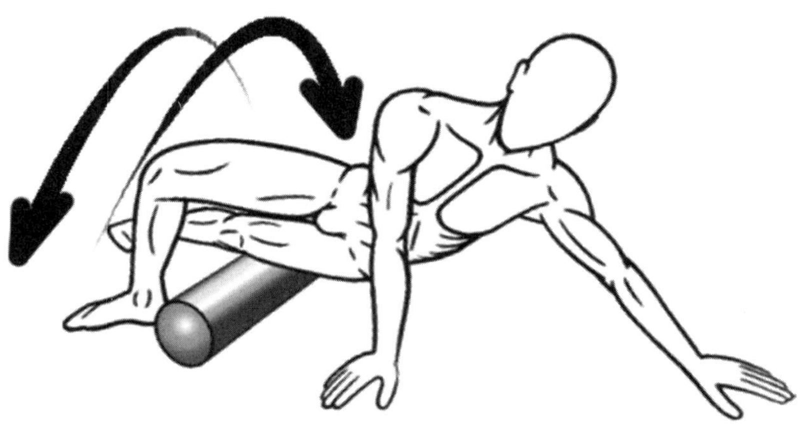

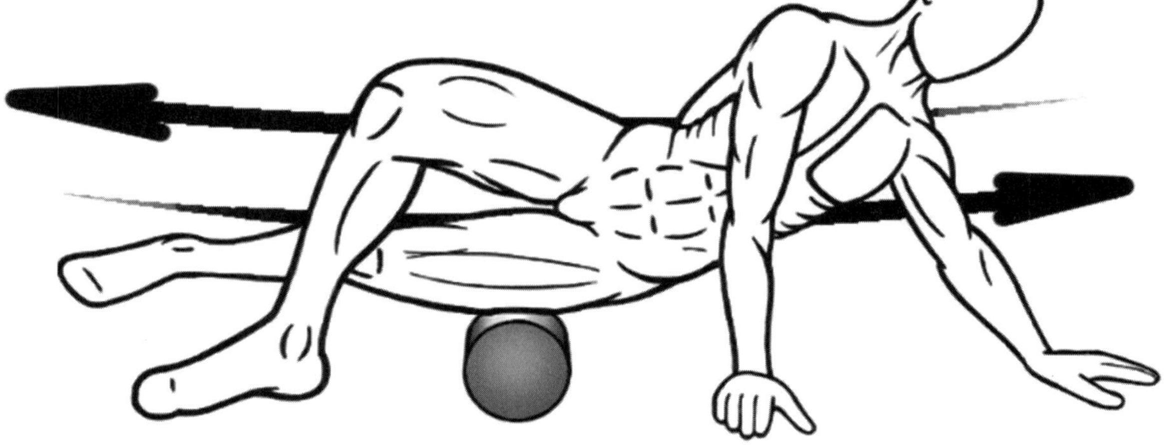

대퇴부 사두근의 폼 롤링

다리 전방

이점

- 고관절 펴기와 무릎 굽히기의 가동범위를 늘린다.
- 무릎 주위의 힘 전달과 협응을 개선하는데 이는 스쿼트, 힙 힌지, 런지, 점프, 달리기 및 서 있을 때 움직임의 질적 향상으로 이어진다.
- 슬개대퇴 활주 장애(무릎 정렬), 회내 비틀림 증후군, 비대칭 중심이동, 엉덩이 기억 상실증을 교정하는 데 도움을 주고 정적 자세와 동적 정렬을 개선한다.
- 슬개대퇴 통증 증후군(무릎 통증)을 감소시킨다.
- 운동 후 연부조직 회복과 재생을 증진한다.

엄선된 운동 처방

- 누르고 떼기: 민감한 부위에 5~30초 동안 혹은 민감함이 사라질 때까지 압박을 가한다.
- 교차시켜 문지르기: 15~30초 동안 2~3초에 한 번씩 허벅지를 (좌우로) 돌린다.
- 천천히 굴리기: 15~30초 동안 부드럽고 조심스럽게 굴린다.
- 관절 움직이기: 민감한 부위에 압박을 가하면서 15~30초 동안 느리고 부드럽고 조심스러운 움직임으로 무릎 굽히기/펴기를 실시한다.
- 날숨에 중점을 두고 깊게 숨을 쉰다.

대상 부위

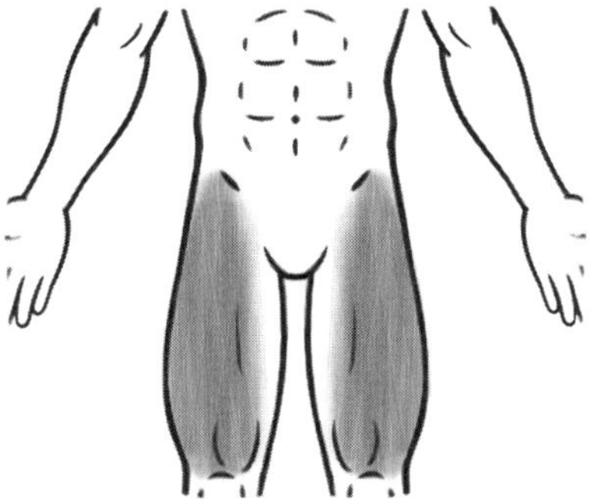

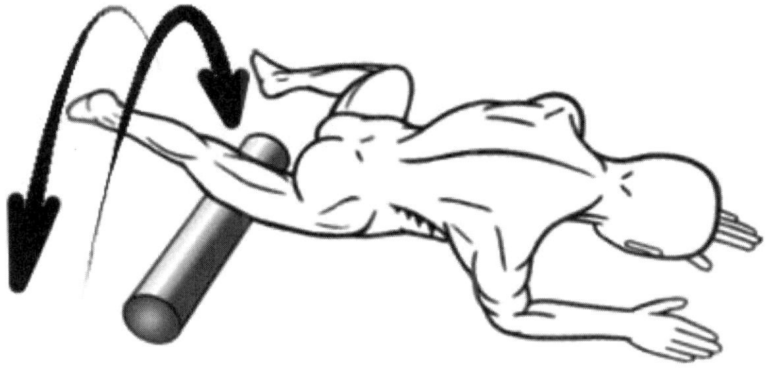

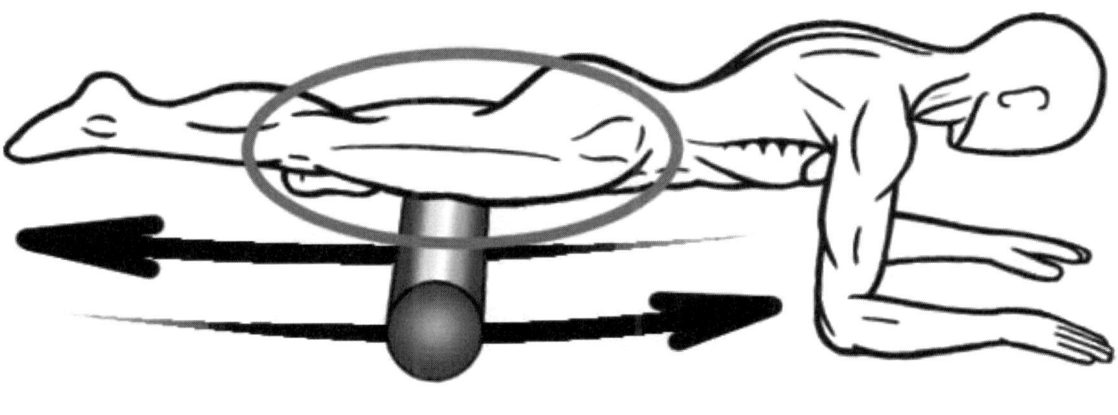

내전근의 폼 롤링

다리 내측 및 서혜부

이점

- 고관절의 펴기와 벌리기의 가동범위를 늘린다.
- 고관절, 척수 및 무릎 간의 힘의 전달 및 협응을 개선하는데 이는 스쿼트, 힙 힌지, 런지, 점프, 달리기 및 서 있을 때 움직임의 질적 향상으로 이어진다.
- 회내 비틀림 증후군, 엉덩이 윙크, 엉덩이 기억 상실증, 척추전만증, 비대칭 중심이동을 교정하는 데 도움을 주고 정적 자세와 동적 정렬을 개선한다.
- 운동 후 연부조직 회복과 재생을 증진한다.

엄선된 운동 처방

- 누르고 떼기: 민감한 부위에 5~30초 동안 혹은 민감함이 사라질 때까지 압박을 가한다.
- 교차시켜 문지르기: 15~30초 동안 2~3초에 한 번씩 허벅지를 (좌우로) 돌린다.
- 천천히 굴리기: 15~30초 동안 부드럽고 조심스럽게 굴린다.
- 관절 움직이기: 민감한 부위에 압박을 가하면서 15~30초 동안 느리고 부드럽고 조심스러운 움직임으로 무릎 굽히기/펴기를 실시한다.
- 날숨에 중점을 두고 깊게 숨을 쉰다.

대상 부위

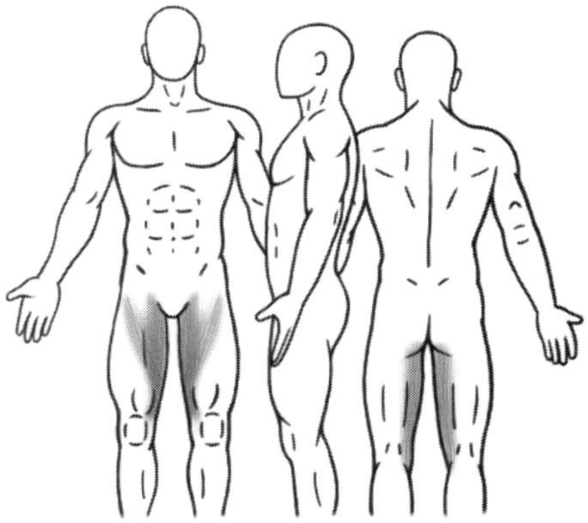

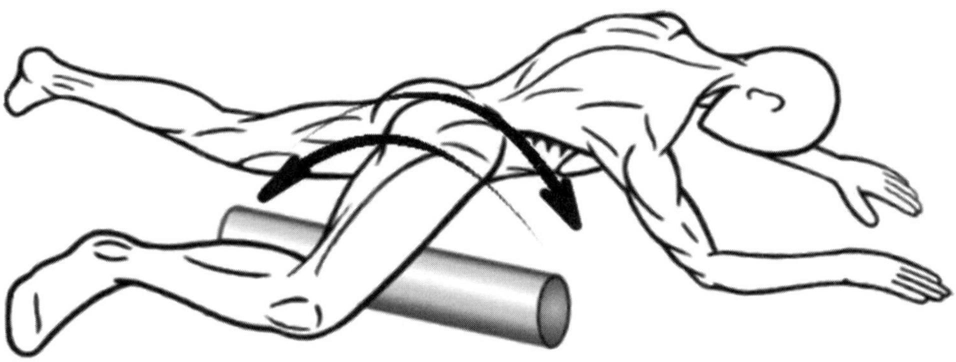

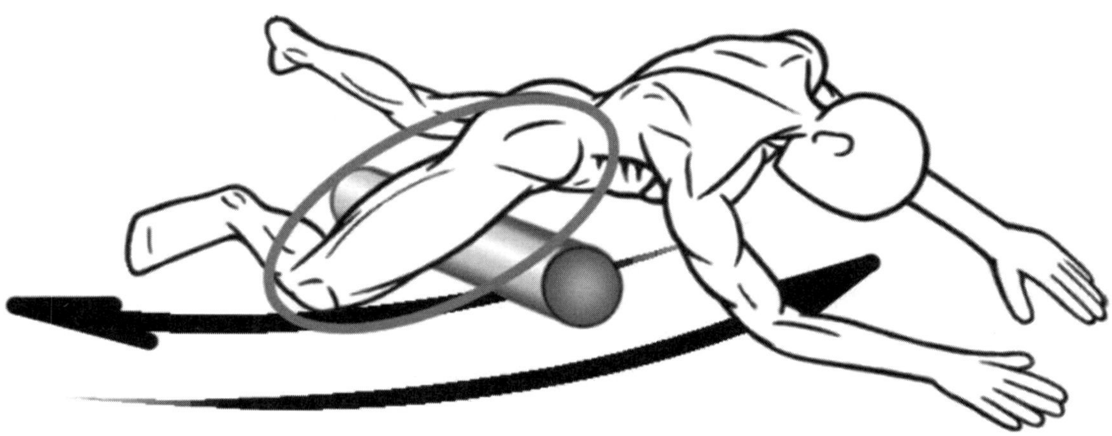

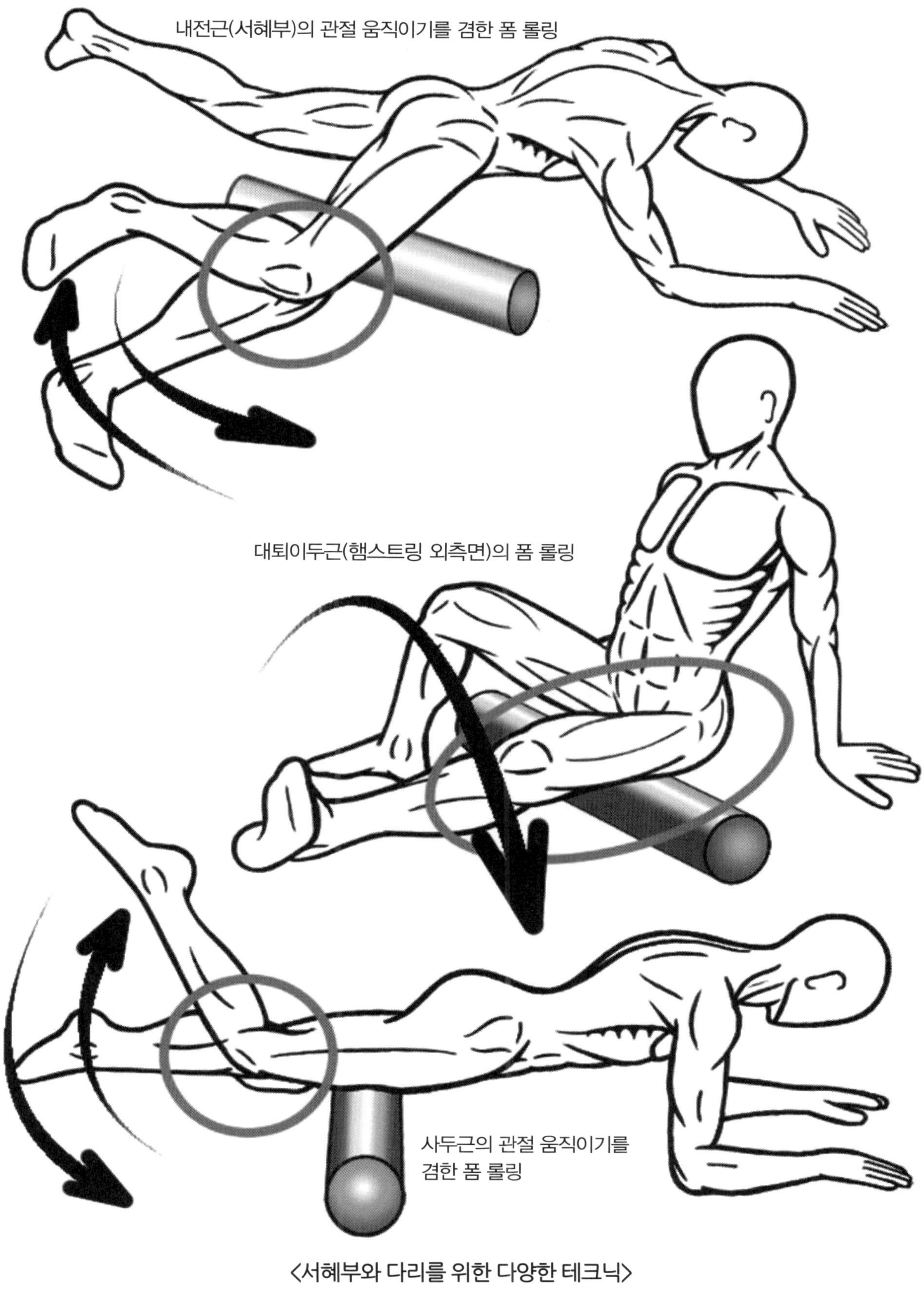

<서혜부와 다리를 위한 다양한 테크닉>

슬와근의 폼 롤링

무릎 후면

이점

- 무릎의 관절 운동 형상(관절 기능)을 개선하고 무릎 외반증, 회내 비틀림 증후군 및 전방십자인대 손상을 예방하는 데 도움을 준다.
- 스쿼트, 힙 힌지, 런지, 점프, 달리기 및 서 있을 때 움직임의 질을 개선한다.
- 폼 롤링은 운동 후 연부조직 회복과 재생을 증진한다.

엄선된 운동 처방

- 누르고 떼기: 민감한 부위에 5~30초 동안 혹은 민감함이 사라질 때까지 압박을 가한다.
- 교차시켜 문지르기: 15~30초 동안 2~3초에 한 번씩 무릎을 (좌우로) 돌린다.
- 천천히 굴리기: 15~30초 동안 부드럽고 조심스럽게 굴린다.
- 날숨에 중점을 두고 깊게 숨을 쉰다.

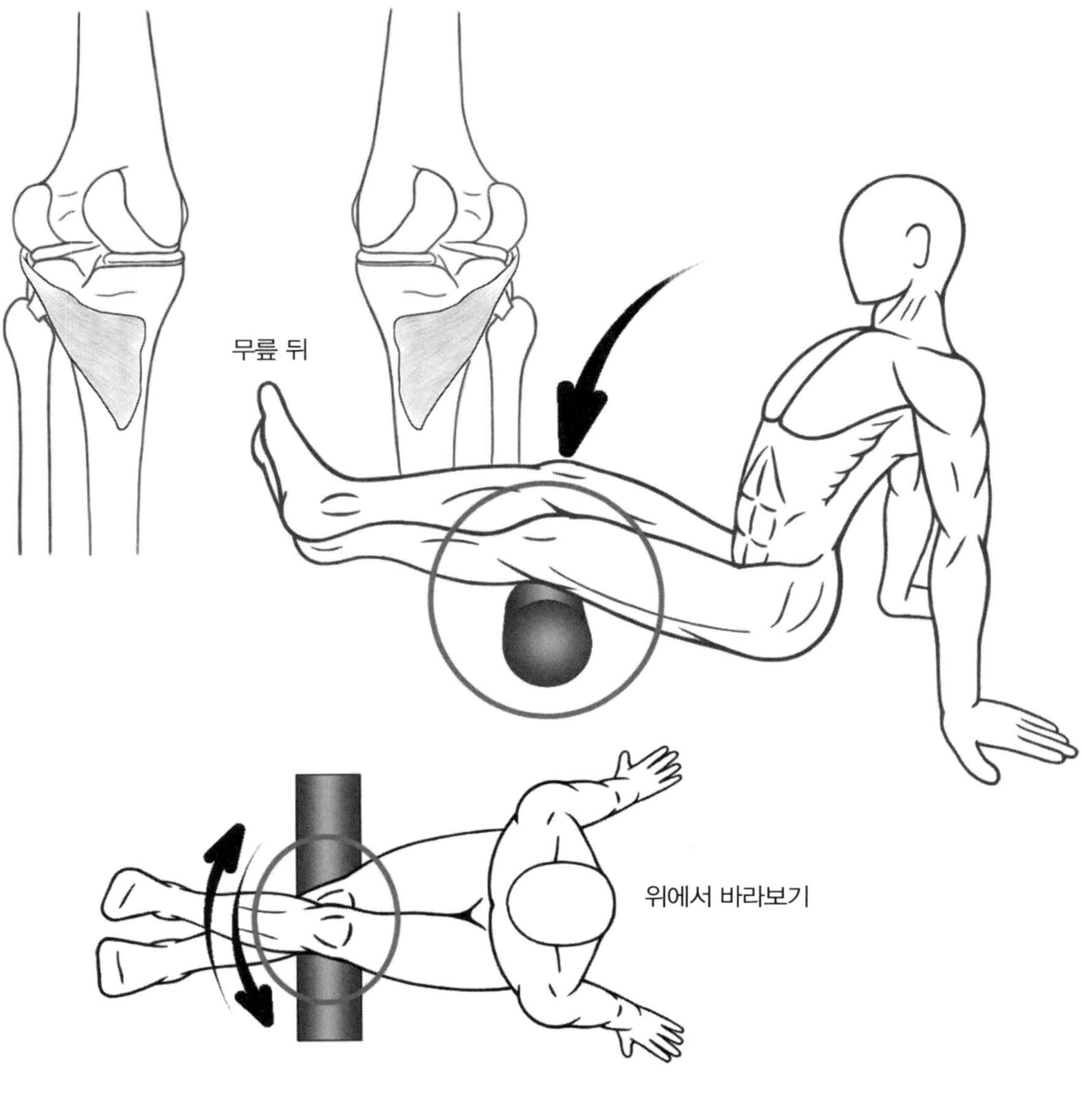

비복근과 가자미근의 문지르기 및 관절 움직이기를 겸한 폼 롤링

종아리

이점

- 발목, 무릎 및 보행주기의 가동범위를 늘린다.
- 고관절에서 발목/발을 거쳐 지면으로 이어지는 힘의 전달과 협응을 개선하는데 이는 스쿼트, 힙 힌지, 런지, 점프, 달리기 및 서 있을 때 움직임의 질적 향상으로 이어진다.
- 엉덩이 기억 상실증, 척추전만증, 비대칭 중심이동을 교정하는 데 도움을 주고 정적 자세와 동적 정렬을 개선한다.
- 운동 후 연부조직 회복과 재생을 증진한다.

엄선된 운동 처방

- 누르고 떼기: 민감한 부위에 5~30초 동안 혹은 민감함이 사라질 때까지 압박을 가한다.
- 교차시켜 문지르기: 15~30초 동안 2~3초에 한 번씩 종아리를 (좌우로) 돌린다.
- 천천히 굴리기: 15~30초 동안 부드럽고 조심스럽게 굴린다.
- 관절 움직이기: 민감한 부위에 압박을 가하면서 15~30초 동안 느리고 부드럽고 조심스러운 움직임으로 발목/발 펴기/굽히기 및 원형으로 돌리기를 실시한다.
- 활성화: 빠르게 굴리기. 운동 전에 15~30초 동안 빠르게 굴리기 테크닉을 사용하여 고유수용감각을 자극해서 힘 생산, 균형 및 발목 안정성을 도모한다.
- 날숨에 중점을 두고 깊게 숨을 쉰다.

대상 부위

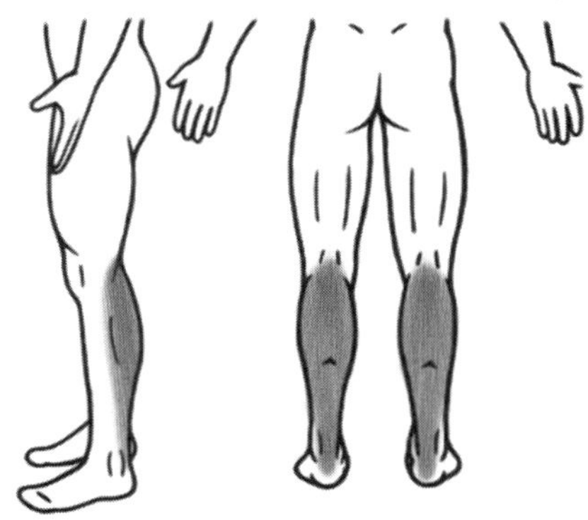

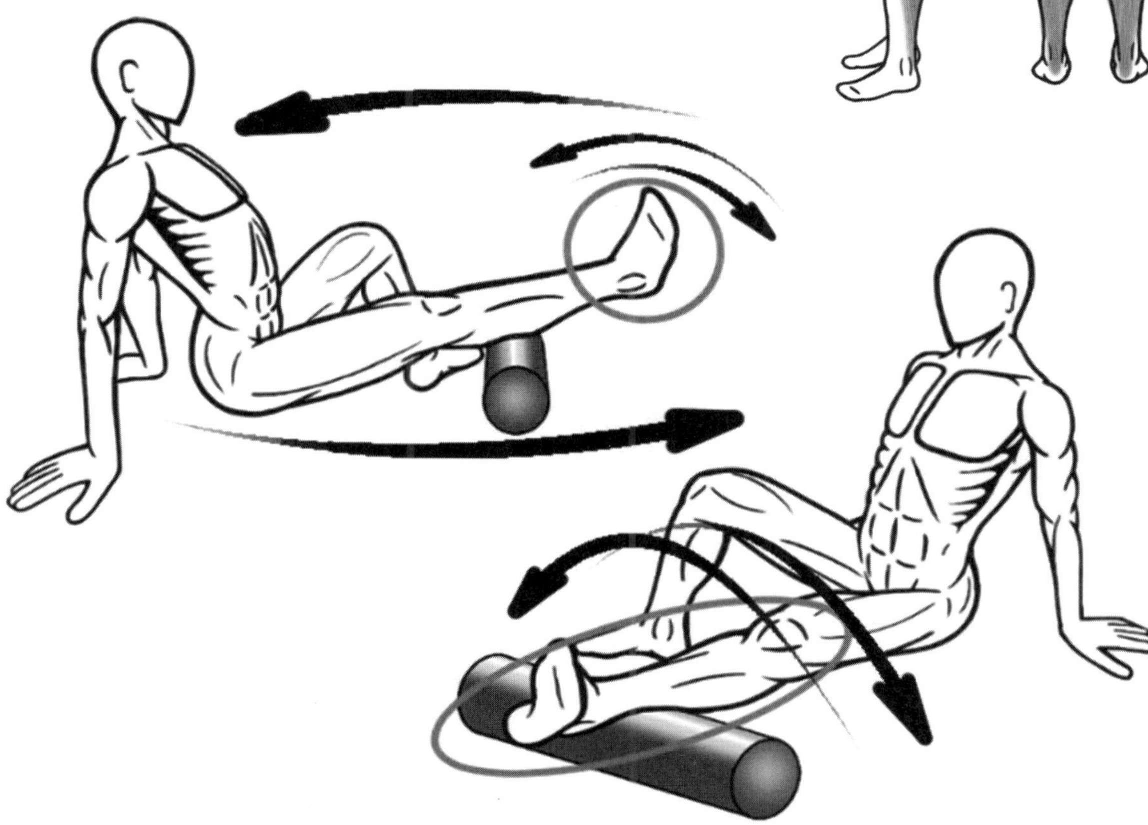

비골근의 폼 롤링

종아리 외측면

이점

- 발목, 무릎 및 보행주기의 가동범위를 늘린다.
- 고관절에서 발목/발을 거쳐 지면으로 이어지는 힘의 전달과 협응을 개선하는데 이는 스쿼트, 힙 힌지, 런지, 점프, 달리기 및 서 있을 때 움직임의 질적 향상으로 이어진다.
- 회내 비틀림 증후군, 엉덩이 기억 상실증, 척추전만증, 비대칭 중심이동을 교정하는 데 도움을 주고 정적 자세와 동적 정렬을 개선한다.
- 운동 후 연부조직 회복과 재생을 증진한다.

엄선된 운동 처방

- 누르고 떼기: 민감한 부위에 5~30초 동안 혹은 민감함이 사라질 때까지 압박을 가한다.
- 교차시켜 문지르기: 15~30초 동안 2~3초에 한 번씩 종아리를 (좌우로) 돌린다.
- 천천히 굴리기: 15~30초 동안 부드럽고 조심스럽게 굴린다.
- 관절 움직이기: 민감한 부위에 압박을 가하면서 15~30초 동안 느리고 부드럽고 조심스러운 움직임으로 발목/발 굽히기/펴기 및 원형으로 돌리기를 실시한다.
- 날숨에 중점을 두고 깊게 숨을 쉰다.

대상 부위

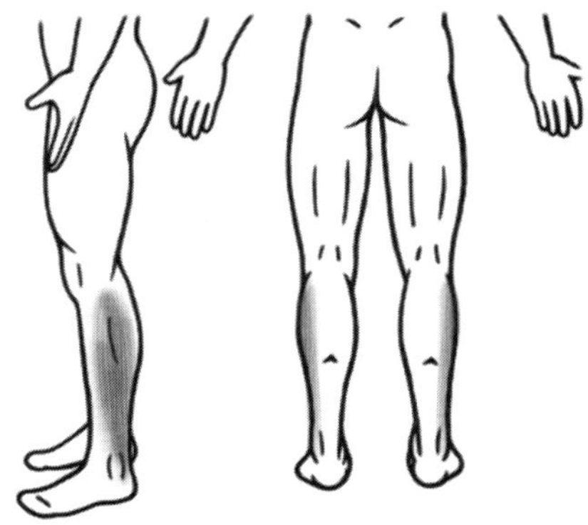

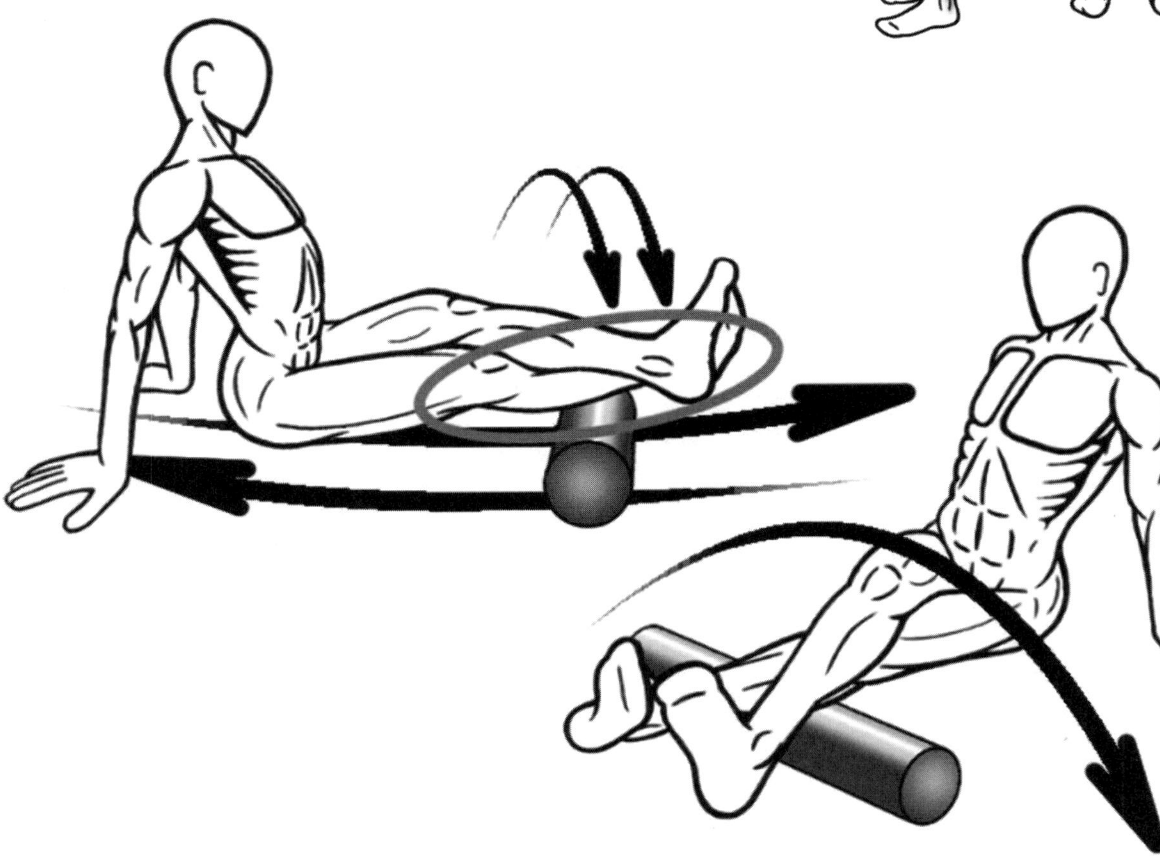

공을 이용한 굴리기

참고 사항: 시작하기에 앞서 공을 이용한 굴리기를 어떻게 효과적으로 할 것인지 이해하는 것이 중요하다. 몇 가지 추천 테크닉을 여기에 소개한다.

공을 이용한 굴리기에 효과적인 테크닉

- 누르고 떼기
- 관절 움직이기
- 천천히 굴리기
- 빠르게 굴리기
- 교차시켜 문지르기
- 방향 돌리기(새 기법)

누르고 떼기

이 테크닉은 공을 사용해서 근막 통증유발점 뭉침이 있는 특정 조직 주위에 압박을 가하는 기법이다. 이 테크닉은 스웨덴 마사지와 지압 요법과 매우 유사하다. 이 테크닉은 압박을 활용해서 연부조직 내의 기계적 자극 수용기를 자극함으로써 상응하는 운동 신경 세포에 통증유발점 또는 뭉침을 풀라는 명령 신호를 보낸다.

대상 부위 내의 민감한 곳에 5~30초 동안 혹은 해당 통증유발점이 풀리고 민감함이 사라질 때까지 압박을 가한다.

관절 움직이기

이 테크닉은 누르고 떼기 테크닉에서 했던 것처럼 민감한 부위에 압박을 가하는 기법이다. 압박을 가하면서 천천히 상응하는 관절 부위를 연결하게 되는데 여기서 연결한다는 것은 관절을 움직인다는 의미다. 즉 각 관절을 굽히고 피거나 돌린다는 것이다. 예를 들어 종아리 근육에 압박을 유지한 상태에서 다음 단계로 발목을 굽히고 펴주거나 돌리는 것이다. 이런 관절 부위의 움직임으로 인해 대상 조직은 압박을 받는 상태에서 늘어나거나 수축하게 된다. 이런 움직임은 통증유발점을 분해하고 해당 부위의 (근육) 유착을 분리하거나 없애는 데 도움을 준다.

대상 부위의 민감한 곳에 압박을 가하고 15~30초 동안 혹은 조직 내의 민감함이 사라질 때까지 상응하는 관절을 연결한다.

천천히 굴리기

이 테크닉은 조직에서 피를 빼내고 통증유발점 형성에 기여할 수 있는 대사성 노폐물을 없애기 위해 민감한 부위에 천천히 (압박을) 굴리는 기법이다. 천천히 굴리기는 동시에 해당 부위의 혈액 순환 개선을 돕고 더 많은 혈액이 흐르게 해서 아픈 부위에 산소와 영양분을 더 공급하게 한다. 이 모든 작용은 통증유발점을 풀어주고 조직을 질게 만드는 데 도움을 준다.

약 30초 동안 또는 통증유발점이 풀어질 때까지 아픈 부위에 부드럽고 신중한 방식으로 천천히 굴리기 기법을 여러 차례 수행한다.

빠르게 굴리기

이 테크닉은 대상 부위에 빠르고 부드러운 굴리기로 압박을 주어 조직 내의 고유 수용 감각과 신경근육 활성을 자극하는 기법이다. 이 테크닉의 목적은 해당 부위의 신경근육 활성을 높여 결과적으로는 혈액의 흐름을 개선하고 유연함을 증진시키는 데 있다. 그러나 빠르게 굴리기는 통증유발점을 풀어주거나 유착을 없애는 데에는 비효과적일 수 있다. 이 테크닉은 혈액 흐름을 늘리고 조직을 자극하는 데에는 매우 효과적이므로 천천히 굴리기를 보완하는 기법으로 사용하기를 권한다.

연부조직을 자극하고 활성화시키기 위해서 15~30초 동안 대상 부위에 빠르게 굴리기를 부드럽고 신중하게 여러 차례 수행한다.

교차시켜 문지르기

이 테크닉은 천천히 굴리기와 빠르게 굴리기와 유사하며 이 두 가지 기법과 결합될 수 있다. 이 테크닉은 대상 부위에 부드러운 굴리기를 여러 차례 수행하면서 간헐적으로 잠시 멈추고 위치를 바꿔서 좌우로 문지르는 기법이다. 이 기법의 효과는 결 가로지르기(cross-fibering)라는 마사지 기법에 따라 연부조직의 모든 세포에 압박을 보낸다. 결 가로지르기(cross-fibering) 기법은 압박을 이용해서 연부조직 세포를 넓히고 분리시키는데, 이 작용은 세포에서 대사성 노폐물을 빼내고 세포에 혈액 흐름과 산소 공급을 늘려 통증유발점을 풀어주는 데 도움을 준다. 또한 연부조직의 유착을 구성하는 섬유소(피브린)와 교원섬유(콜라겐 섬유)를 제거한다.

대상 부위 내의 민감한 곳에 굴리기를 하면서 부드럽고 조심스럽게 약 15~30초 동안 여러 차례 문지른다.

방향 돌리기(새 기법)

이 테크닉은 교차시켜 문지르기와 매우 비슷하지만 방향에 있어서 다르다. 이 테크닉은 방향을 비틀어 대상 부위에 압박을 가하는 기법이다. 더 구체적으로 설명하자면 공을 조직 속으로 눌러주면서 동시에 회전시켜 교차시켜 문지르기와 같은 효과를 낸다. 이 기법은 아픈 부위에 혈액 흐름을 개선하고 대사성 노폐물을 제거하며 발생 가능한 유착을 없앤다.

대상 부위에 압박을 가하면서 약 30초 동안 여러 차례 방향 돌리기를 실시한다.

굴리기용 공의 종류

밀도 및 감도와 관련해서 서로 다른 공들의 특징을 이해할 필요가 있다.

밀도가 중요하다

각 종류의 공은 특정 밀도를 가지고 있는데 이 밀도는 연부조직에 가해지는 압박의 강도를 결정한다. 롤러가 딱딱할수록 굴리기에 더 큰 압력을 사용할 수 있다.

압박의 강도는 조직의 생리적 반응에 큰 영향을 미친다. 압박의 강도가 올라갈수록 연부조직을 통해 나오는 느낌이 강해진다.

연부조직 관리에서 압박의 강도는 대형 강당 안에서 들리는 사람 목소리 크기와 비슷하다. 목소리가 클수록 강당에 메아리치는 소리가 더 많이 들린다. 동시에 고도로 숙련된 사람은 속삭임도 전체 강당에 들리게 할 수 있다.

감도

앞에서 주지한 대로 크고 딱딱한 것이 언제나 좋은 것은 아니다. 연부조직 관리에서 특히 그러한데 이는 사람마다 통증과 불편함을 참고 견디는 수준이 다르기 때문이다. 더 높은 강도의 압박이 더 많은 조직에 생리적인 반응을 일으키겠지만 그 정도의 압박을 견딜 수 없는 사람의 경우에는 그런 반응에서 얻을 것이 없다.

많은 사람들은 자신들의 감수성역치(자극역치)를 초과하는 압박에 대한 보호의 형태로 연부조직을 긴장시킬 수 있으며 실제로 긴장시킨다. 따라서 저마다 자신이 견딜 수 있는 압박의 강도를 주는 연부조직 관리 도구를 사용하는 것이 더 효과적이다.

연부조직에 생리적인 변화를 유발시키기에 충분한 밀도를 갖고 있으면서 자신의 감수성역치를 초과해서 불필요한 긴장을 초래하지 않을 연부조직 관리 도구를 사용하는 것이 중요하다.

밀도에 따른 공의 종류

- 폼 공
- 테니스공
- 마사지 공
- 라크로스 볼, 소프트 볼 또는 골프공

사용자가 자신의 몸을 공 위에 어떻게 위치시키느냐에 따라 각 공의 단단한 정도와 압력이 바뀌고 조절될 수 있다는 점을 주지하기 바란다.

호흡에 유념한다

연부조직 관리를 할 때에는 큰 날숨에 중점을 두어 숨을 쉬는 것이 매우 중요하다. 이는 부교감신경계를 자극하고 더 많은 유익한 연부조직 변화를 가져오는 데 도움이 되기 때문이다.

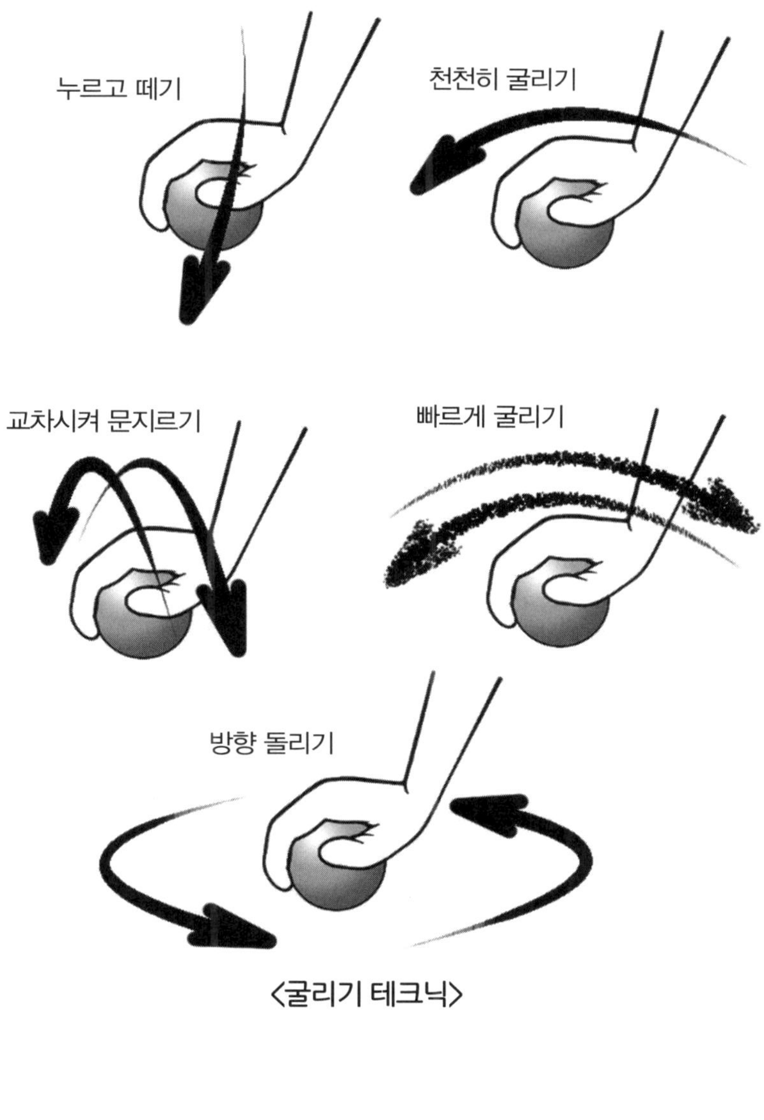

〈굴리기 테크닉〉

족저근막 및 내재근 굴리기

발

이점

- 발, 발목 및 보행주기의 가동범위를 늘린다.
- 발목과 발을 통해 지면으로 이어지는 힘의 전달과 협응을 개선하는데 이는 스쿼트, 힙 힌지, 런지, 점프, 달리기를 수행할 때 움직임의 질적 향상으로 이어진다.
- 회내 비틀림 증후군, 엉덩이 기억 상실증, 척추전만증, 비대칭 중심이동, 무릎 통증, 장경인대 증후군, 하부교차 증후군을 교정하는 데 도움을 주고 정적 자세와 동적 정렬을 개선한다.
- 운동 후 연부조직의 회복과 재생을 증진한다.

엄선된 운동 처방

- 누르고 떼기: 민감한 부위에 5~30초 동안 혹은 민감함이 사라질 때까지 압박을 가한다.
- 교차시켜 문지르기: 15~30초 동안 2~3초마다 한 번씩 발을 (좌우로) 돌린다.
- 천천히 굴리기: 15~30초 동안 부드럽고 조심스럽게 굴린다.
- 관절(부위) 연결하기: 15~30초 동안 민감한 부위에 압박을 가하면서 천천히 발가락 굽히기/펴기를 하고 발을 오므린다.
- 활성화 운동: 빠르게 굴리기. 빠르게 굴리기 테크닉을 사용해서 운동 전에 15~30초 동안 자가수용감각을 자극함으로써 힘 생산, 균형 및 발목/발 안정성에 기여한다.
- 날숨에 중점을 두고 깊게 숨을 쉰다.

대상 부위

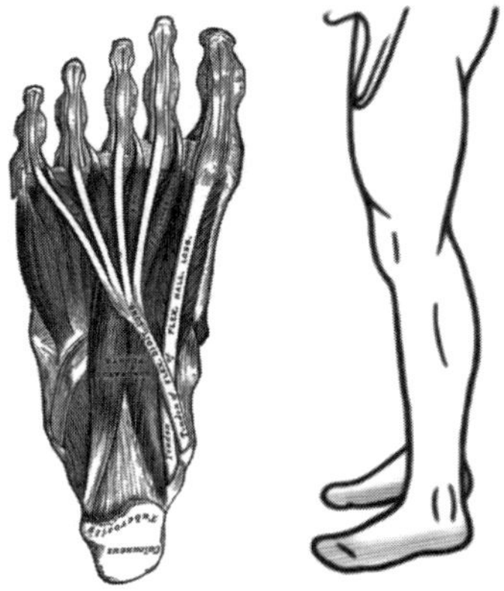

헨리 반다이크 카터(Henry Vandyke Carter)의 그림: 왼쪽

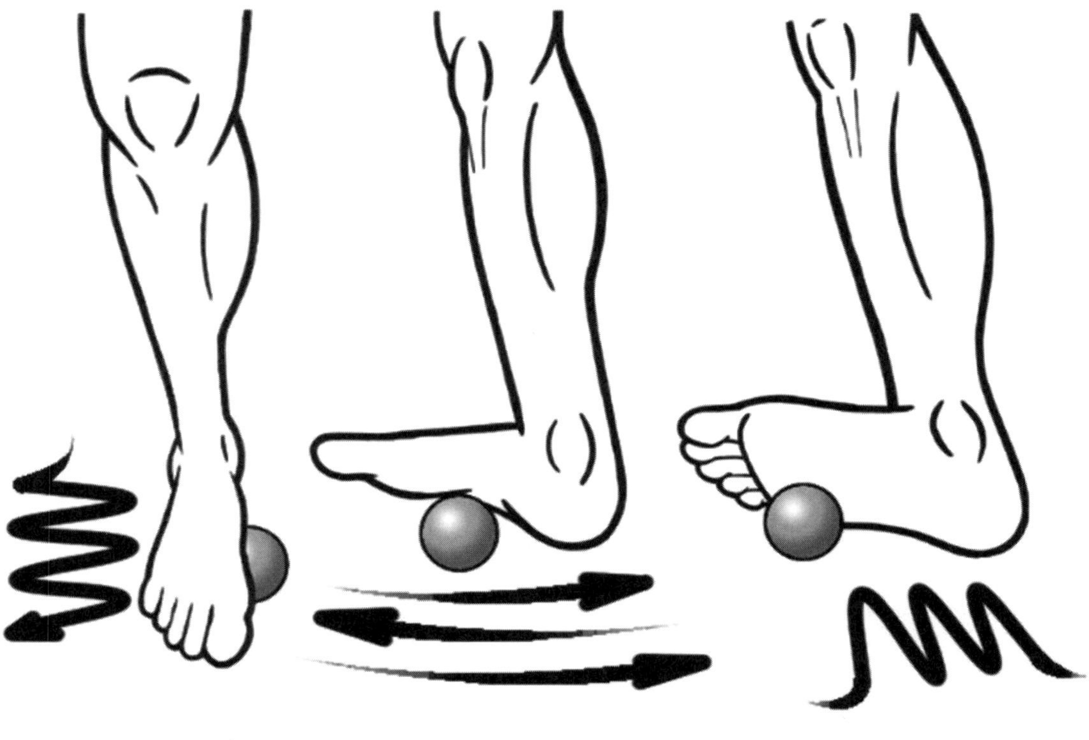

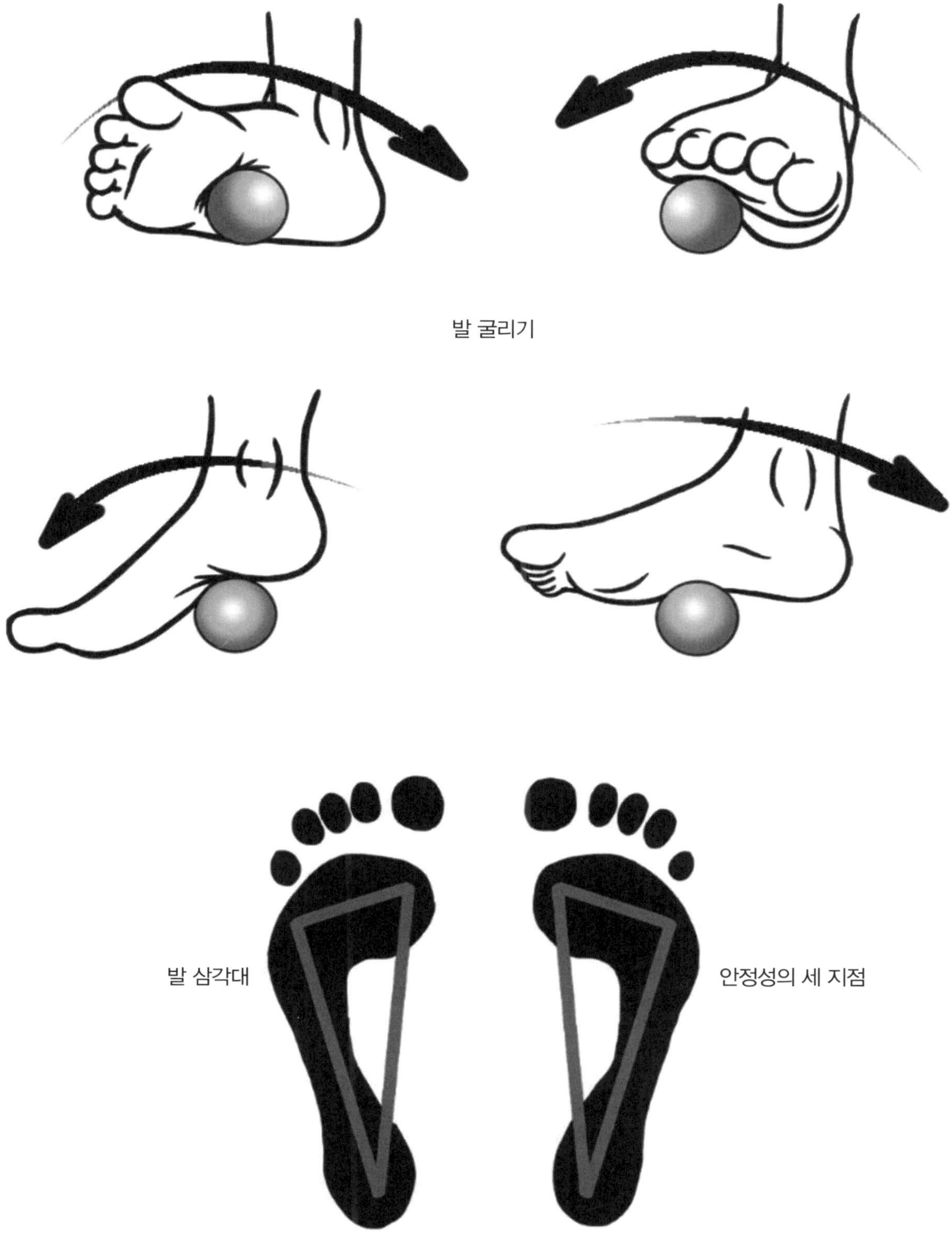

<다른 위치에서 공으로 발 굴리기와 발 삼각대>

공으로 비골근 굴리기

종아리 외측면

이점

- 발목, 무릎 및 보행주기의 가동범위를 늘린다.
- 고관절에서 발목/발을 거쳐 지면으로 이어지는 힘의 전달과 협응을 개선하는데 이는 스쿼트, 힙 힌지, 런지, 점프, 달리기 및 서 있을 때 움직임의 질적 향상으로 이어진다.
- 회내 비틀림 증후군, 엉덩이 기억 상실증, 척추전만증, 비대칭 중심이동을 교정하는 데 도움을 주고 정적 자세와 동적 정렬을 개선한다.
- 운동 후 연부조직의 회복과 재생을 증진한다.

엄선된 운동 처방

- 누르고 떼기: 민감한 부위에 5~30초 동안 혹은 민감함이 사라질 때까지 압박을 가한다.
- 천천히 굴리기: 15~30초 동안 부드럽고 조심스럽게 굴린다.
- 교차시켜 문지르기 및 회전: 15~30초 동안 대상 부위에 원형 및 직각 움직임을 포함시켜 공 굴리기 방향에 변화를 준다.
- 관절(부위) 연결하기: 민감한 부위에 15~30초 동안 압박을 가하면서 느리고 부드럽고 조심스러운 움직임으로 발가락, 발목 또는 발 굽히기/펴기를 한다.
- 날숨에 중점을 두고 깊게 숨을 쉰다.

대상 부위

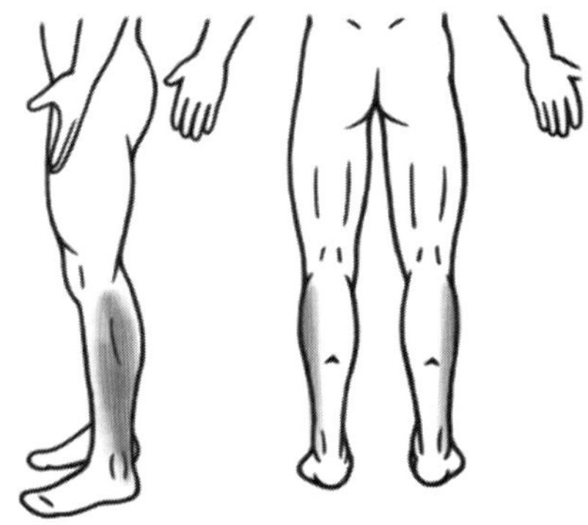

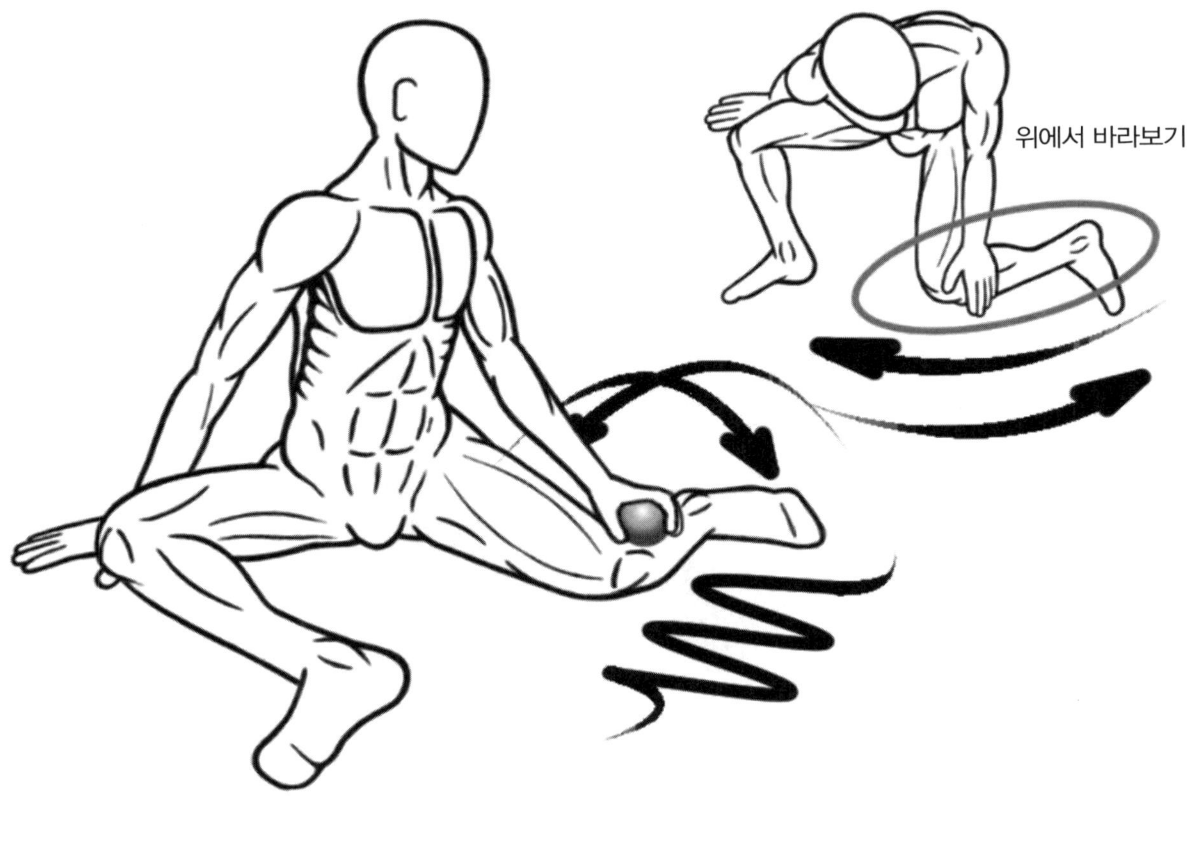

공으로 후경골근 굴리기

종아리 내부 및 발

이점

- 발목, 무릎 및 보행주기의 가동범위를 늘린다.
- 고관절에서 발목/발을 거쳐 지면으로 이어지는 힘의 전달과 협응을 개선하는데 이는 스쿼트, 힙 힌지, 런지, 점프, 달리기 및 서 있을 때 움직임의 질적 향상으로 이어진다.
- 회내 비틀림 증후군, 무릎 외반증, 엉덩이 기억 상실증, 척추전만증, 비대칭 중심이동을 교정하는 데 도움을 주고 정적 자세와 동적 정렬을 개선한다.
- 운동 후 연부조직의 회복과 재생을 증진한다.

엄선된 운동 처방

- 누르고 떼기: 민감한 부위에 5~30초 동안 혹은 민감함이 사라질 때까지 압박을 가한다.
- 천천히 굴리기: 15~30초 동안 부드럽고 조심스럽게 굴린다.
- 교차시켜 문지르기 및 회전: 15~30초 동안 대상 부위에 원형 및 직각 움직임을 포함시켜 공 굴리기 방향에 변화를 준다.
- 관절(부위) 연결하기: 민감한 부위에 15~30초 동안 압박을 가하면서 느리고 부드럽고 조심스러운 움직임으로 발가락, 발목 또는 발 굽히기/펴기를 한다.
- 날숨에 중점을 두고 깊게 숨을 쉰다.

대상 부위

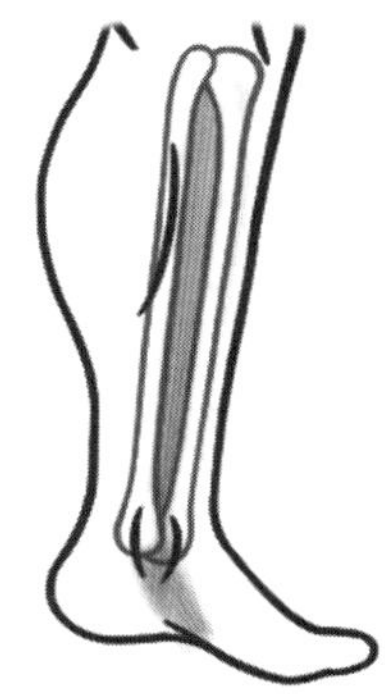

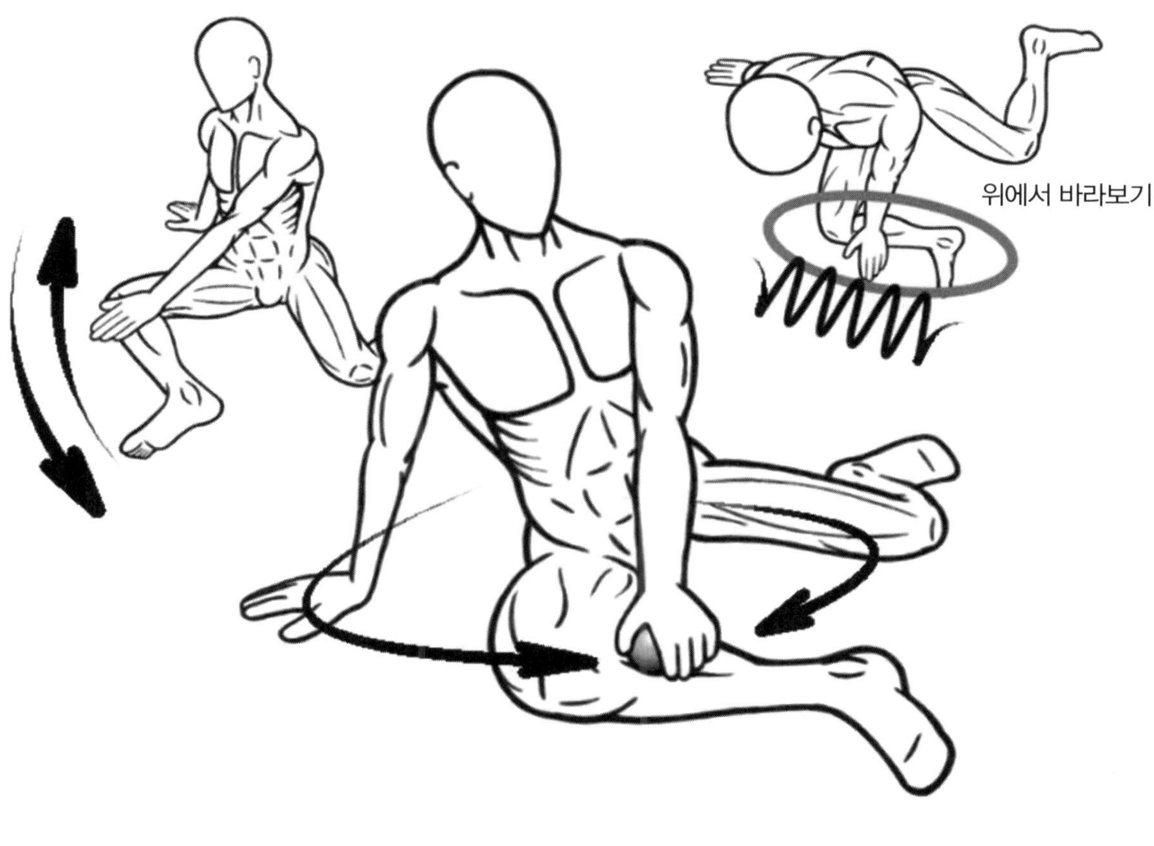

비복근, 가자미근 및 비골근 굴리기

종아리

이점

- 발목, 무릎 및 보행주기의 가동범위를 늘린다.
- 고관절에서 발목/발을 거쳐 지면으로 이어지는 힘의 전달과 협응을 개선하는데 이는 스쿼트, 힙 힌지, 런지, 점프, 달리기 및 서 있을 때 움직임의 질적 향상으로 이어진다.
- 회내 비틀림 증후군, 무릎 외반증, 엉덩이 기억 상실증, 척추전만증, 무릎 통증, 비대칭 중심이동을 교정하는 데 도움을 주고 정적 자세와 동적 정렬을 개선한다.
- 운동 후 연부조직의 회복과 재생을 증진한다.

엄선된 운동 처방

- 누르고 떼기: 민감한 부위에 5~30초 동안 혹은 민감함이 사라질 때까지 압박을 가한다.
- 천천히 굴리기: 15~30초 동안 부드럽고 조심스럽게 굴린다.
- 교차시켜 문지르기 및 회전: 15~30초 동안 대상 부위에 원형 및 직각 움직임을 포함시켜 공 굴리기 방향에 변화를 준다.
- 관절(부위) 연결하기: 민감한 부위에 15~30초 동안 압박을 가하면서 느리고 부드럽고 조심스러운 움직임으로 발목/발 굽히기/펴기 및 원형 돌리기를 한다.
- 날숨에 중점을 두고 깊게 숨을 쉰다.

대상 부위

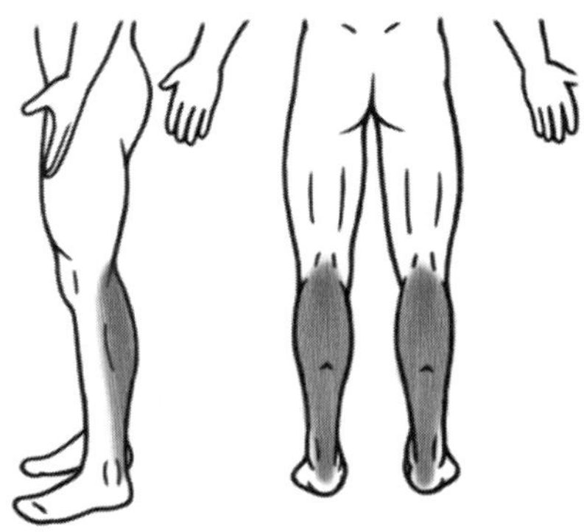

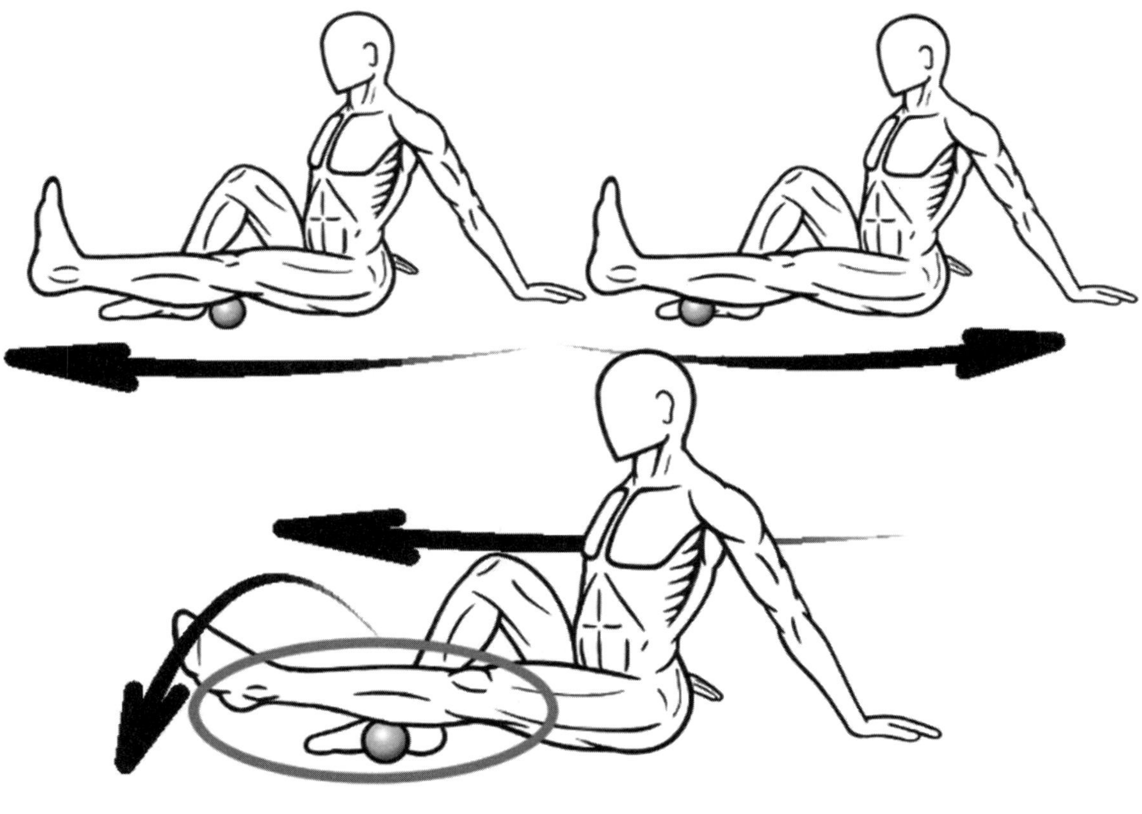

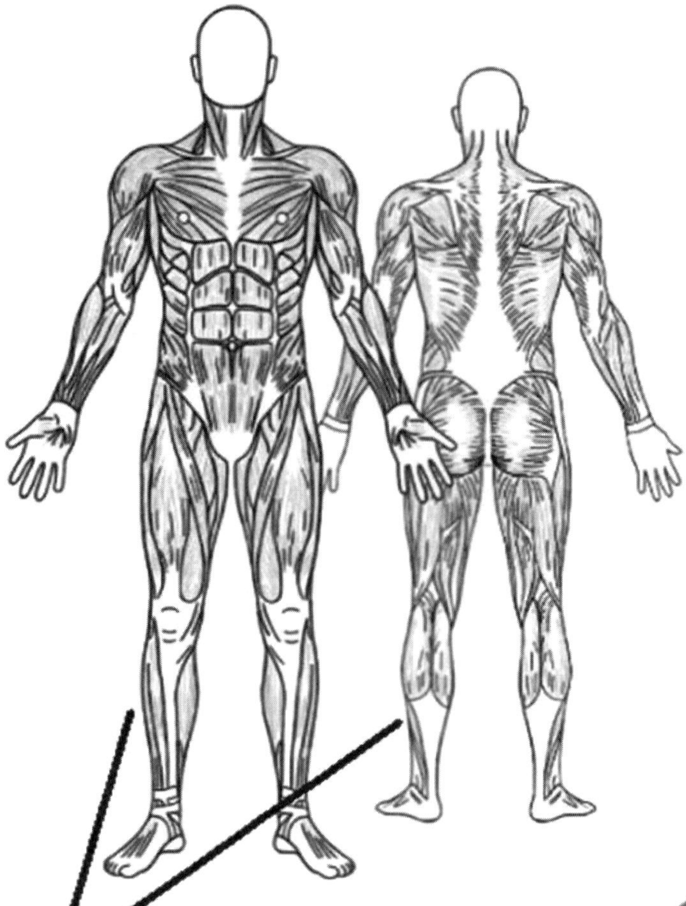

후경골근 종아리 안쪽 근육

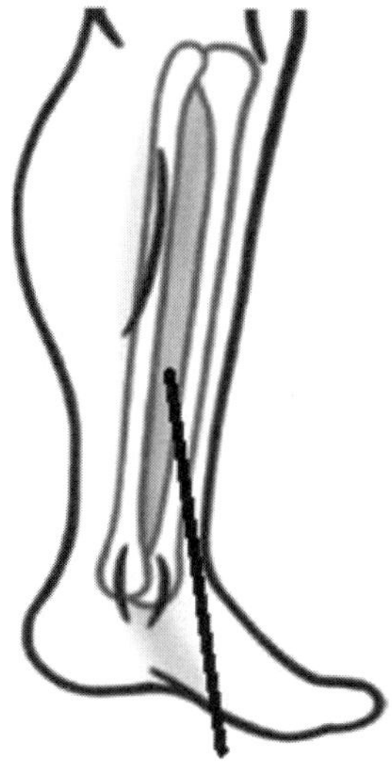

비골근 종아리 외측면의 근육

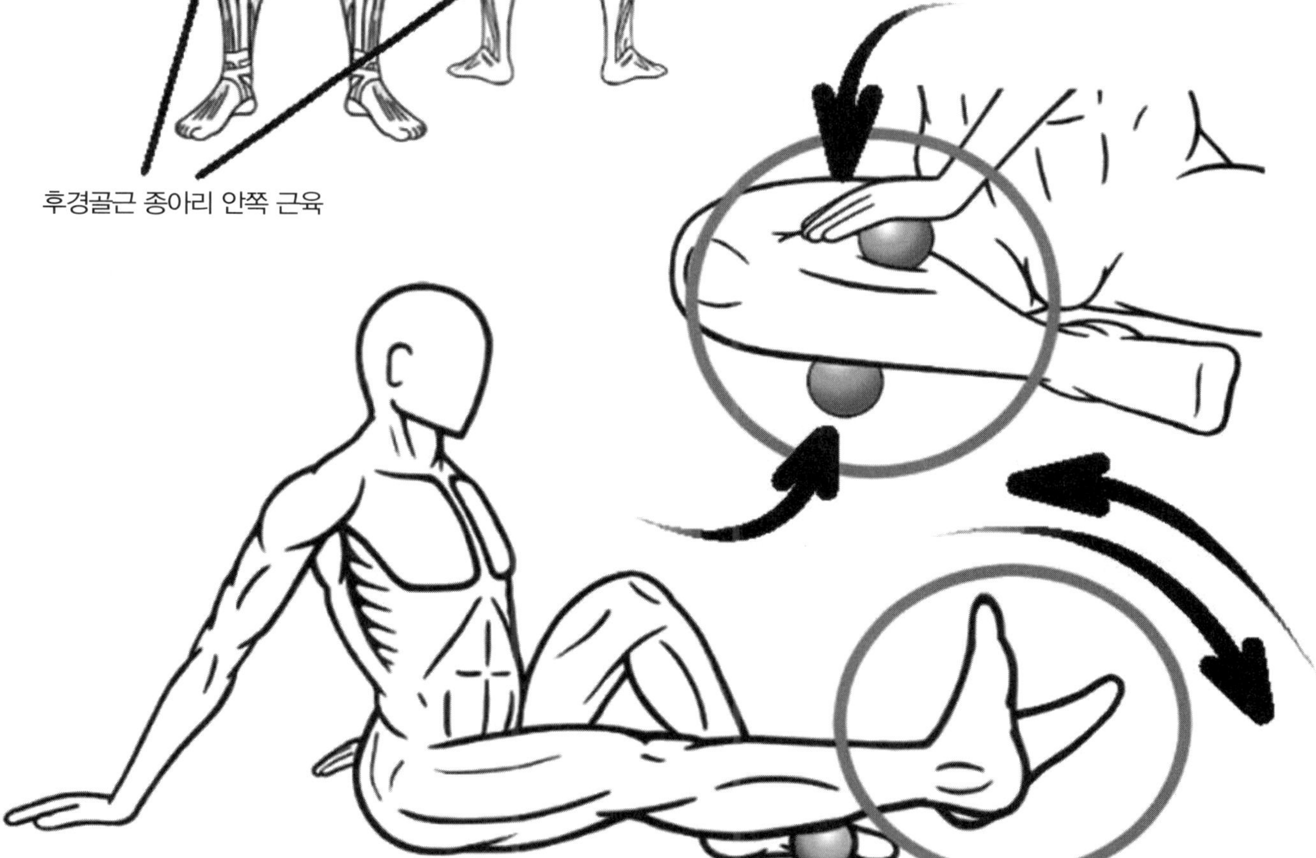

관절 움직이기 – 발목 움직이기

<비복근, 가자미근, 비골근 및 후경골근 고급 굴리기 테크닉>

공으로 햄스트링 복합체 굴리기

다리 후면

이점

- 후경 근군, 특히 무릎의 후경 근육과 보행주기의 가동범위를 늘린다.
- 후경 근군을 관통하는 힘의 전달 속도를 높이고 고관절의 안정성 및 협응을 개선하는데 이는 스쿼트, 힙 힌지, 런지, 점프, 달리기 및 서 있을 때 움직임의 질적 향상으로 이어진다.
- 회내 비틀림 증후군, 무릎 외반증, 사두근 우세증, 척추전만증, 무릎 통증, 비대칭 중심이동을 교정하는 데 도움을 주고 정적 자세와 동적 정렬을 개선한다.
- 운동 후 연부조직의 회복과 재생을 증진한다.

엄선된 운동 처방

- 누르고 떼기: 민감한 부위에 5~30초 동안 혹은 민감함이 사라질 때까지 압박을 가한다.
- 천천히 굴리기: 15~30초 동안 부드럽고 조심스럽게 굴린다.
- 교차시켜 문지르기 및 회전: 15~30초 동안 대상 부위에 원형 및 직각 움직임을 포함시켜 공 굴리기 방향에 변화를 준다.
- 관절(부위) 연결하기: 민감한 부위에 15~30초 동안 압박을 가하면서 느리고 부드럽고 조심스러운 움직임으로 무릎 굽히기/펴기를 한다.
- 날숨에 중점을 두고 깊게 숨을 쉰다.

대상 부위

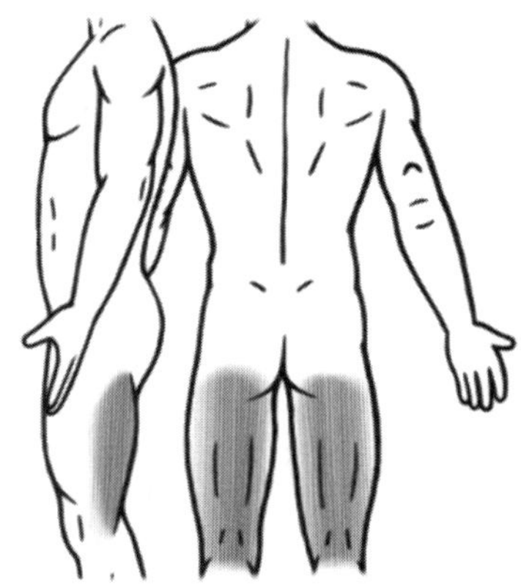

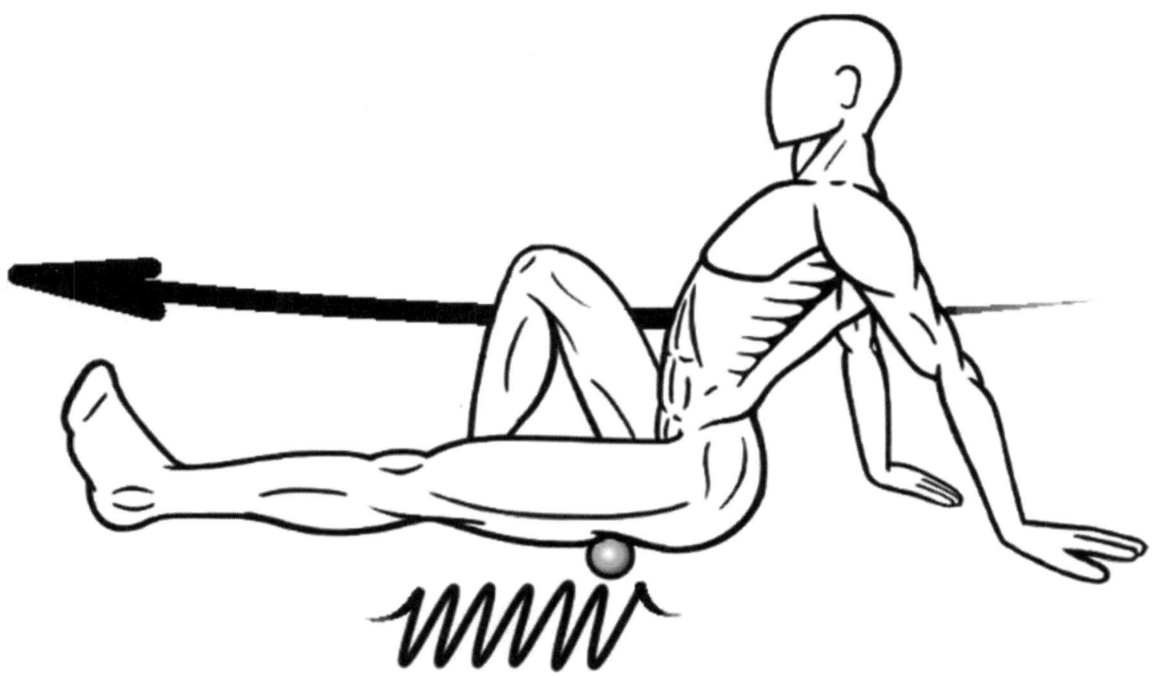

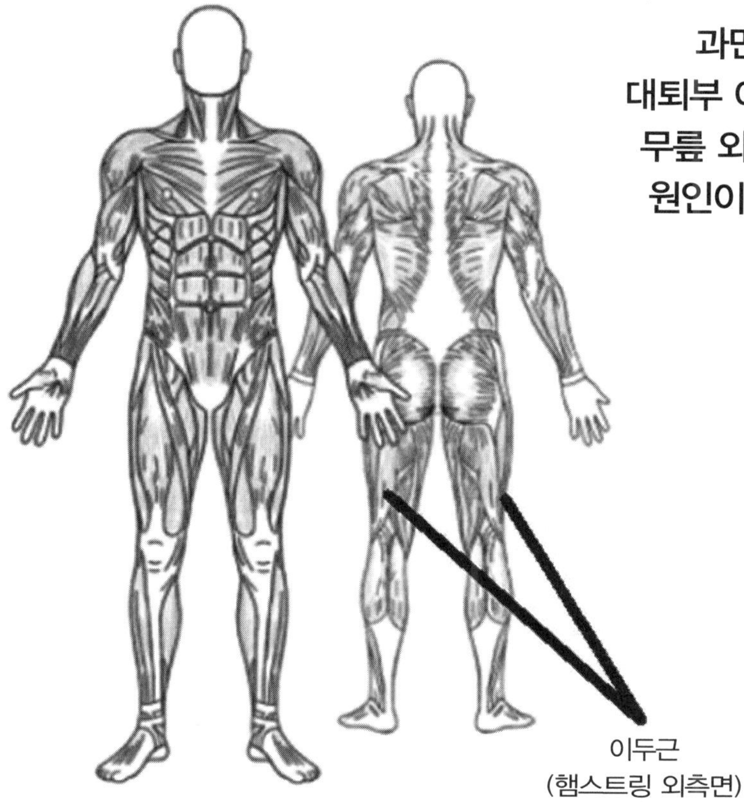

과민성 대퇴부 이두근은 무릎 외반증의 원인이 된다.

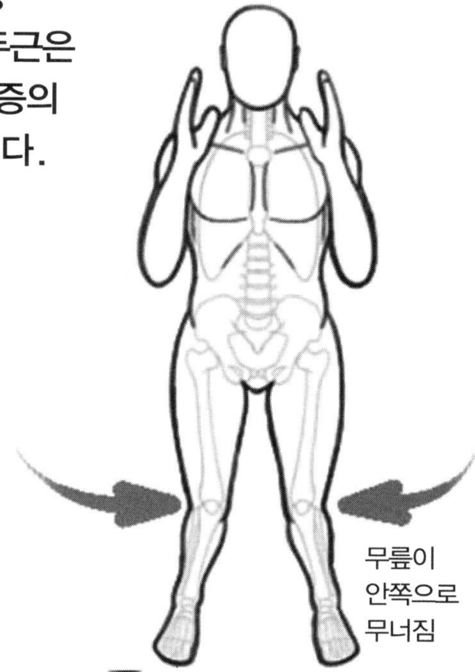

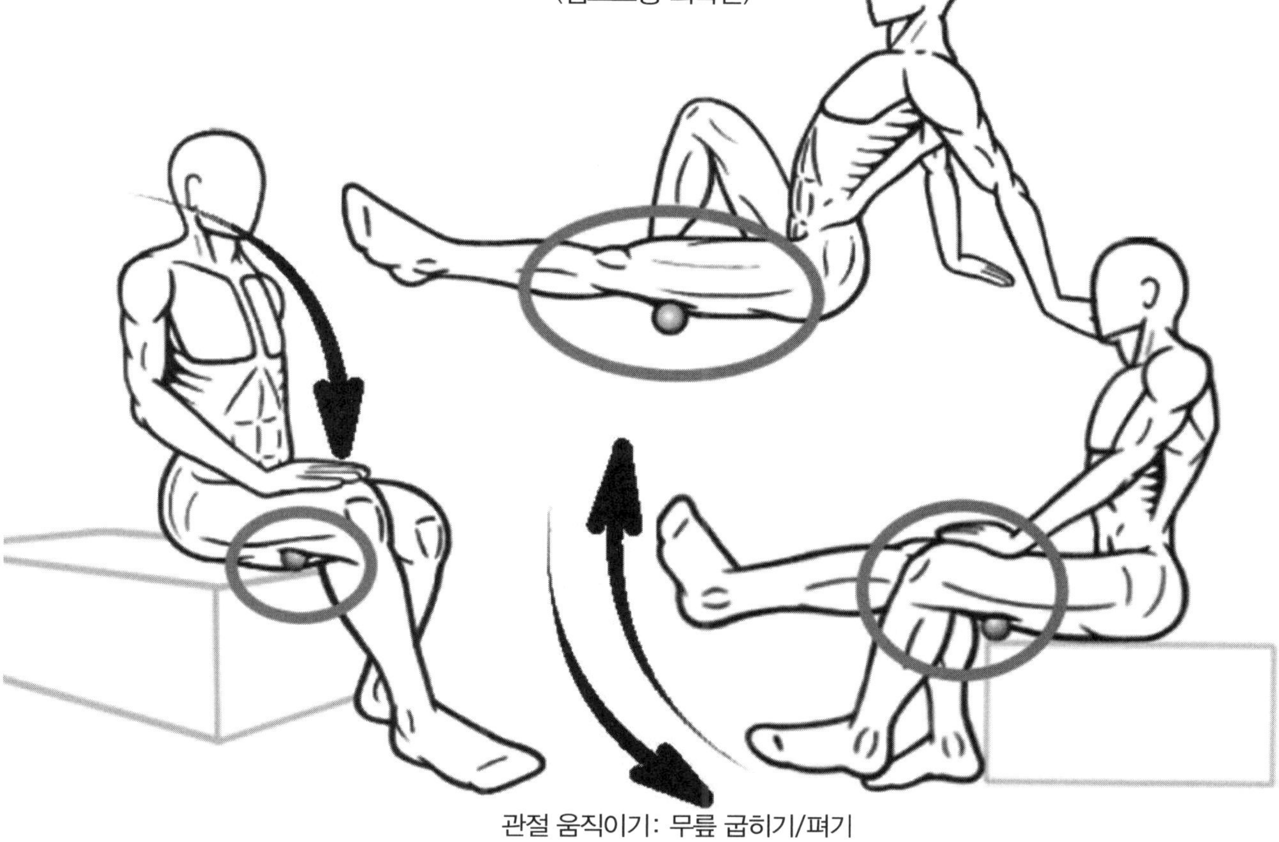

〈햄스트링 굴리기 - 대퇴부 이두근에 중점을 둔다〉

공으로 외측광근 및 장경인대 굴리기

다리 외측면 및 무릎

이점

- 슬개대퇴(무릎) 관절의 활강을 개선하고 스쿼트, 런지, 점프, 달리기를 포함하는 하체 중심 활동의 역학적 효율성을 높인다.
- 슬개대퇴 통증 증후군(무릎 통증), 슬개대퇴 활주 장애(무릎), 장경인대 증후군, 회내 비틀림 증후군, 무릎 외반증, 사두근 우세증, 비대칭 중심이동, 척추전만증을 교정하는 데 도움을 주고 정적 자세와 동적 정렬을 개선한다.
- 운동 후 연부조직의 회복과 재생을 증진한다.

엄선된 운동 처방

- 누르고 떼기: 민감한 부위에 5~30초 동안 혹은 민감함이 사라질 때까지 압박을 가한다.
- 천천히 굴리기: 15~30초 동안 부드럽고 조심스럽게 굴린다.
- 교차시켜 문지르기 및 회전: 15~30초 동안 대상 부위에 원형 및 직각 움직임을 포함시켜 공 굴리기 방향에 변화를 준다.
- 관절(부위) 연결하기: 민감한 부위에 15~30초 동안 압박을 가하면서 느리고 부드럽고 조심스러운 움직임으로 무릎 굽히기/펴기를 한다.
- 날숨에 중점을 두고 깊게 숨을 쉰다.

대상 부위

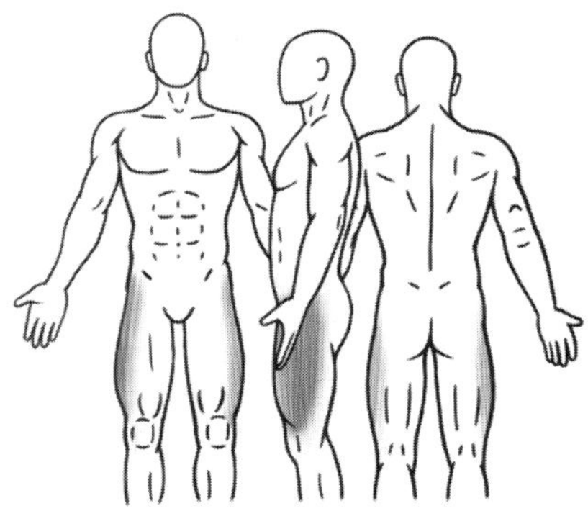

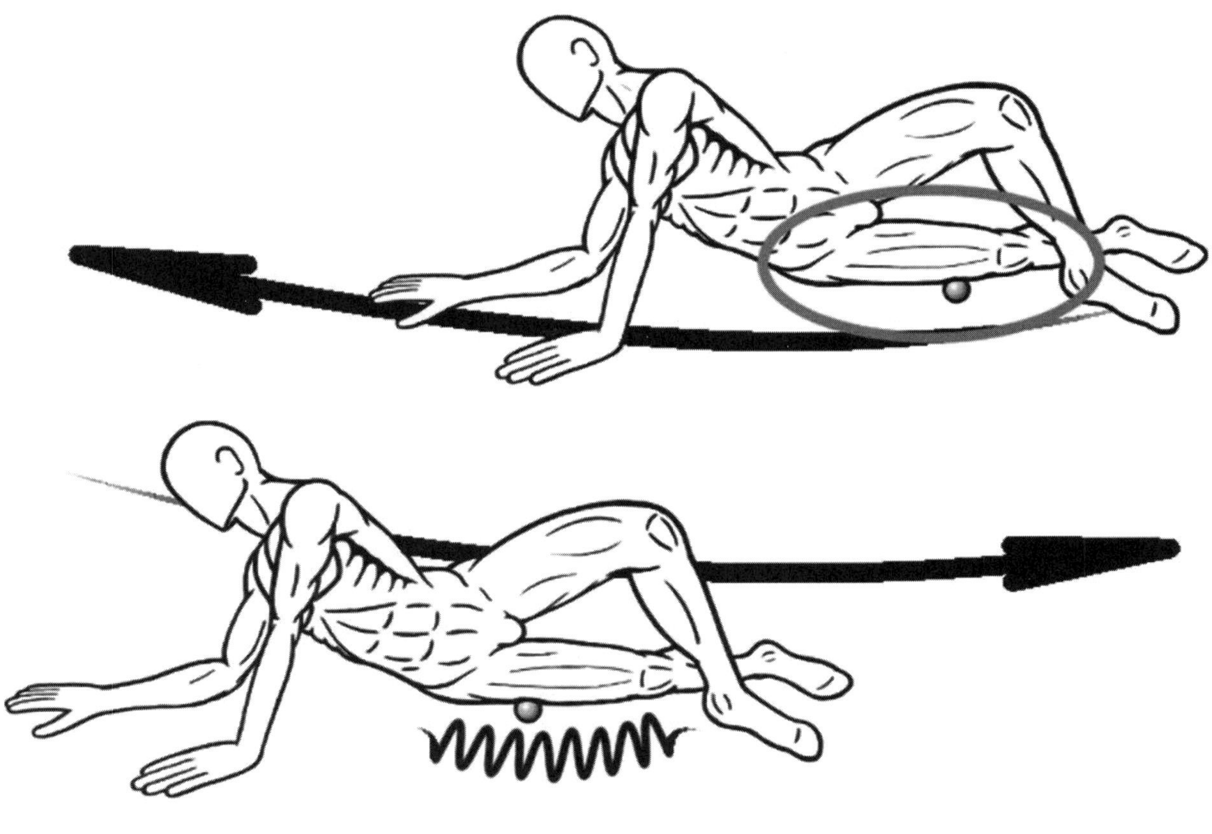

공으로 사두근 굴리기

다리 후면 및 무릎

이점

- 슬개대퇴(무릎) 관절의 활강을 개선하고 스쿼트, 런지, 점프, 달리기를 포함하는 하체 중심 활동의 역학적 효율성을 높인다.
- 슬개대퇴 통증 증후군(무릎 통증), 슬개대퇴 활주 장애(무릎), 장경인대 증후군, 회내 비틀림 증후군, 무릎 외반증, 사두근 우세증, 하부교차 증후군, 비대칭 중심이동, 척추전만증을 교정하는 데 도움을 주고 정적 자세와 동적 정렬을 개선한다.
- 운동 후 연부조직의 회복과 재생을 증진한다.

엄선된 운동 처방

- 누르고 떼기: 민감한 부위에 5~30초 동안 혹은 민감함이 사라질 때까지 압박을 가한다.
- 천천히 굴리기: 15~30초 동안 부드럽고 조심스럽게 굴린다.
- 교차시켜 문지르기 및 회전: 15~30초 동안 대상 부위에 원형 및 직각 움직임을 포함시켜 공 굴리기 방향에 변화를 준다.
- 관절(부위) 연결하기: 민감한 부위에 15~30초 동안 압박을 가하면서 느리고 부드럽고 조심스러운 움직임으로 무릎 굽히기/펴기를 한다.
- 날숨에 중점을 두고 깊게 숨을 쉰다.

대상 부위

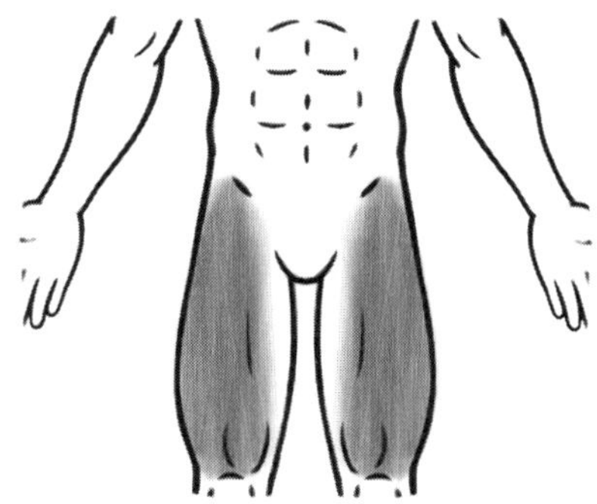

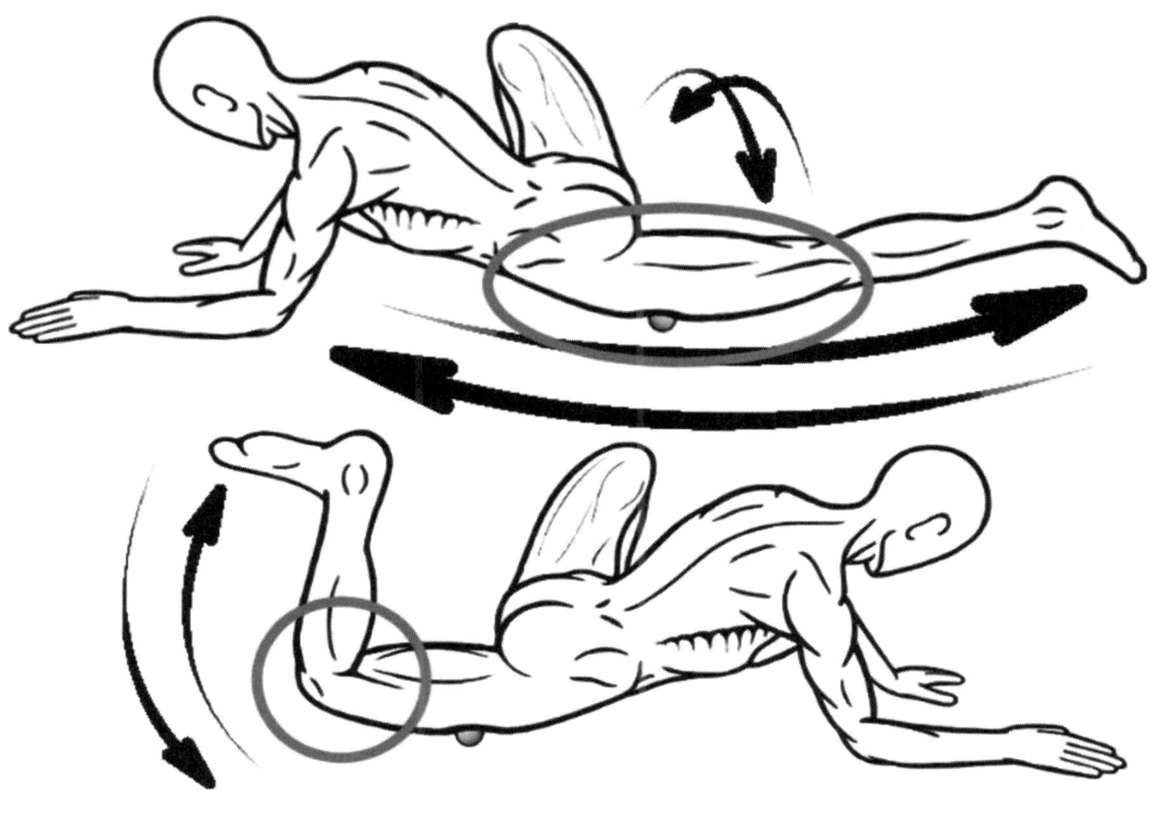

공으로 내전근 복합체 굴리기

다리 내측 및 서혜부(사타구니)

이점

- 고관절의 펴기, 외회전 및 벌리기의 가동범위를 늘린다.
- 고관절의 가동성을 개선하는데 이는 스쿼트, 런지, 점프 및 달리기를 수행할 때 역학적 효율성을 높인다.
- 슬개대퇴 통증 증후군(무릎 통증), 슬개대퇴 활주 장애(무릎), 장경인대 증후군, 회내 비틀림 증후군, 무릎 외반증, 척추전만증, 비대칭 중심이동을 교정하는 데 도움을 주고 정적 자세와 동적 정렬을 개선한다.
- 운동 후 연부조직의 회복과 재생을 증진한다.

엄선된 운동 처방

- 누르고 떼기: 민감한 부위에 5~30초 동안 혹은 민감함이 사라질 때까지 압박을 가한다.
- 천천히 굴리기: 15~30초 동안 부드럽고 조심스럽게 굴린다.
- 교차시켜 문지르기 및 회전: 15~30초 동안 대상 부위에 원형 및 직각 움직임을 포함시켜 공 굴리기 방향에 변화를 준다.
- 관절(부위) 연결하기: 민감한 부위에 15~30초 동안 압박을 가하면서 느리고 부드럽고 조심스러운 움직임으로 무릎 굽히기/펴기를 한다.
- 날숨에 중점을 두고 깊게 숨을 쉰다.

대상 부위

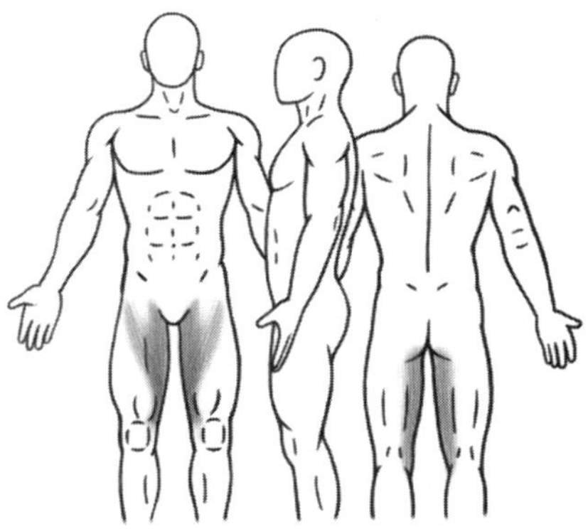

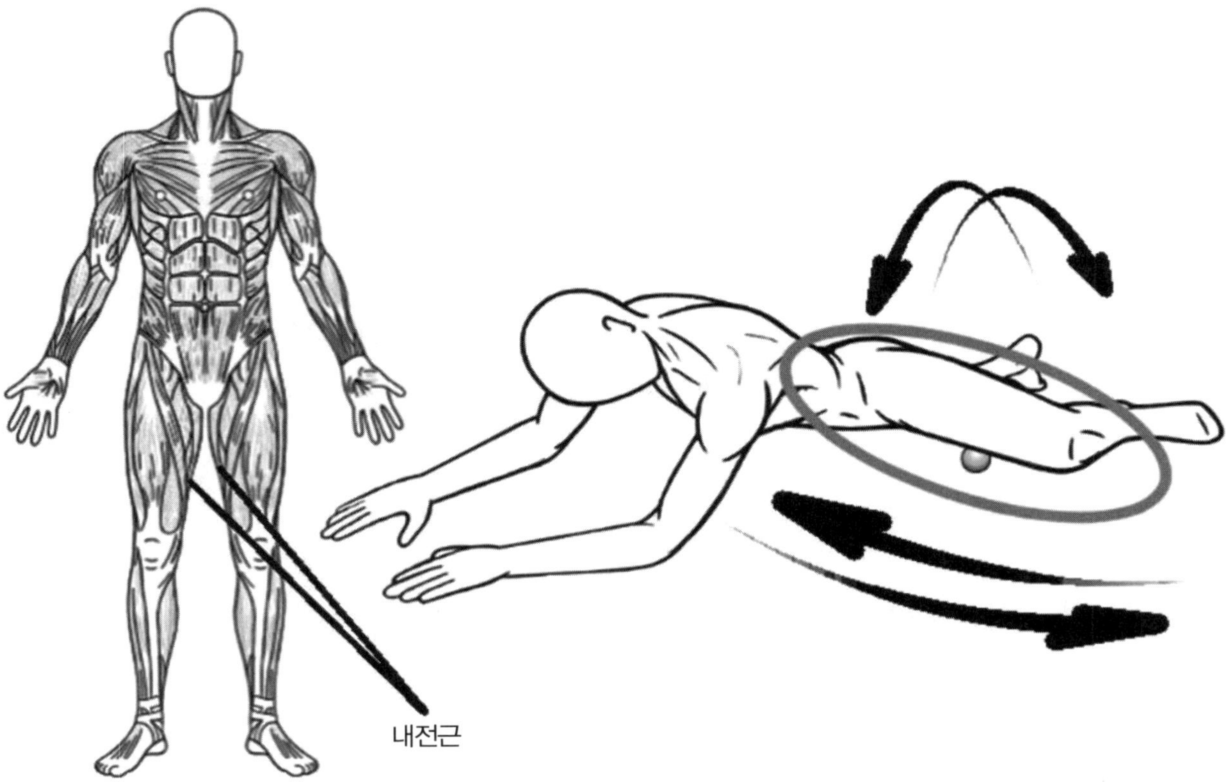

공으로 대퇴근막장근(TFL) 굴리기

표면 고관절 굴근

이점

- 고관절의 펴기, 내/외 회전 및 모으기의 가동범위를 늘린다.
- 고관절의 가동성을 개선하여 스쿼트, 런지, 점프 및 달리기를 수행할 때 역학적 효율성을 높인다.
- 장경인대 증후군, 경미한 요통, 슬개대퇴 통증 증후군(무릎 통증), 슬개대퇴 활주 장애(무릎), 회내 비틀림 증후군, 하부교차 증후군, 사두근 우세증, 척추전만증, 비대칭 중심이동를 교정하는 데 도움을 주고 정적 자세와 동적 정렬을 개선한다.
- 운동 후 연부조직의 회복과 재생을 증진한다.

엄선된 운동 처방

- 누르고 떼기: 민감한 부위에 5~30초 동안 혹은 민감함이 사라질 때까지 압박을 가한다.
- 천천히 굴리기: 15~30초 동안 부드럽고 조심스럽게 굴린다.
- 교차시켜 문지르기 및 회전: 15~30초 동안 대상 부위에 원형 및 직각 움직임을 포함시켜 공 굴리기 방향에 변화를 준다.
- 관절(부위) 연결하기: 민감한 부위에 15~30초 동안 압박을 가하면서 느리고 부드럽고 조심스러운 움직임으로 대퇴골(허벅지)을 안쪽으로/바깥쪽으로 돌린다.
- 날숨에 중점을 두고 깊게 숨을 쉰다.

대상 부위

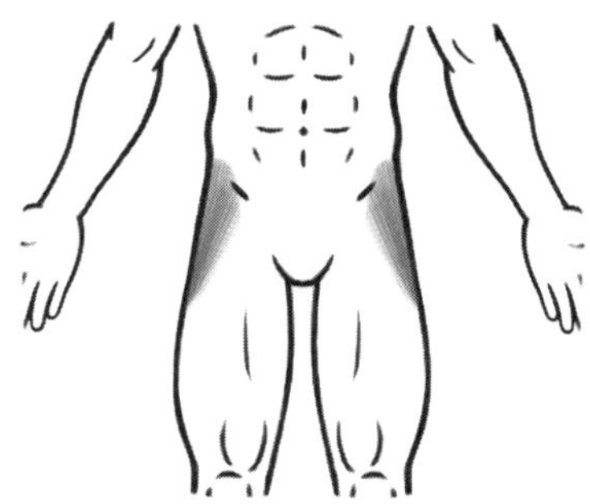

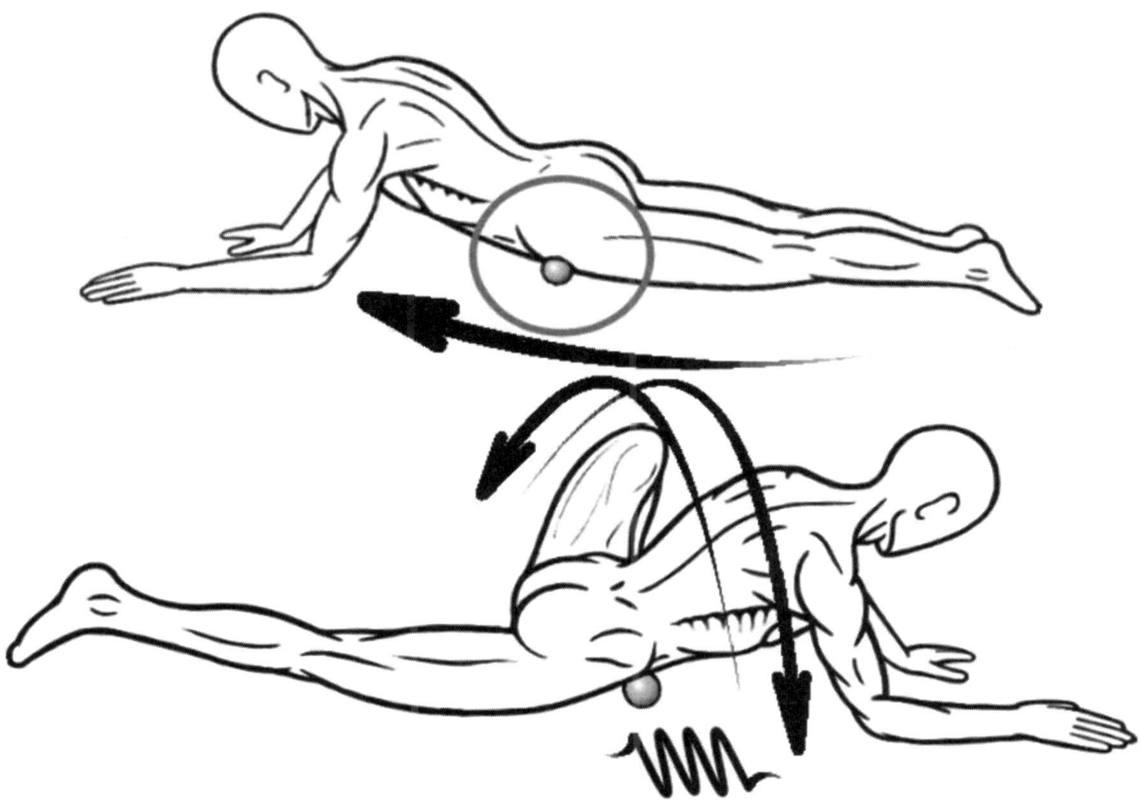

공으로 둔근 복합체 굴리기

고관절 후면

이점

- 고관절의 내/외 회전, 굽히기, 펴기, 벌리기 및 모으기의 가동범위를 늘린다.
- 고관절의 가동성과 안정성을 개선하여 몸 전체를 관통하는 힘 전달의 역학적 효율성을 높이고 스쿼트, 런지, 점프 및 달리기에 직접적인 영향을 준다.
- 경미한 요통, 하부교차 증후군, 회내 비틀림 증후군, 사두근 우세증, 척추전만증, 비대칭 중심이동을 교정하는 데 도움을 주고 정적 자세와 동적 정렬을 개선한다.
- 운동 후 연부조직의 회복과 재생을 증진한다.

엄선된 운동 처방

- 누르고 떼기: 민감한 부위에 5~30초 동안 혹은 민감함이 사라질 때까지 압박을 가한다.
- 천천히 굴리기: 15~30초 동안 부드럽고 조심스럽게 굴린다.
- 교차시켜 문지르기 및 회전: 15~30초 동안 대상 부위에 원형 및 직각 움직임을 포함시켜 공 굴리기 방향에 변화를 준다.
- 관절(부위) 연결하기: 민감한 부위에 15~30초 동안 압박을 가하면서 느리고 부드럽고 조심스러운 움직임으로 대퇴골(허벅지)의 내/외 회전 및/또는 벌리기/모으기를 한다.
- 날숨에 중점을 두고 깊게 숨을 쉰다.

대상 부위

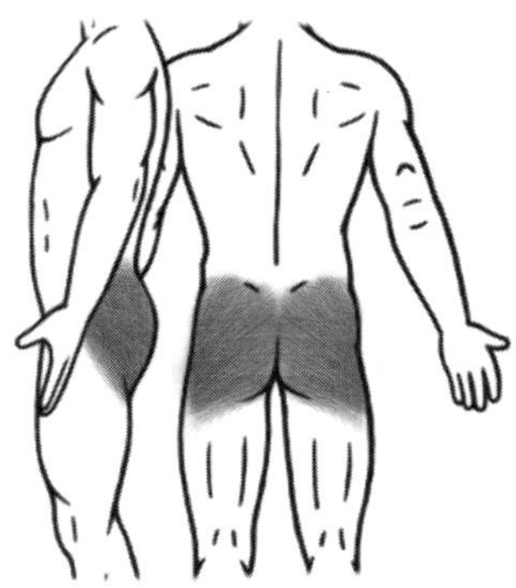

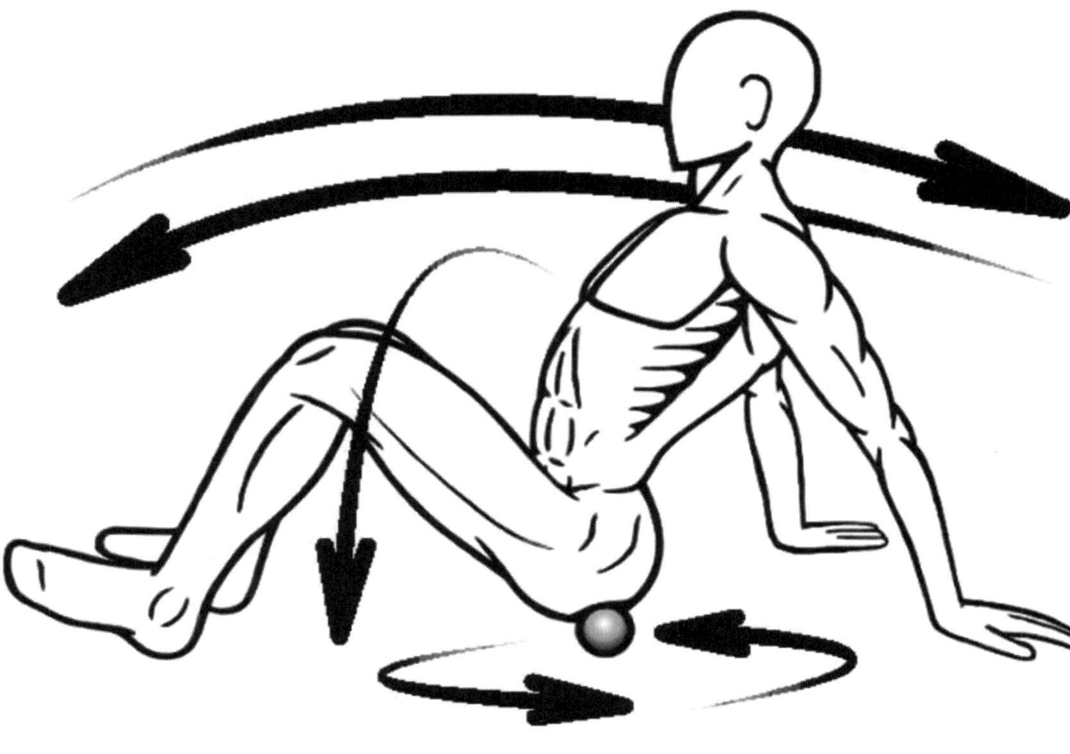

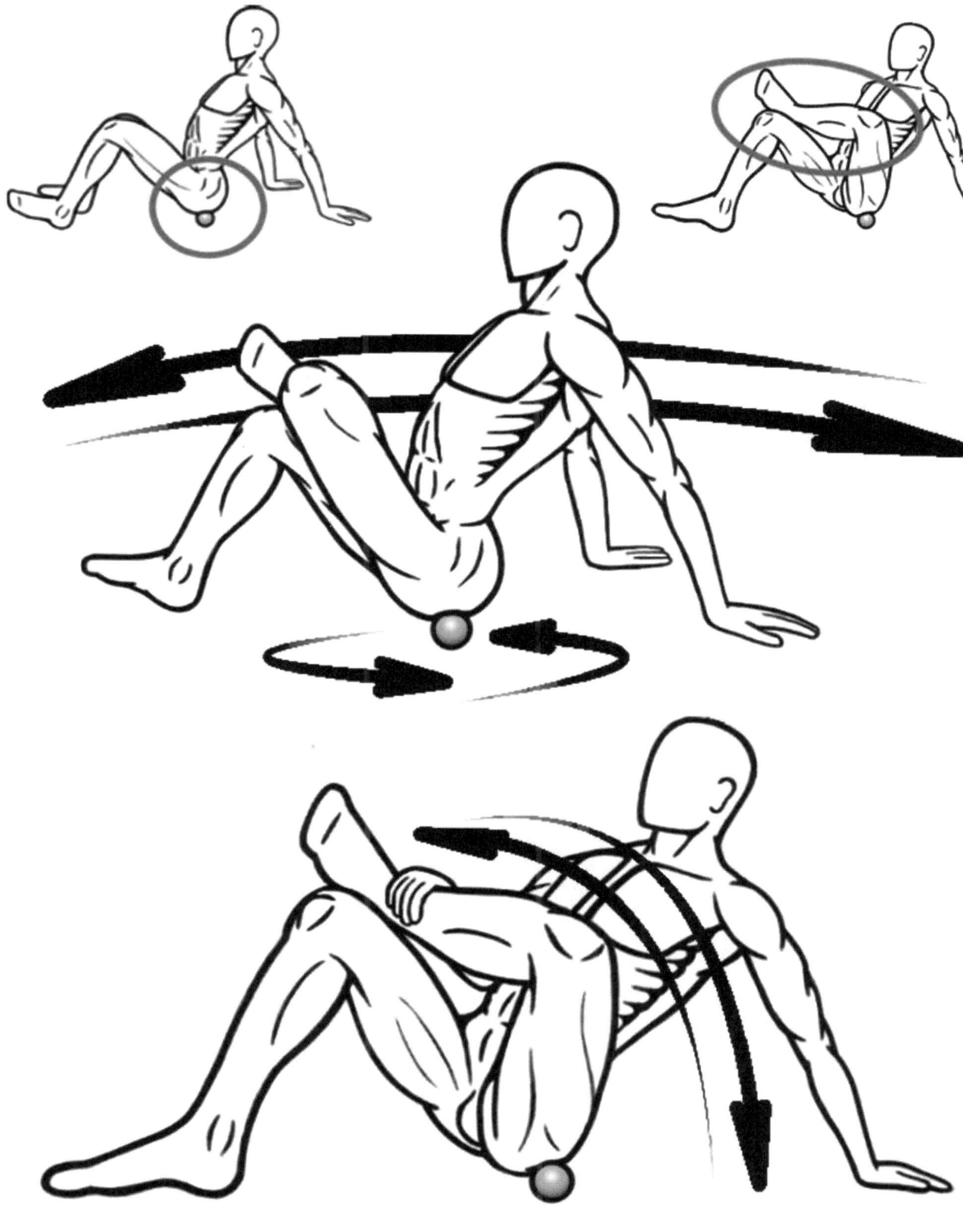

〈공으로 둔근 복합체 및 이상근 굴리기 - 고관절 후면 및 외측면〉

공으로 요근 굴리기

심부 고관절 굴근

이점

- 고관절의 펴기, 내/외 회전 및 모으기의 가동범위를 늘린다.
- 고관절의 가동성과 안정성을 개선하여 몸 전체를 관통하는 힘 전달의 역학적 효율성을 높이고 스쿼트, 런지, 점프 및 달리기에 직접적인 영향을 준다.
- 하부교차 증후군, 회내 비틀림 증후군, 사두근 우세증, 척추전만증, 비대칭 중심이동을 교정하는 데 도움을 주고 정적 자세와 동적 정렬을 개선한다.
- 운동 후 연부조직의 회복과 재생을 증진한다.

엄선된 운동 처방

- 누르고 떼기: 민감한 부위에 5~30초 동안 혹은 민감함이 사라질 때까지 압박을 가한다.
- 천천히 굴리기: 15~30초 동안 부드럽고 조심스럽게 굴린다.
- 교차시켜 문지르기 및 회전: 15~30초 동안 대상 부위에 원형 및 직각 움직임을 포함시켜 공 굴리기 방향에 변화를 준다.
- 관절(부위) 연결하기: 민감한 부위에 15~30초 동안 압박을 가하면서 느리고 부드럽고 조심스러운 움직임으로 대퇴골(허벅지) 내/외 회전을 한다.
- 날숨에 중점을 두고 깊게 숨을 쉰다.

대상 부위

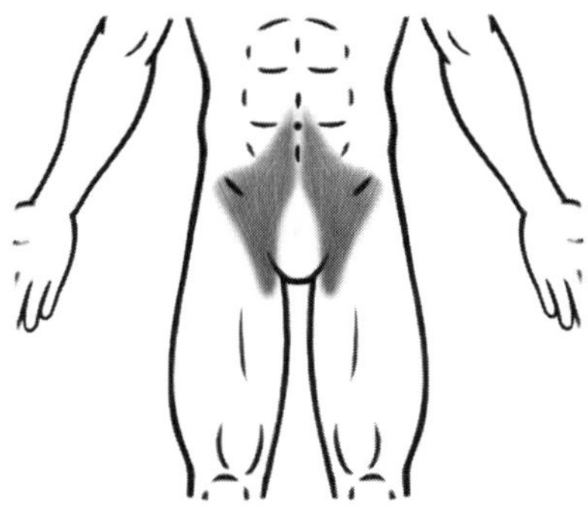

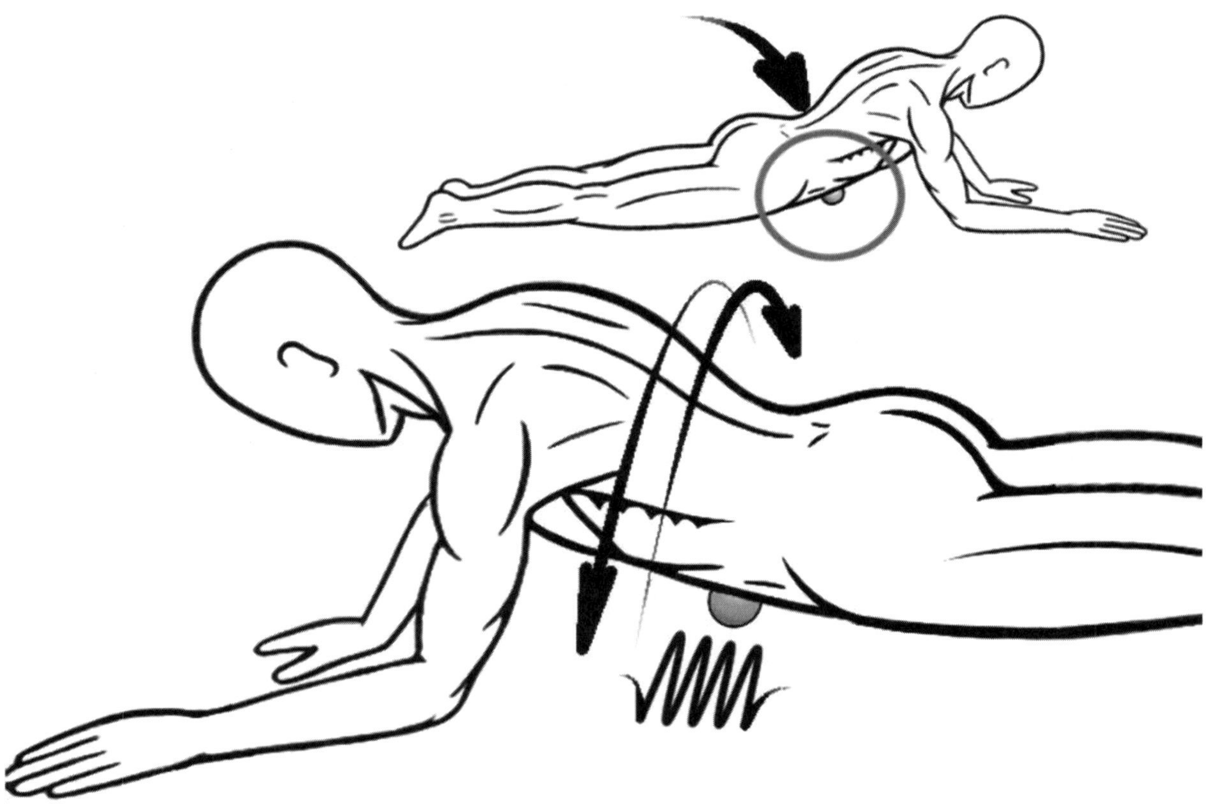

공으로 광배근 및 대원근 굴리기

등 및 어깨

이점

- 흉추(몸통) 및 어깨의 가동범위를 늘린다.
- 어깨의 가동성과 안정성을 개선하여 흉추(몸통) 및 팔을 관통하는 힘 전달의 역학적 효율성을 높인다. 또한 밀기, 당기기, 던지기, 및 오버헤드 동작을 직접적으로 거든다.
- 상부교차 증후군, 과도한 척추후만증, 어깨 충돌, 굽은 어깨, 경미한 요통, 하부교차 증후군, 척추전만증, 어깨 불균형을 교정하는 데 도움을 주고 정적 자세와 동적 정렬을 개선한다.
- 운동 후 연부조직의 회복과 재생을 증진한다.

엄선된 운동 처방

- 누르고 떼기: 민감한 부위에 5~30초 동안 혹은 민감함이 사라질 때까지 압박을 가한다.
- 천천히 굴리기: 15~30초 동안 부드럽고 조심스럽게 굴린다.
- 교차시켜 문지르기 및 회전: 15~30초 동안 대상 부위에 원형 및 직각 움직임을 포함시켜 공 굴리기 방향에 변화를 준다.
- 관절(부위) 연결하기: 민감한 부위에 15~30초 동안 압박을 가하면서 느리고 부드럽고 조심스러운 움직임으로 상완(팔)골 내/외 회전 및/혹은 굽히기/펴기를 하고 견갑골 앞으로 당기기/뒤로 당기기 및/혹은 돌리기를 한다.
- 날숨에 중점을 두고 깊게 숨을 쉰다.

대상 부위

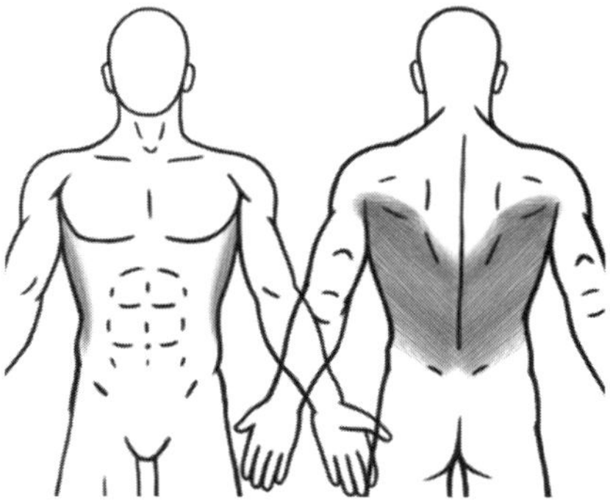

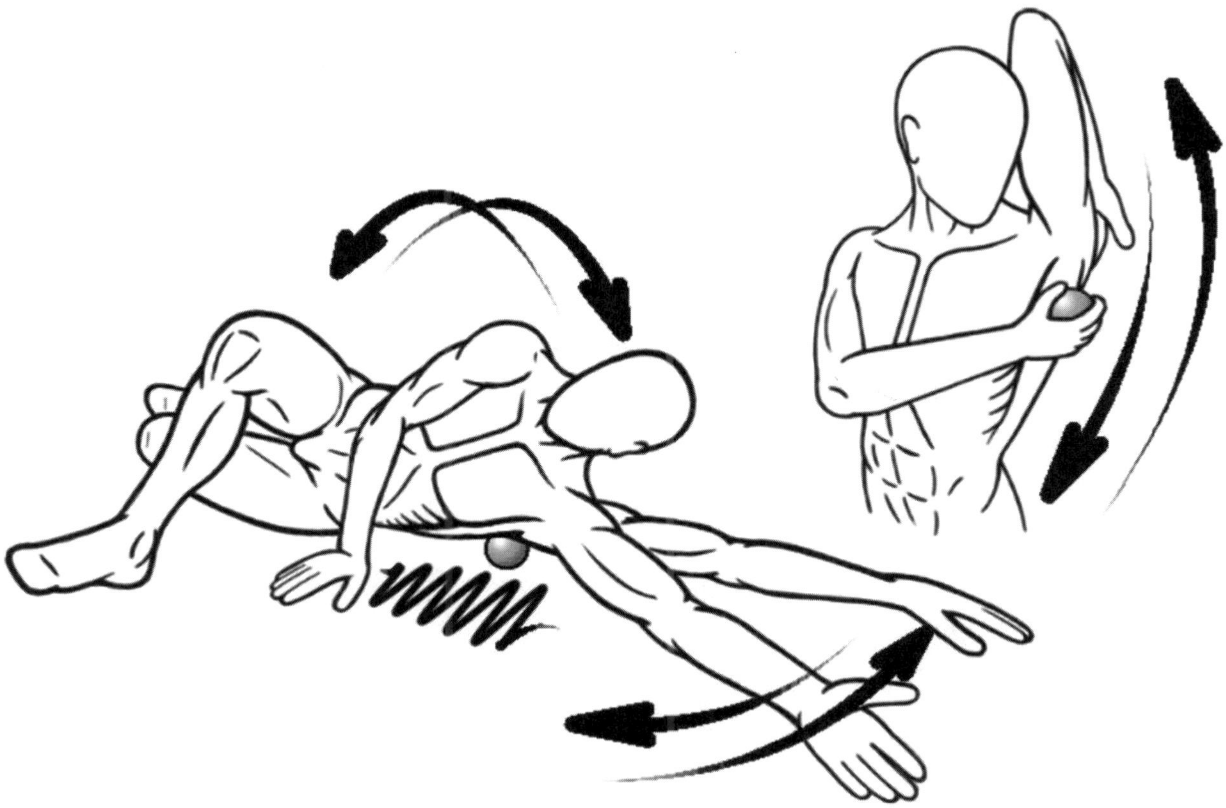

공으로 능형근 및 승모근 하부부터 중부 굴리기

흉추 및 등

이점

- 흉추(몸통) 및 어깨의 가동범위를 늘린다.
- 어깨의 가동성과 안정성을 개선하여 흉추(몸통) 및 팔을 관통하는 힘 전달의 역학적 효율성을 높인다. 또한 척추의 굽히기, 펴기 및 돌리기를 높이고 모든 던지기, 밀기, 당기기 및 오버헤드 동작을 개선한다.
- 상부교차 증후군, 과도한 척추후만증, 어깨 충돌, 굽은 어깨, 경미한 요통, 하부교차 증후군, 척추전만증, 어깨 불균형을 교정하는 데 도움을 주고 정적 자세와 동적 정렬을 개선한다.
- 운동 후 연부조직의 회복과 재생을 증진한다.

엄선된 운동 처방

- 누르고 떼기: 민감한 부위에 5~30초 동안 혹은 민감함이 사라질 때까지 압박을 가한다.
- 천천히 굴리기: 15~30초 동안 부드럽고 조심스럽게 굴린다.
- 교차시켜 문지르기 및 회전: 15~30초 동안 대상 부위에 원형 및 직각 움직임을 포함시켜 공 굴리기 방향에 변화를 준다.
- 관절(부위) 연결하기: 민감한 부위에 15~30초 동안 압박을 가하면서 느리고 부드럽고 조심스러운 움직임으로 상완(팔)골 내/외 회전 및/혹은 굽히기/펴기를 하고 견갑골 앞으로 당기기/뒤로 당기기 및 돌리기를 한다.
- 날숨에 중점을 두고 깊게 숨을 쉰다.

대상 부위

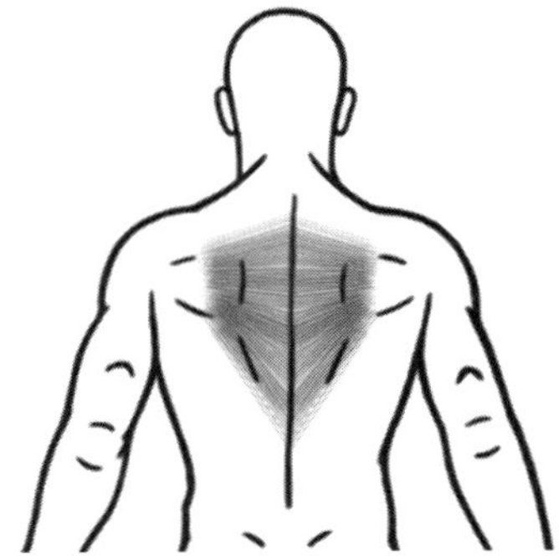

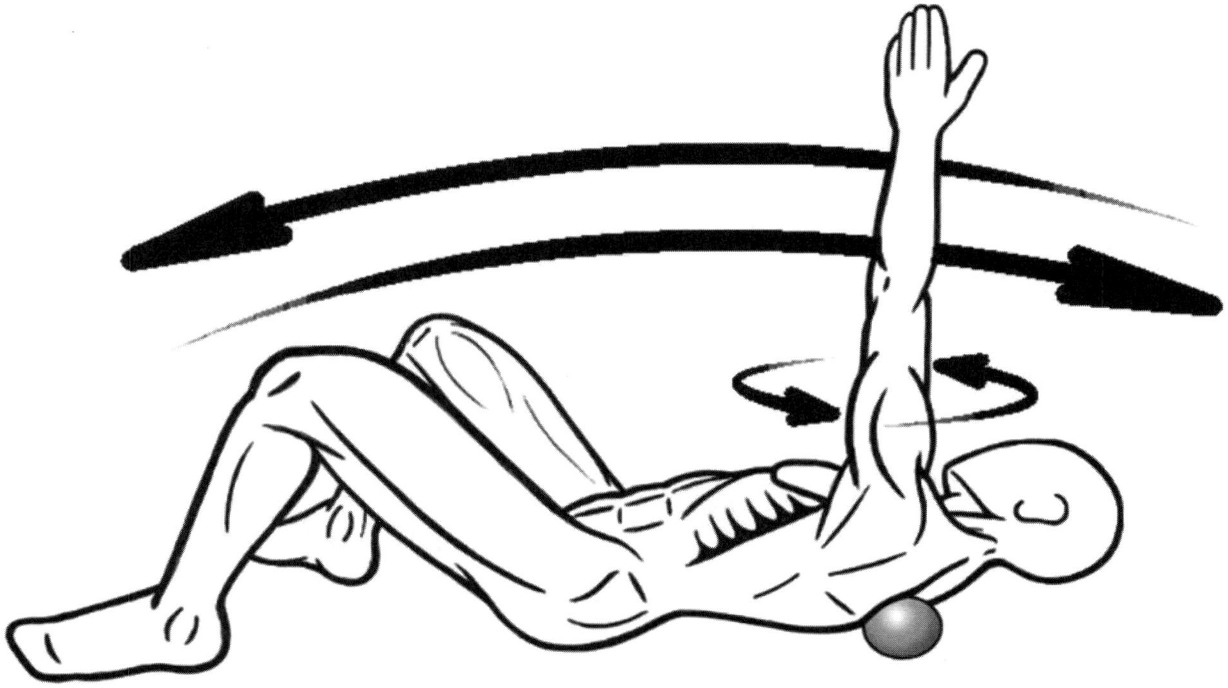

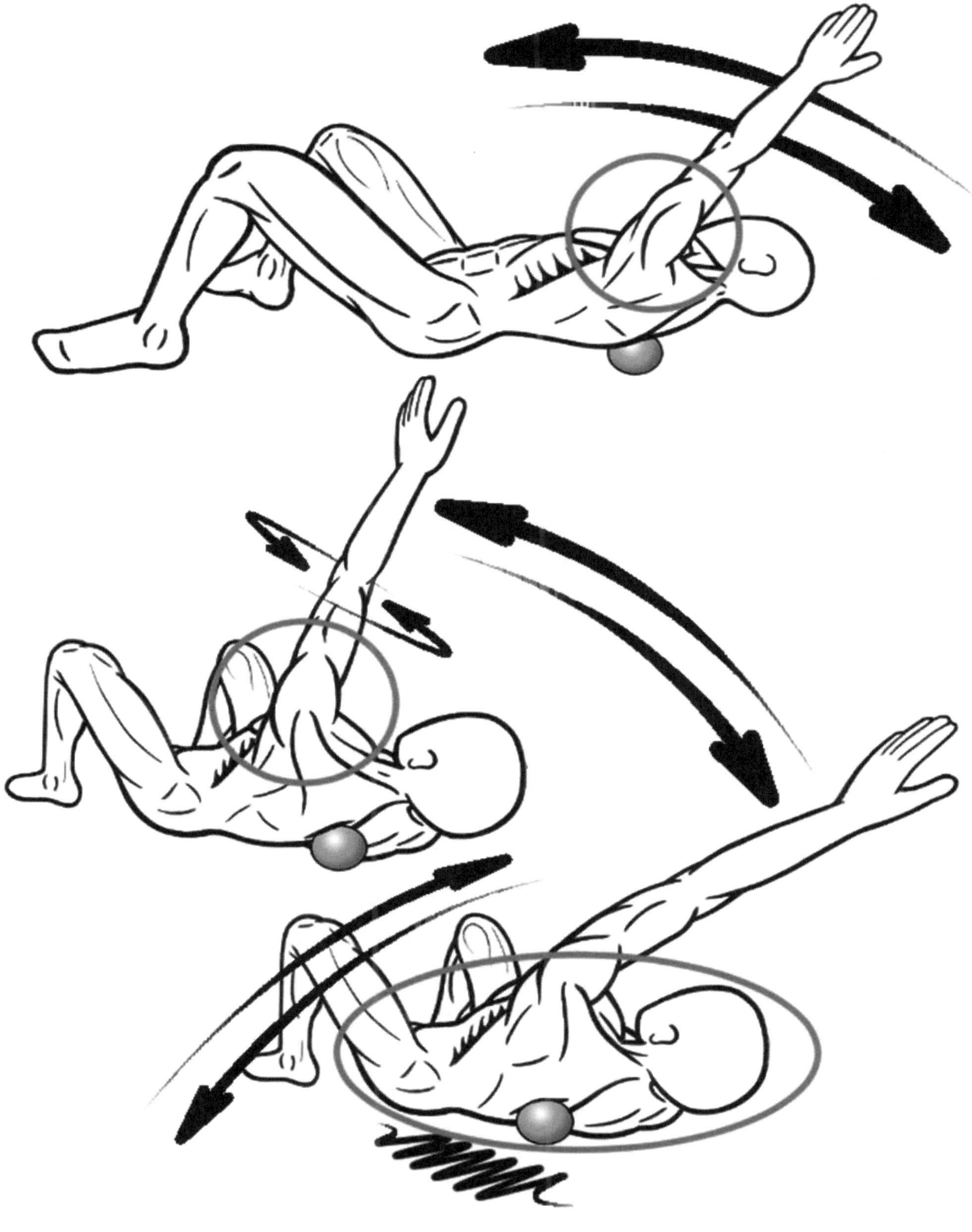

<어깨와 팔의 관절(부위) 연결하기를 포함해서 공으로 능형근 및 승모근 하부부터 중부 굴리기 - 흉추, 등 및 어깨>

어깨의 관절(부위) 연결하기를 포함해서 공으로 삼각근, 소원근 및 극상근 굴리기

회전근개 후면 및 어깨

이점

- 어깨의 내/외 회전을 포함한 가동범위를 늘린다.
- 어깨의 가동성과 안정성을 개선하여 흉추(몸통) 및 팔을 관통하는 힘 전달의 역학적 효율성을 높인다. 또한 모든 던지기, 밀기, 당기기 및 오버헤드 동작을 개선한다. 던지기 동작의 정확도 향상에 기여한다.
- 굽은 어깨, 어깨 불균형, 상부 교차 증후군, 어깨 충돌을 교정하는 데 도움을 주고 정적 자세와 동적 정렬을 개선한다.
- 운동 후 연부조직의 회복과 재생을 증진한다.

엄선된 운동 처방

- 누르고 떼기: 민감한 부위에 5~30초 동안 혹은 민감함이 사라질 때까지 압박을 가한다.
- 천천히 굴리기: 15~30초 동안 부드럽고 조심스럽게 굴린다.
- 교차시켜 문지르기 및 회전: 15~30초 동안 대상 부위에 원형 및 직각 움직임을 포함시켜 공 굴리기 방향에 변화를 준다.
- 관절(부위) 연결하기: 민감한 부위에 15~30초 동안 압박을 가하면서 느리고 부드럽고 조심스러운 움직임으로 상완(팔)골 내/외회전 및/혹은 벌리기/모으기를 하고 견갑골 올리기/내리기 및 돌리기를 한다.
- 날숨에 중점을 두고 깊게 숨을 쉰다.

대상 부위

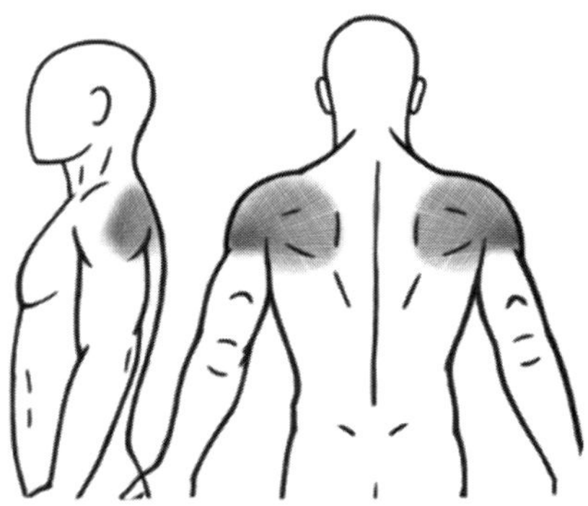

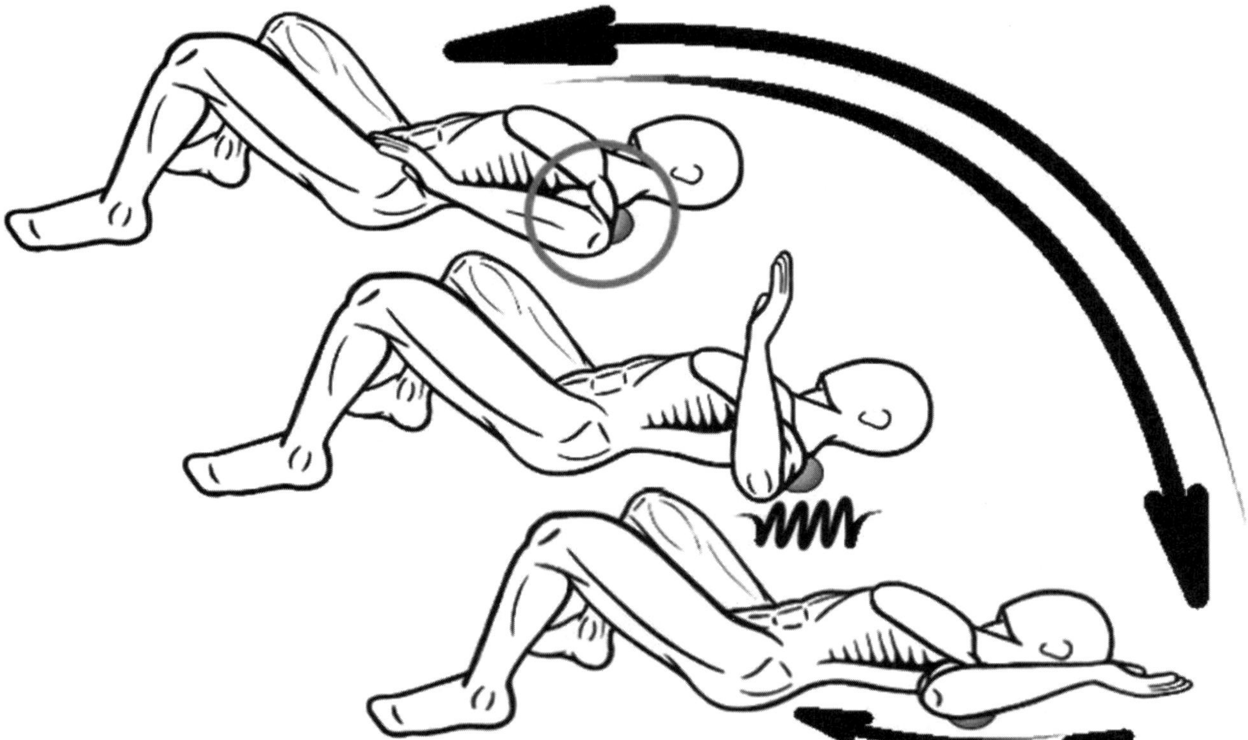

공으로 흉근 복합체 굴리기

가슴 및 어깨

이점

- 흉추(몸통) 및 어깨의 가동범위를 늘린다.
- 어깨의 가동성과 안정성을 개선하여 흉추(몸통) 및 팔을 관통하는 힘 전달의 역학적 효율성을 높인다. 또한 모든 던지기, 밀기, 당기기, 노 젓기 및 오버헤드 동작을 개선한다.
- 상부교차 증후군, 굽은 어깨, 과도한 척추후만증, 거북목 증후군, 익상견갑, 어깨 불균형, 어깨 충돌을 교정하는 데 도움을 주고 정적 자세와 동적 정렬을 개선한다.
- 운동 후 연부조직의 회복과 재생을 증진한다.

엄선된 운동 처방

- 누르고 떼기: 민감한 부위에 5~30초 동안 혹은 민감함이 사라질 때까지 압박을 가한다.
- 천천히 굴리기: 15~30초 동안 부드럽고 조심스럽게 굴린다.
- 교차시켜 문지르기 및 회전: 15~30초 동안 대상 부위에 원형 및 직각 움직임을 포함시켜 공 굴리기 방향에 변화를 준다.
- 관절(부위) 연결하기: 민감한 부위에 15~30초 동안 압박을 가하면서 느리고 부드럽고 조심스러운 움직임으로 상완(팔)골 내/외 회전 및/혹은 벌리기/모으기를 하고 견갑골 올리기/내리기 및 돌리기를 한다.
- 날숨에 중점을 두고 깊게 숨을 쉰다.

대상 부위

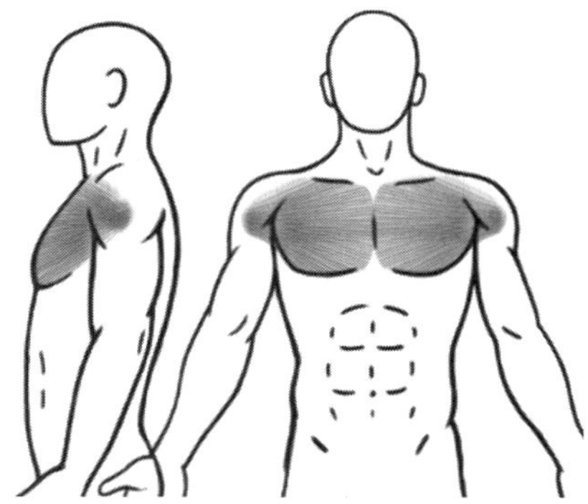

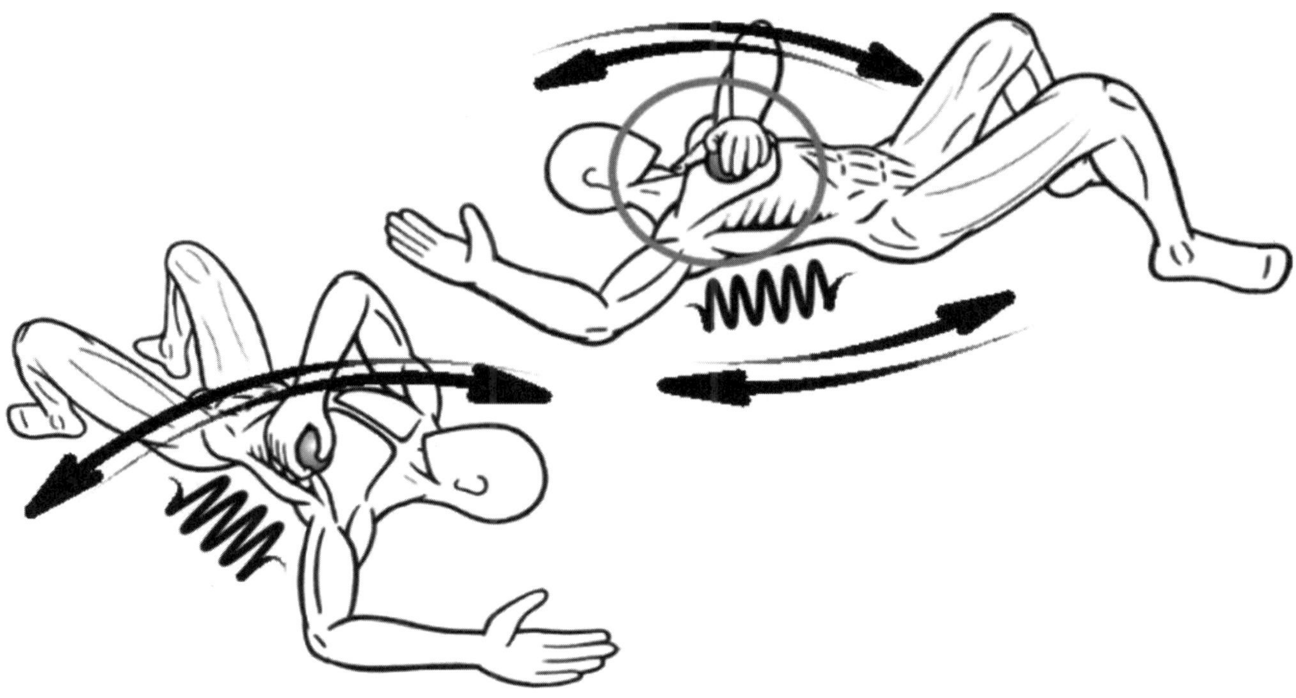

'땅콩'으로 척추 기립근 굴리기

등 및 척추

이점

- 흉추(몸통) 및 어깨의 가동범위를 늘린다.
- 어깨의 가동성과 안정성을 개선하여 몸 전체에 미치는 힘 전달의 역학적 효율성을 높인다. 또한 척추의 굽히기, 펴기 및 돌리기를 개선하고 모든 던지기, 밀기, 당기기, 노 젓기 및 오버헤드 동작에 직접적인 영향을 준다.
- 상부교차 증후군, 굽은 어깨, 과도한 척추후만증, 거북목 증후군, 하부교차 증후군, 비대칭 중심이동을 교정하는 데 도움을 주고 정적 자세와 동적 정렬을 개선한다.
- 운동 후 연부조직의 회복과 재생을 증진한다.

엄선된 운동 처방

- 누르고 떼기: 민감한 부위에 5~30초 동안 혹은 민감함이 사라질 때까지 압박을 가한다.
- 천천히 굴리기: 15~30초 동안 부드럽고 조심스럽게 굴린다.
- 교차시켜 문지르기 및 회전: 15~30초 동안 대상 부위에 원형 및 직각 움직임을 포함시켜 공 굴리기 방향에 변화를 준다.
- 관절(부위) 연결하기: 민감한 부위에 15~30초 동안 압박을 가하면서 느리고 부드럽고 조심스러운 움직임으로 몸통(척추) 펴기/굽히기 및/혹은 돌리기를 하고 견갑골 올리기/내리기 및 돌리기를 한다.
- 날숨에 중점을 두고 깊게 숨을 쉰다.

대상 부위

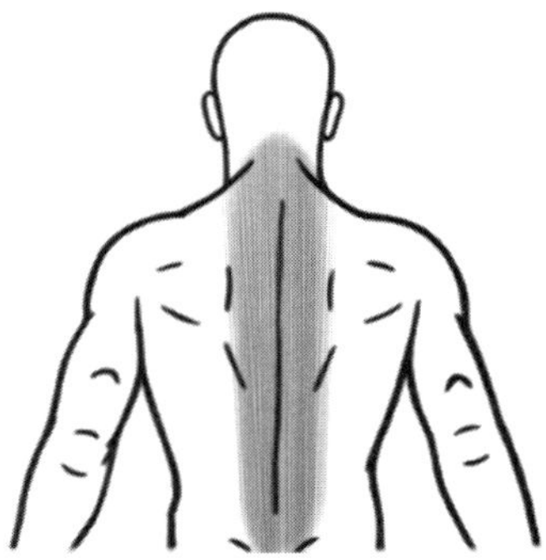

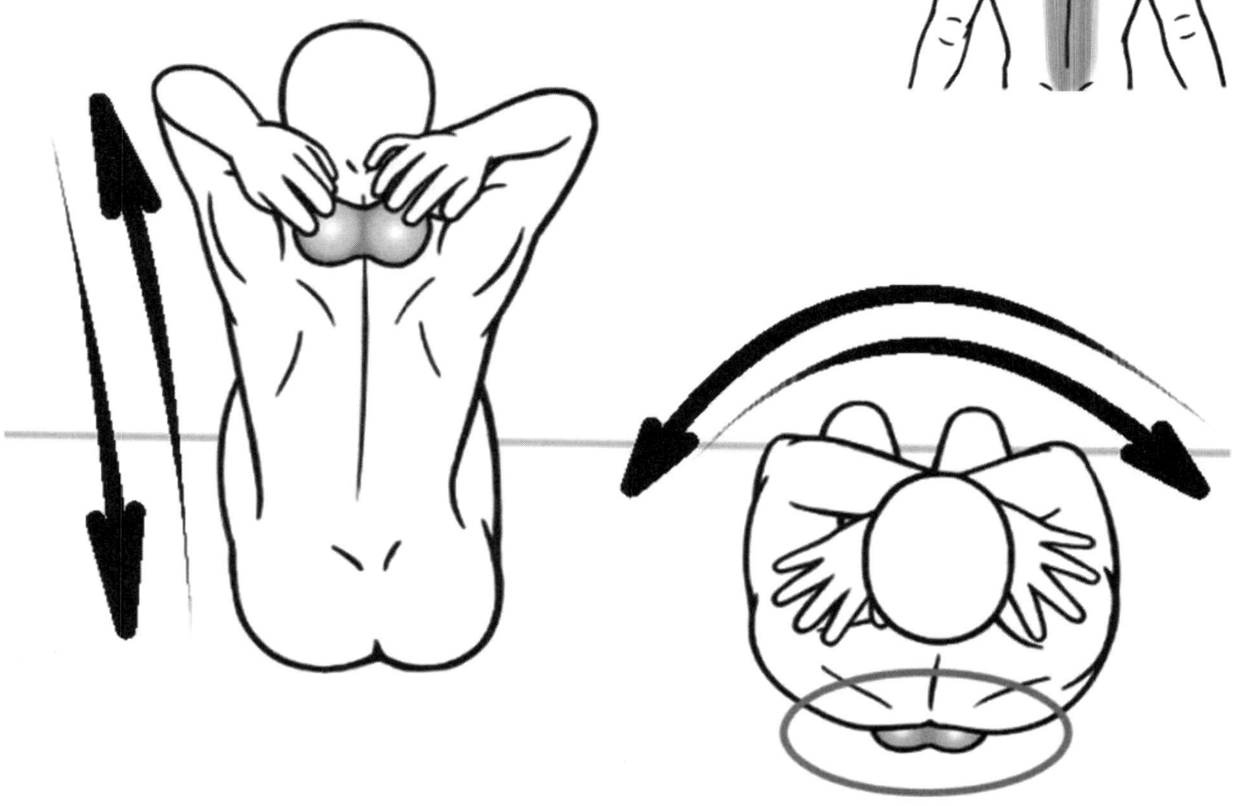

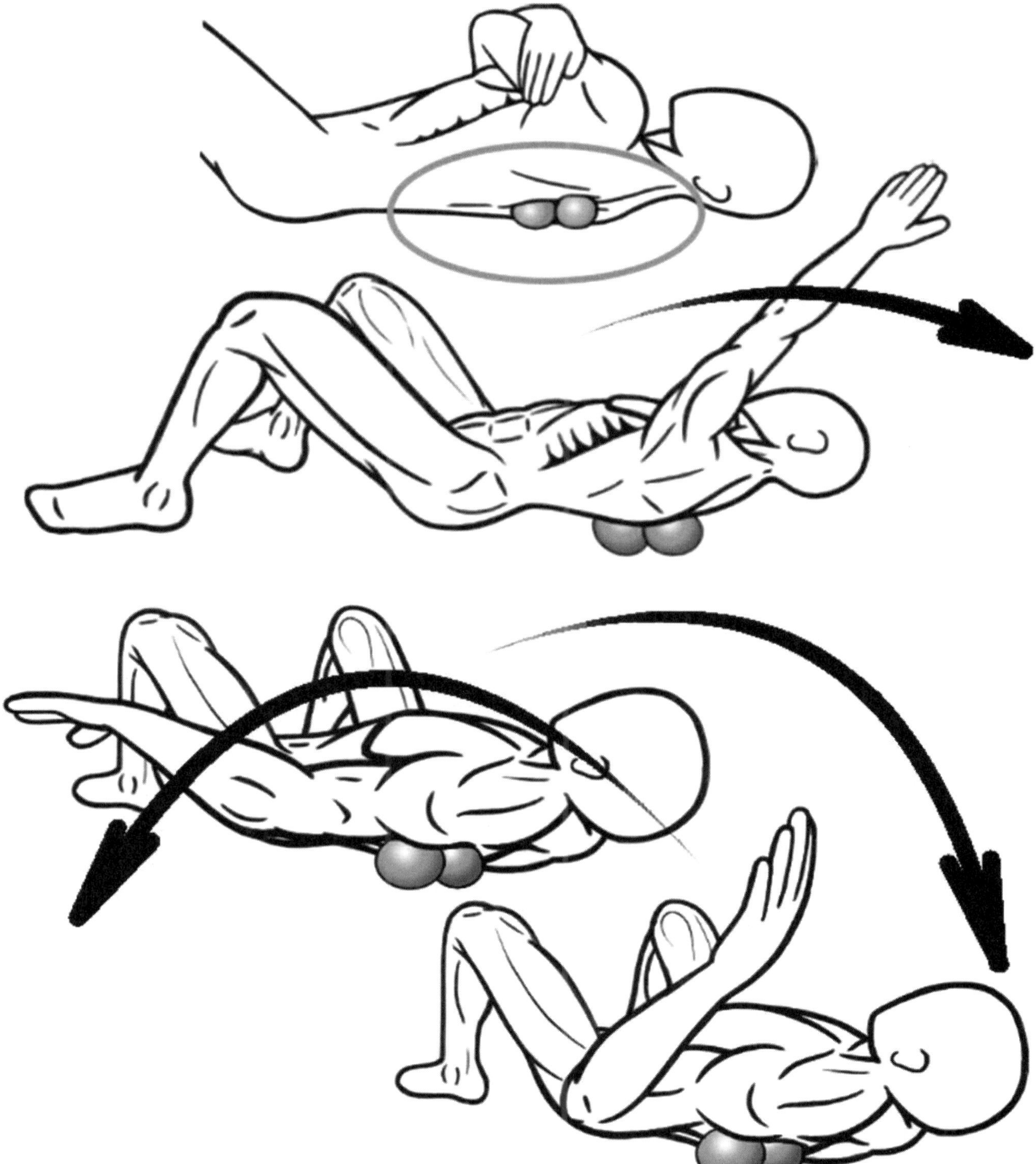

여러 개의 공으로 굴리기는 앞에서 소개한 모든 굴리기 테크닉의 단순한 진전이다.

<여러 개의 공으로 굴리기>

벽에 공을 대고 승모근 굴리기

어깨, 등, 경추 및 흉추

이점

- 척추(몸통/목)와 견갑대의 가동범위를 늘린다.
- 흉추(몸통) 및 경추(목)의 가동성 및 안정성을 개선하여 몸 전체에 미치는 힘 전달의 역학적 효율성을 높인다. 또한 척추의 굽히기, 펴기 및 돌리기를 개선하여 모든 던지기, 밀기, 당기기, 노 젓기 및 오버헤드 동작에 직접적인 영향을 준다.
- 상부교차 증후군, 과도한 척추후만증, 거북목 증후군, 익상견갑, 어깨 불균형, 어깨 충돌을 교정하는 데 도움을 주고 정적 자세와 동적 정렬을 개선한다.
- 운동 후 연부조직의 회복과 재생을 증진한다.

엄선된 운동 처방

- 누르고 떼기: 민감한 부위에 5~30초 동안 혹은 민감함이 사라질 때까지 압박을 가한다.
- 천천히 굴리기: 15~30초 동안 부드럽고 조심스럽게 굴린다.
- 교차시켜 문지르기 및 회전: 15~30초 동안 대상 부위에 원형 및 직각 움직임을 포함시켜 공 굴리기 방향에 변화를 준다.
- 관절(부위) 연결하기: 민감한 부위에 15~30초 동안 압박을 가하면서 느리고 부드럽고 조심스러운 움직임으로 척추, 몸통 및 목 펴기/굽히기 및/혹은 돌리기를 하고 견갑골 올리기/내리기 및 돌리기를 한다.
- 날숨에 중점을 두고 깊게 숨을 쉰다.

대상 부위

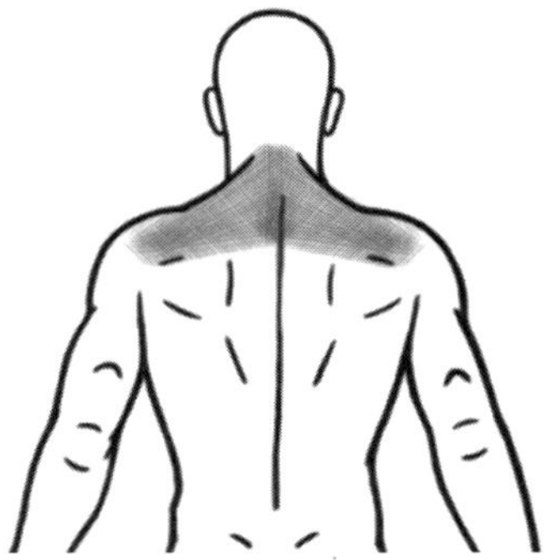

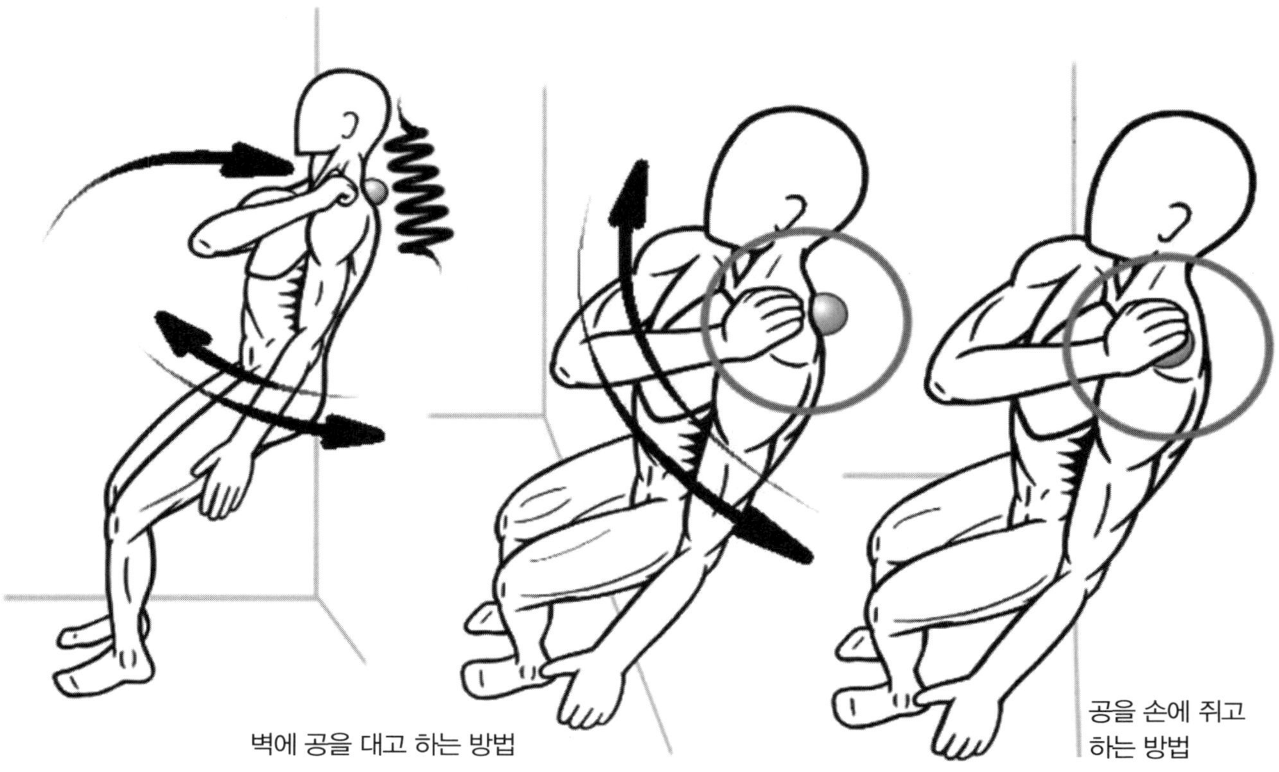

벽에 공을 대고 하는 방법

공을 손에 쥐고 하는 방법

공으로 사각근, 승모근 및 흉근 굴리기

첫째 늑골, 어깨 및 목

이점

- 경추(목/머리) 및 어깨의 가동범위를 늘린다.
- 척추(목) 및 어깨의 가동성 및 안정성을 개선하여 몸을 관통하는 힘 전달의 역학적 효율성을 높인다. 또한 던지기, 밀기, 당기기, 노 젓기 및 오버헤드 동작의 개선을 도와준다.
- 거북목 증후군, 상부교차 증후군, 과도한 척추후만증, 익상견갑, 어깨 불균형, 어깨 충돌을 교정하는 데 도움을 주고 정적 자세와 동적 정렬을 개선한다.
- 운동 후 연부조직의 회복과 재생을 증진한다.

엄선된 운동 처방

- 누르고 떼기: 민감한 부위에 5~30초 동안 혹은 민감함이 사라질 때까지 압박을 가한다.
- 천천히 굴리기: 15~30초 동안 부드럽고 조심스럽게 굴린다.
- 교차시켜 문지르기 및 회전: 15~30초 동안 대상 부위에 원형 및 직각 움직임을 포함시켜 공 굴리기 방향에 변화를 준다.
- 관절(부위) 연결하기: 민감한 부위에 15~30초 동안 압박을 가하면서 느리고 부드럽고 조심스러운 움직임으로 견갑골과 어깨 앞으로 당기기/뒤로 당기기 및/혹은 올리기/내리기를 하고 상완골(팔) 돌리기 및/혹은 펴기/굽히기를 한다.
- 날숨에 중점을 두고 깊게 숨을 쉰다.

대상 부위

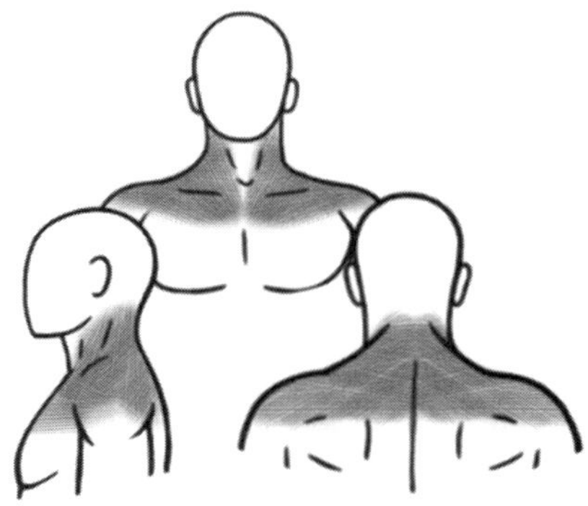

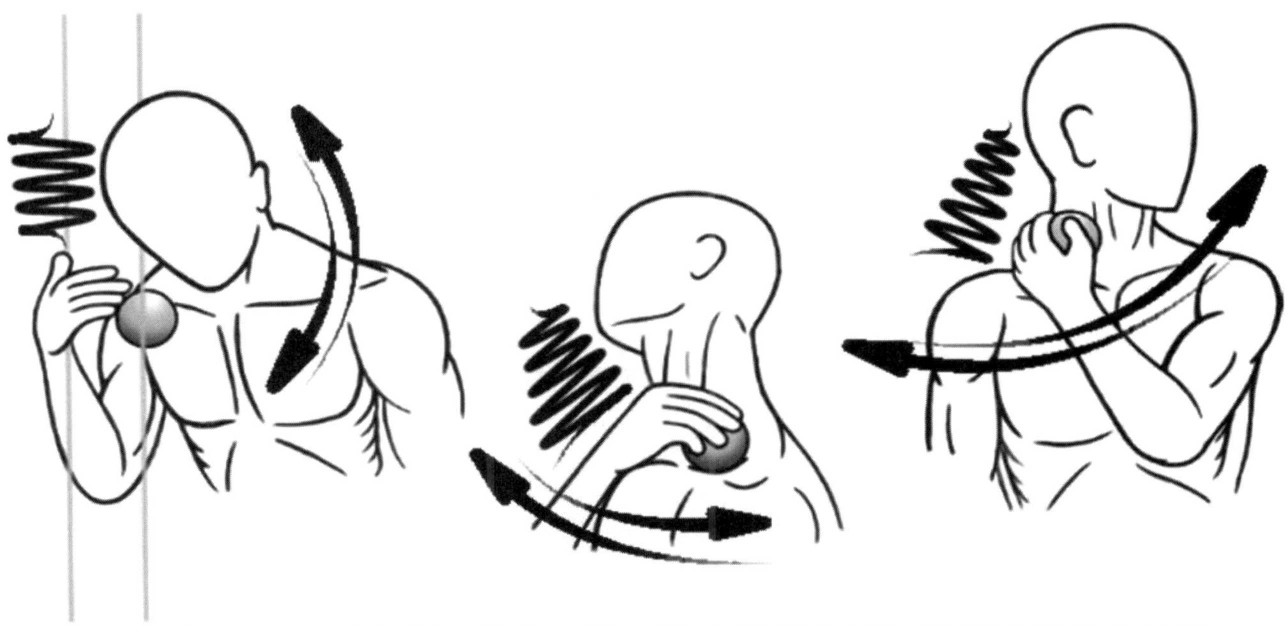

첫째 늑골에 연결된 연부조직을 움직여주는 것은 어깨와 흉추를 통한 가동성을 향상시킬 뿐 아니라 폐활량을 개선한다.

벽에 대고 하는 추가 굴리기 테크닉

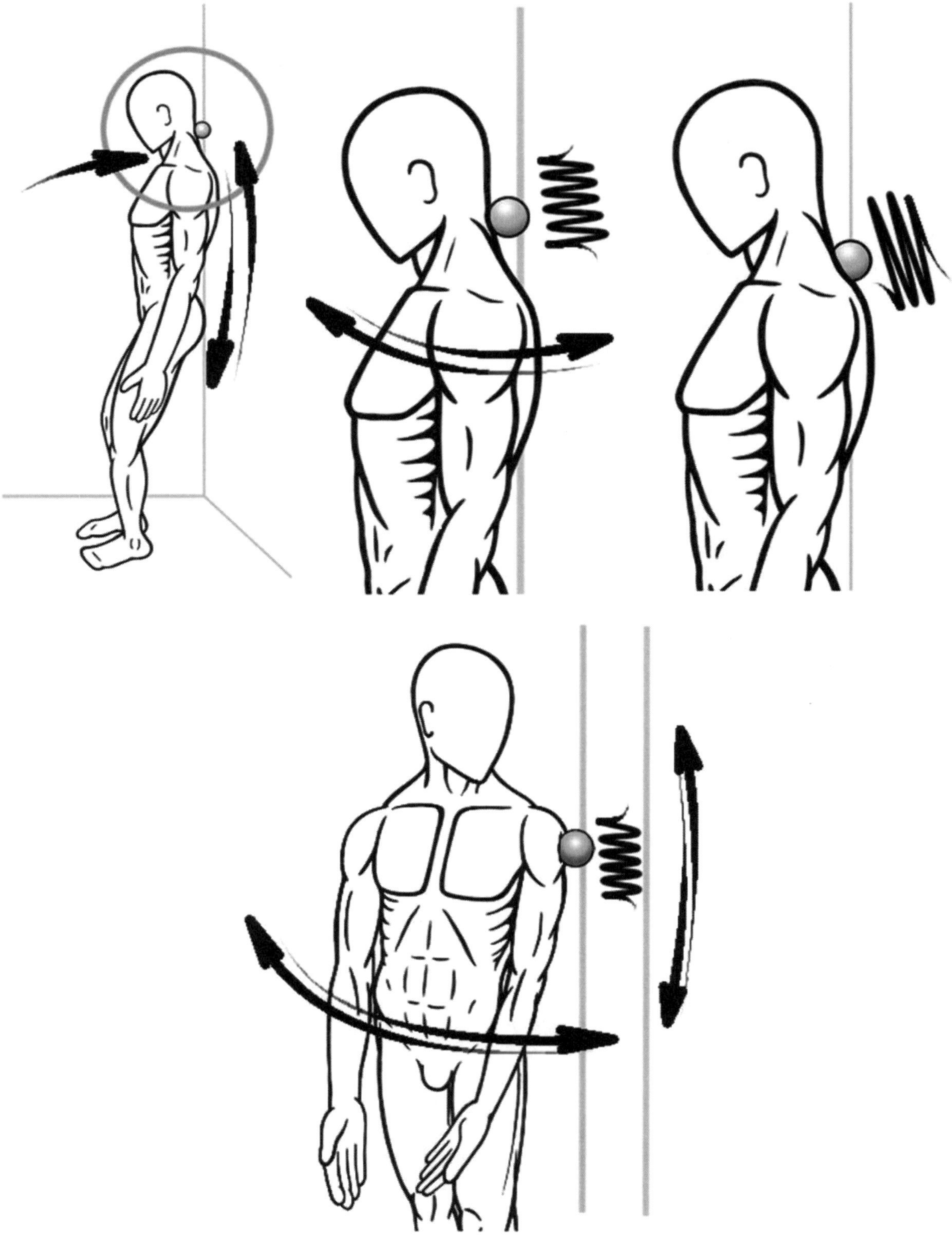

<후두 삼각근, 승모근 및 삼각근 굴리기 - 머리, 목 및 어깨>

벽에 대고 흉근 복합체 굴리기

가슴 및 어깨

이점

- 흉추(몸통) 및 어깨의 가동범위를 늘린다.
- 어깨의 가동성 및 안정성을 개선하여 흉추(몸통)와 팔을 관통하는 힘 전달의 역학적 효율성을 높인다. 또한 모든 던지기, 밀기, 당기기, 노 젓기 및 오버헤드 동작을 개선한다.
- 상부교차 증후군, 익상견갑, 과도한 척추후만증, 거북목 증후군, 익상견갑, 어깨 불균형, 어깨 충돌을 교정하는 데 도움을 주고 정적 자세와 동적 정렬을 개선한다.
- 운동 후 연부조직의 회복과 재생을 증진한다.

엄선된 운동 처방

- 누르고 떼기: 민감한 부위에 5~30초 동안 혹은 민감함이 사라질 때까지 압박을 가한다.
- 천천히 굴리기: 15~30초 동안 부드럽고 조심스럽게 굴린다.
- 교차시켜 문지르기 및 회전: 15~30초 동안 대상 부위에 원형 및 직각 움직임을 포함시켜 공 굴리기 방향에 변화를 준다.
- 관절(부위) 연결하기: 민감한 부위에 15~30초 동안 압박을 가하면서 느리고 부드럽고 조심스러운 움직임으로 견갑골 앞으로 당기기/뒤로 당기기 및/혹은 올리기/내리기를 하고 어깨 내/외 회전을 한다.
- 날숨에 중점을 두고 깊게 숨을 쉰다.

대상 부위

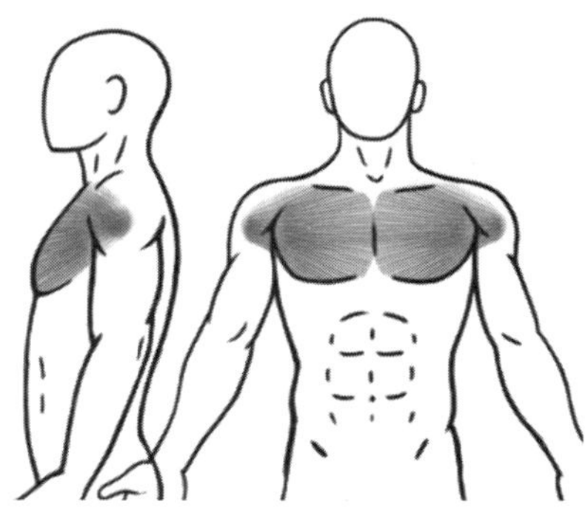

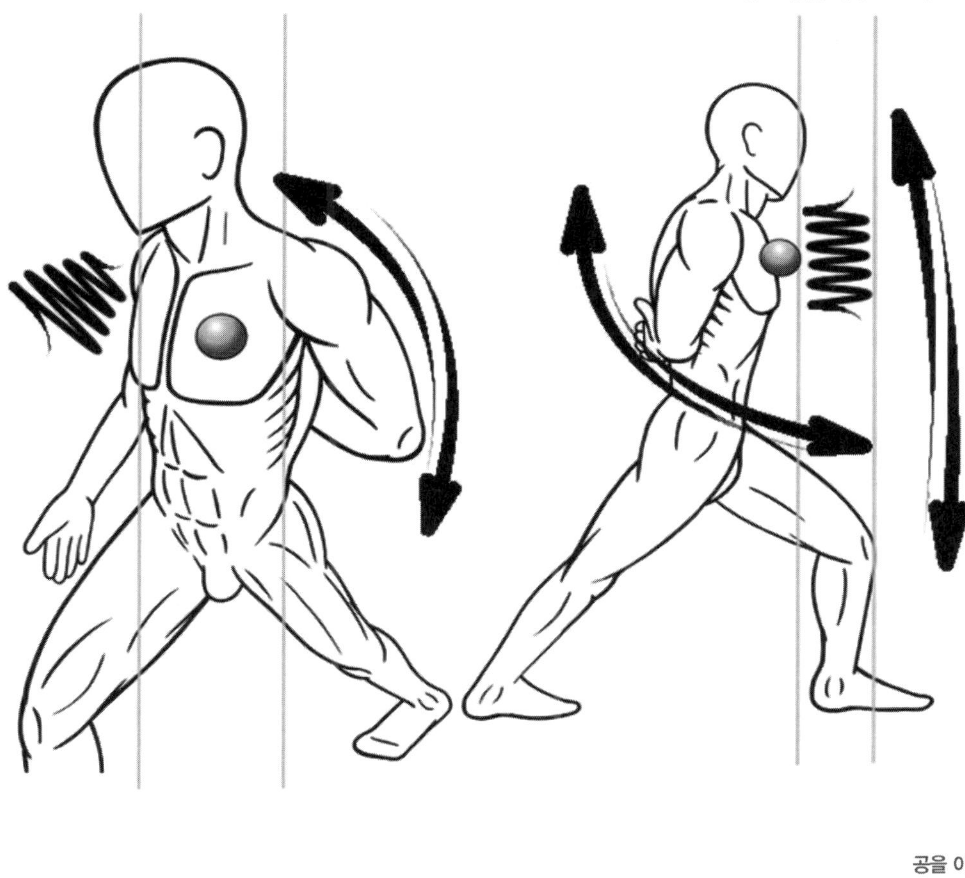

공으로 이두근 및 삼두근 굴리기

팔

이점

- 팔꿈치와 어깨의 가동범위를 늘린다.
- 어깨와 팔의 가동성과 힘을 개선하고 던지기, 밀기, 당기기 및 오버헤드 동작의 역학적 효율성을 높이는 데에도 도움을 준다. 던지기 동작의 정확도 향상에 기여한다.
- 익상견갑, 어깨 불균형, 어깨 충돌을 교정하는 데 도움을 주고 정적 자세와 동적 정렬을 개선한다.
- 운동 후 연부조직의 회복과 재생을 증진한다.

엄선된 운동 처방

- 누르고 떼기: 민감한 부위에 5~30초 동안 혹은 민감함이 사라질 때까지 압박을 가한다.
- 천천히 굴리기: 15~30초 동안 부드럽고 조심스럽게 굴린다.
- 교차시켜 문지르기 및 회전: 15~30초 동안 대상 부위에 원형 및 직각 움직임을 포함시켜 공 굴리기 방향에 변화를 준다.
- 관절(부위) 연결하기: 민감한 부위에 15~30초 동안 압박을 가하면서 느리고 부드럽고 조심스러운 움직임으로 팔꿈치 굽히기/펴기를 한다.
- 날숨에 중점을 두고 깊게 숨을 쉰다.

대상 부위

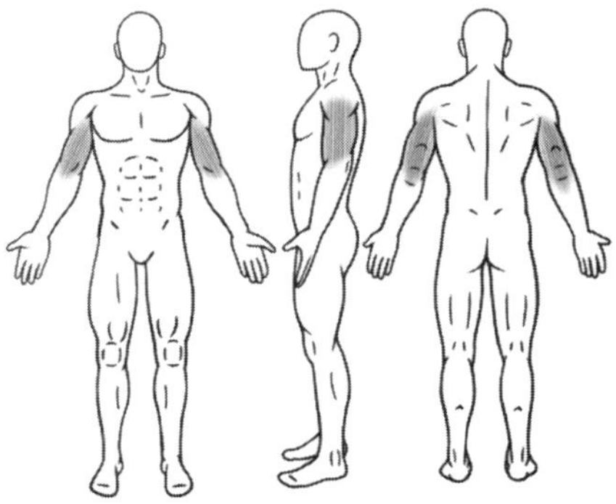

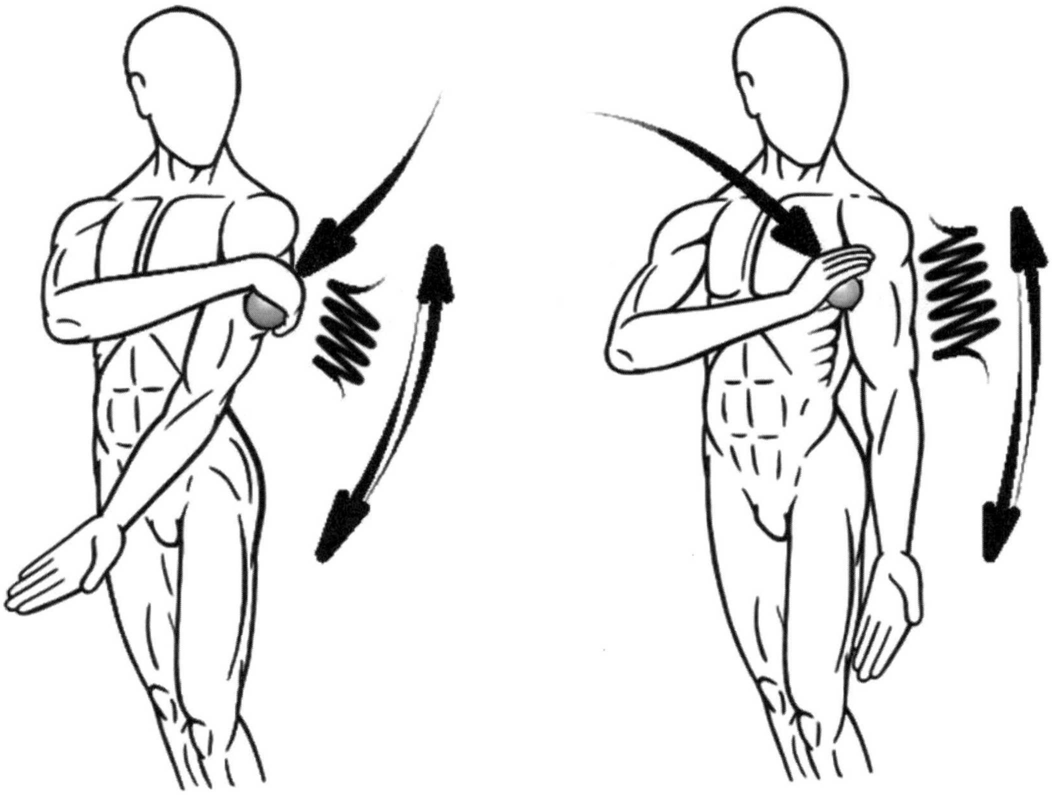

전완을 외전한 상태에서 그리고 내전한 상태에서 공으로 굴리기

팔뚝

이점

- 팔꿈치와 손목의 가동범위를 늘린다.
- 손목과 팔의 가동성과 힘을 개선하고 던지기, 밀기, 당기기 및 오버헤드 동작의 역학적 효율성을 높이는 데에도 도움을 준다.
- 던지기 동작의 정확도 향상에 기여한다.
- 테니스 엘보 및 건염을 교정하는 데 도움을 줄 뿐만 아니라 정적 자세와 동적 정렬을 개선하기도 한다.
- 운동 후 연부조직의 회복과 재생을 증진한다.

엄선된 운동 처방

- 누르고 떼기: 민감한 부위에 5~30초 동안 혹은 민감함이 사라질 때까지 압박을 가한다.
- 천천히 굴리기: 15~30초 동안 부드럽고 조심스럽게 굴린다.
- 교차시켜 문지르기 및 회전: 15~30초 동안 대상 부위에 원형 및 직각 움직임을 포함시켜 공 굴리기 방향에 변화를 준다.
- 관절(부위) 연결하기: 민감한 부위에 15~30초 동안 압박을 가하면서 느리고 부드럽고 조심스러운 움직임으로 손목 굽히기/펴기 및 돌리기를 한다.
- 날숨에 중점을 두고 깊게 숨을 쉰다.

대상 부위

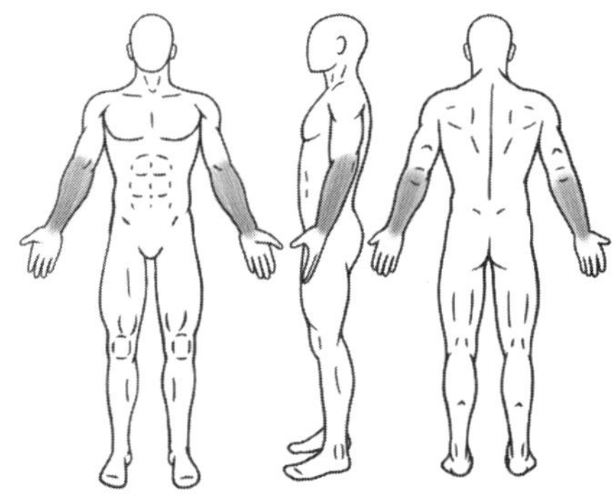

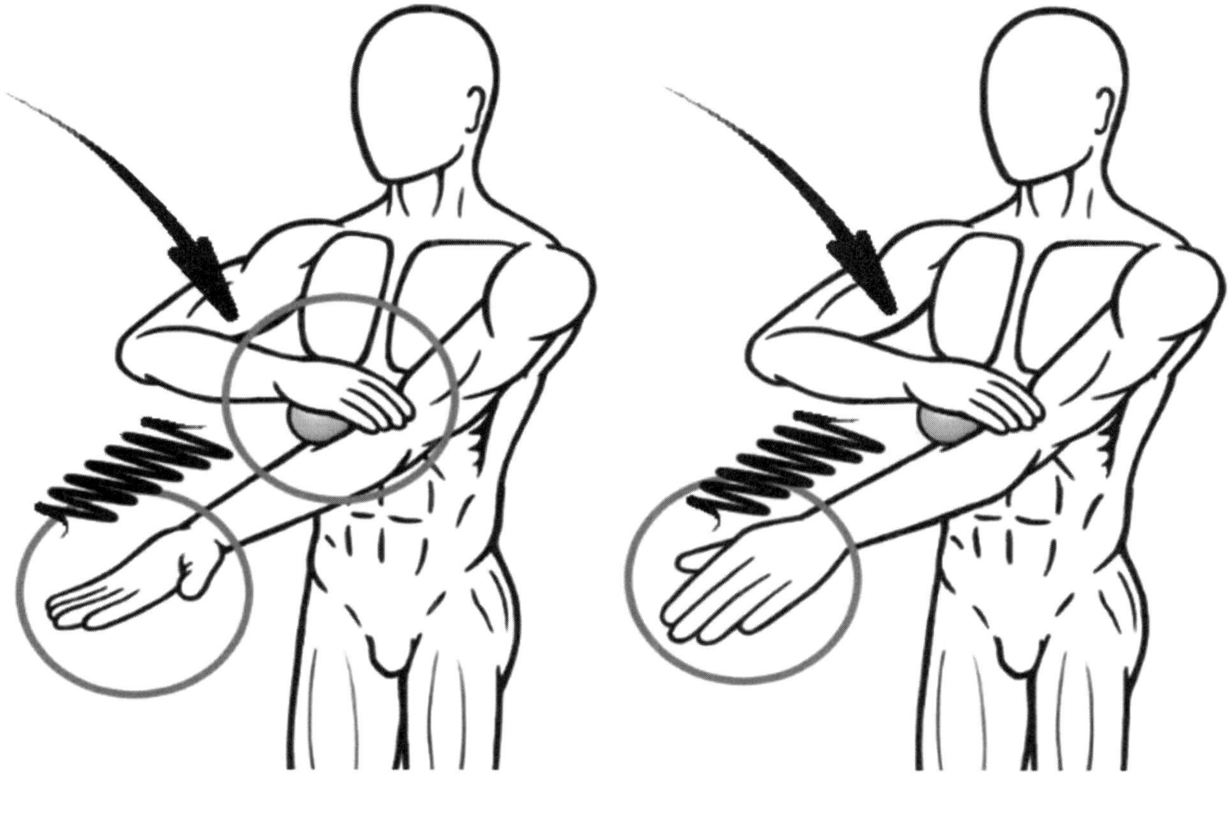

바벨 굴리기

내재근의 바벨 굴리기

발

이점

- 발, 발목 및 보행주기의 가동범위를 늘린다.
- 발목과 발에서 지면으로 이어지는 힘의 전달과 협응을 개선하는데 이는 스쿼트, 힙 힌지, 런지, 점프, 달리기의 역학적 효율성 증진으로 이어진다.
- 회내 비틀림 증후군, 무릎 외반증, 하부교차 증후군, 엉덩이 기억 상실증, 사두근 우세증, 장경인대 증후군, 슬개대퇴 통증 증후군(무릎), 슬개대퇴 활주 증후군(무릎), 비대칭 중심이동을 교정하는 데 도움을 주고 정적 자세와 동적 정렬을 개선한다.
- 운동 후 연부조직의 회복과 재생을 증진한다.

엄선된 운동 처방

- 누르고 떼기: 민감한 부위에 5~30초 동안 혹은 민감함이 사라질 때까지 압박을 가한다.
- 천천히 굴리기: 15~30초 동안 부드럽고 조심스럽게 굴린다.
- 교차시켜 문지르기: 15~30초 동안 2~3초마다 한 번씩 발을 (좌우로) 돌린다.
- 관절(부위) 연결하기: 15~30초 동안 압박을 가하면서 천천히 발가락 굽히기/펴기를 하고 발을 오므린다.
- 활성화 운동: 빠르게 굴리기. 빠르게 굴리기 테크닉을 사용해서 운동 전에 15~30초 동안 고유수용감각을 자극한다.
- 날숨에 중점을 두고 깊게 숨을 쉰다.

대상 부위

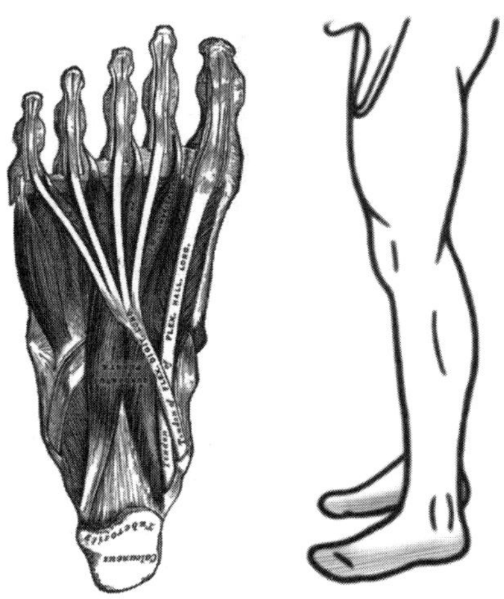

헨리 반다이크 카터의 그림: 왼쪽

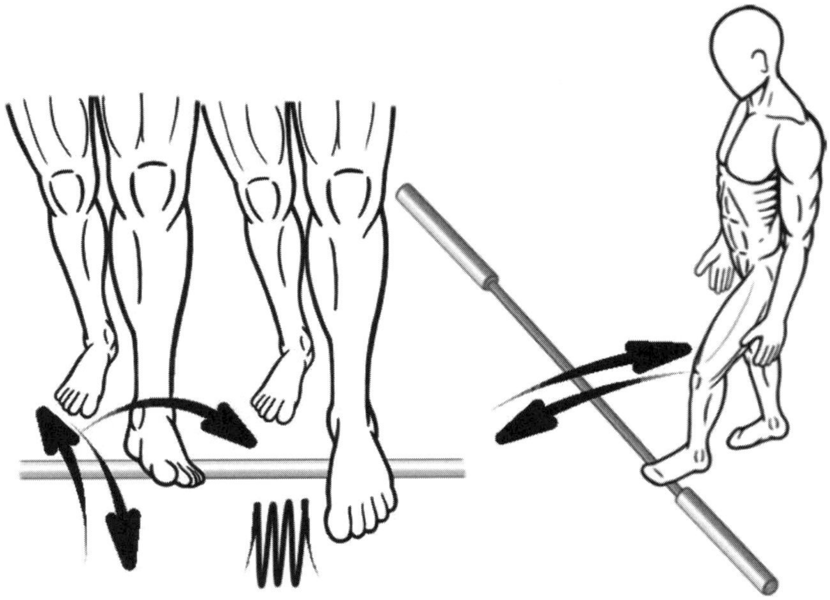

<내재근의 바벨 굴리기>

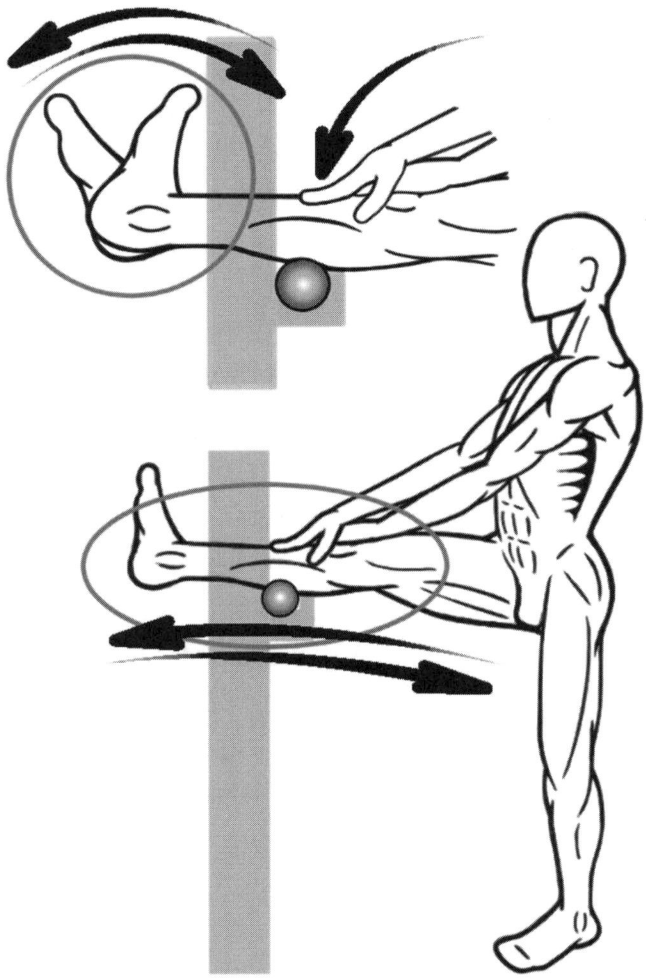

<아킬레스건 및 종아리 근육 굴리기>

슬와근, 비복근, 가자미근, 비골근 및 아킬레스건의 바벨 굴리기

종아리

이점

- 발목, 무릎 및 보행주기의 가동범위를 늘린다.
- 고관절에서 발목/발을 거쳐 지면으로 이어지는 힘의 전달과 협응을 개선하는데 이는 스쿼트, 힙 힌지, 런지, 점프, 달리기 및 서 있을 때의 역학적 효율성 증진으로 이어진다.
- 회내 비틀림 증후군, 무릎 외반증, 엉덩이 기억 상실증, 슬개대퇴 활주 증후군(무릎), 슬개대퇴 통증 증후군(무릎 통증), 척추전만, 비대칭 중심이동을 교정하는 데 도움을 주고 정적 자세와 동적 정렬을 개선한다.
- 운동 후 연부조직의 회복과 재생을 증진한다.

엄선된 운동 처방

- 누르고 떼기: 민감한 부위에 5~30초 동안 혹은 민감함이 사라질 때까지 압박을 가한다.
- 천천히 굴리기: 15~30초 동안 부드럽고 조심스럽게 굴린다.
- 교차시켜 문지르기: 굴리기를 하면서 종아리를 좌우로 돌린다. 15~30초 동안 2~3초에 한 번씩 문지른다.
- 관절(부위) 연결하기: 민감한 부위에 15~30초 동안 압박을 가하면서 느리고 부드럽고 조심스러운 움직임으로 천천히 발목/발 굽히기/펴기 및 돌리기를 한다.
- 날숨에 중점을 두고 깊게 숨을 쉰다.

대상 부위

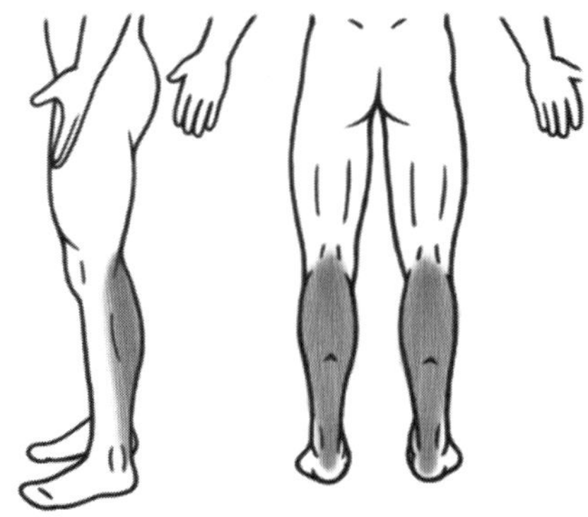

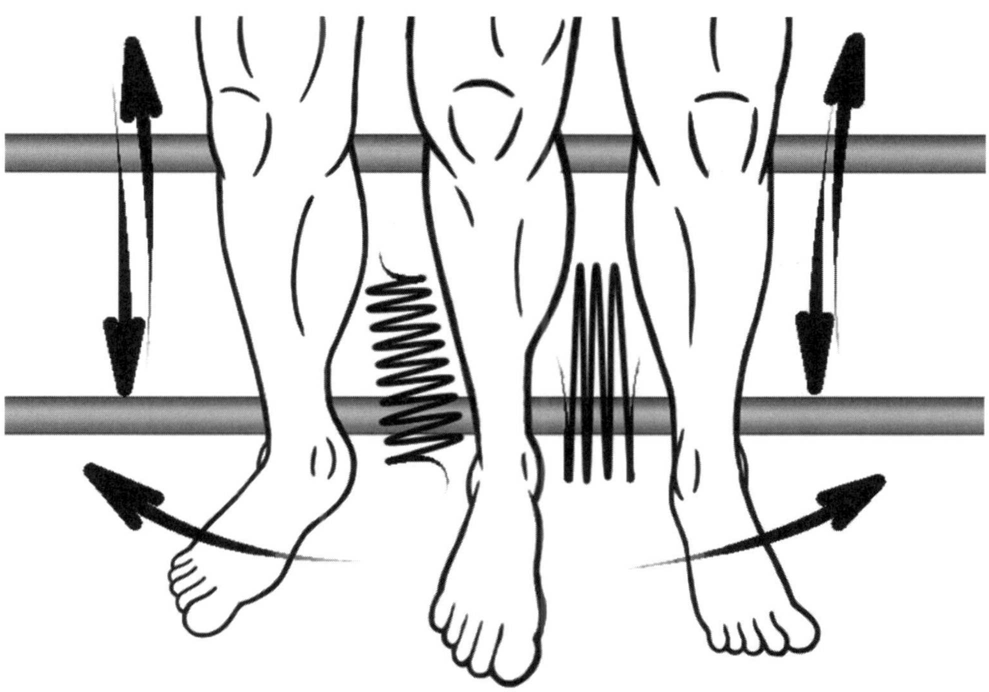

<위에서 내려다 본 종아리 바벨 굴리기>

햄스트링 바벨 굴리기

다리 후면

이점

- 후면 근육, 특히 무릎의 후경 근육과 보행주기의 가동범위를 늘린다.
- 후면 근육을 관통하는 힘의 전달을 도와주고 무릎과 고관절 복합체의 안정성, 통합 및 협응을 개선하는데 이는 스쿼트, 힙 힌지, 런지, 점프, 달리기 및 서 있을 때의 역학적 효율성 증진으로 이어진다.
- 회내 비틀림 증후군, 무릎 외반증, 사두근 우세증, 슬개대퇴 통증 증후군(무릎 통증), 슬개대퇴 활주 증후군, 척추전만증, 비대칭 중심이동을 교정하는 데 도움을 주고 정적 자세와 동적 정렬을 개선한다.
- 운동 후 연부조직의 회복과 재생을 증진한다.

엄선된 운동 처방

- 누르고 떼기: 민감한 부위에 5~30초 동안 혹은 민감함이 사라질 때까지 압박을 가한다.
- 천천히 굴리기: 15~30초 동안 부드럽고 조심스럽게 굴린다.
- 교차시켜 문지르기: 햄스트링 위에 굴리면서 대퇴골(허벅지)을 좌우로 돌린다. 15~30초 동안 2~3초에 한 번씩 문지른다.
- 관절(부위) 연결하기: 민감한 부위에 15~30초 동안 압박을 가하면서 느리고 부드럽고 조심스러운 움직임으로 천천히 무릎 굽히기/펴기를 한다.
- 날숨에 중점을 두고 깊게 숨을 쉰다.

대상 부위

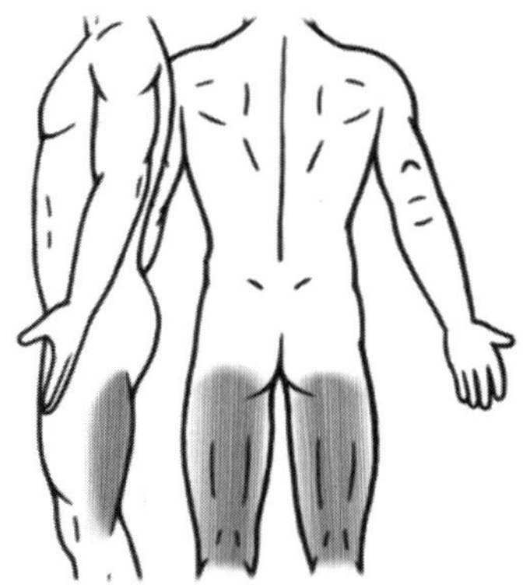

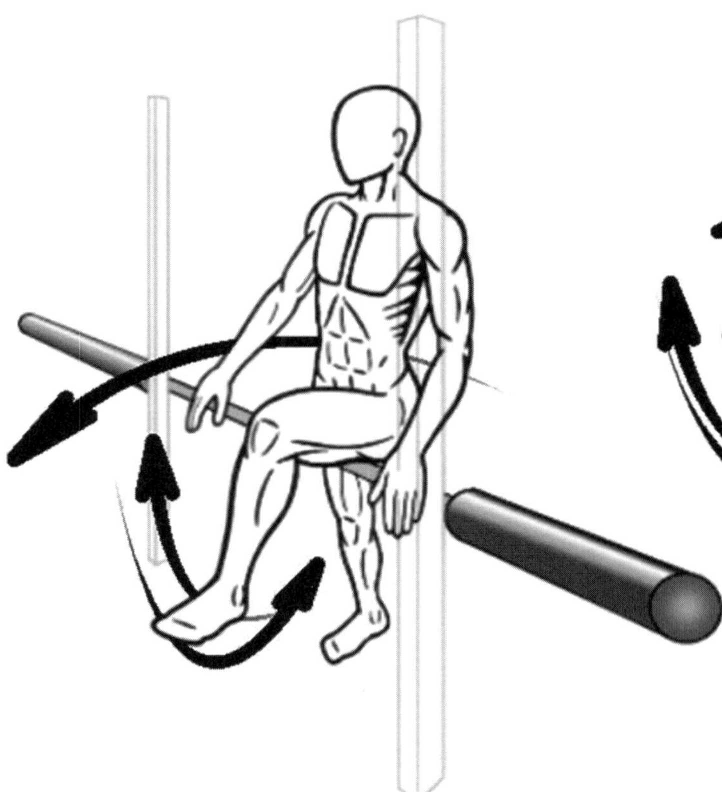

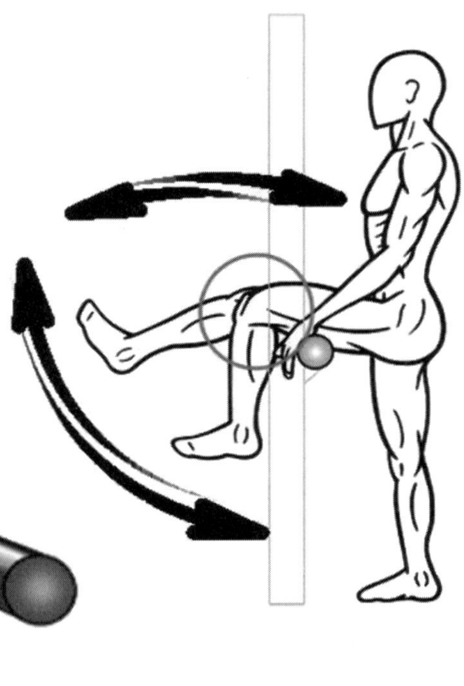

내전근 복합체의 바벨 굴리기

서혜부(사타구니)

이점

- 고관절의 신전, 외회전 및 벌리기의 가동범위를 늘린다.
- 고관절의 가동성을 개선하는데 이는 스쿼트, 런지, 점프 및 달리기를 포함하는 동작의 역학적 효율성을 증진한다.
- 무릎 외반증, 회내 비틀림 증후군, 슬개대퇴 통증 증후군(무릎 통증), 슬개대퇴 활주 증후군(무릎), 장경인대 증후군, 척추전만증, 비대칭 중심이동을 교정하는 데 도움을 주고 정적 자세와 동적 정렬을 개선한다.
- 운동 후 연부조직의 회복과 재생을 증진한다.

엄선된 운동 처방

- 누르고 떼기: 민감한 부위에 5~30초 동안 혹은 민감함이 사라질 때까지 압박을 가한다.
- 천천히 굴리기: 15~30초 동안 부드럽고 조심스럽게 굴린다.
- 관절(부위) 연결하기: 민감한 부위에 15~30초 동안 압박을 가하면서 느리고 부드럽고 조심스러운 움직임으로 천천히 무릎 굽히기/펴기 및/혹은 대퇴골(허벅지) 돌리기를 한다.
- 날숨에 중점을 두고 깊게 숨을 쉰다.

대상 부위

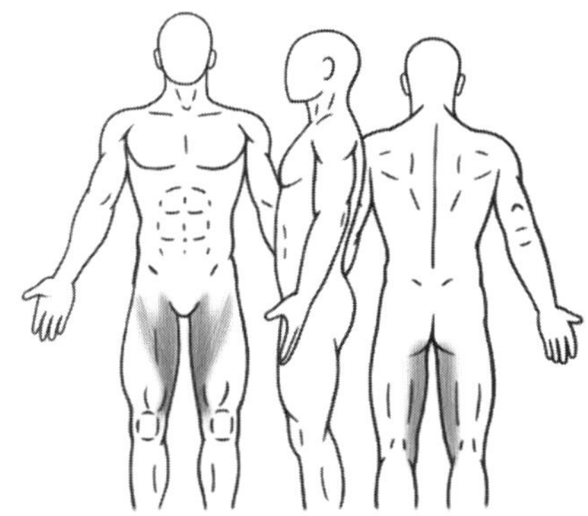

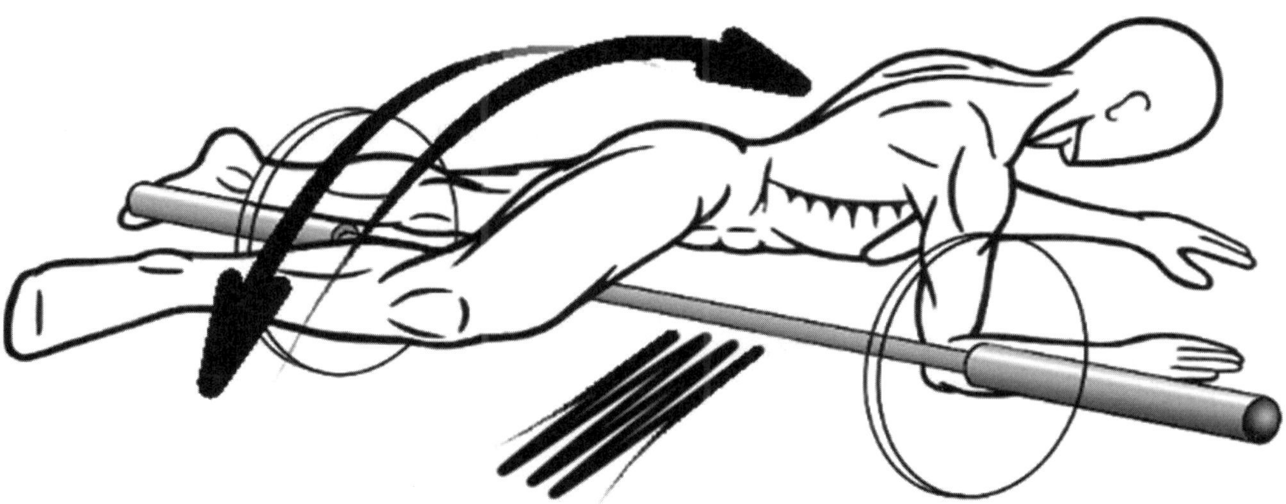

대퇴근막장근(TFL)의 바벨 굴리기

표면 고관절 굴곡근

이점

- 고관절의 신전, 내/외 회전 및 내전의 가동범위를 늘린다.
- 가동성을 개선하고 스쿼트, 런지, 점프 및 달리기에서 동작 효율성을 증진한다.
- 증후군, 경미한 요통, 하부교차 증후군, 회내 비틀림 증후군, 사두근 우세증, 비대칭 중심이동, 척추전만, 슬개대퇴 통증 증후군(무릎 통증), 슬개대퇴 활주 증후군(무릎)을 교정하는 데 도움을 주고 정적 자세와 동적 정렬을 개선한다.
- 운동 후 연부조직의 회복과 재생을 증진한다.

엄선된 운동 처방

- 누르고 떼기: 민감한 부위에 5~30초 동안 혹은 민감함이 사라질 때까지 압박을 가한다.
- 천천히 굴리기: 15~30초 동안 부드럽고 조심스럽게 굴린다.
- 관절(부위) 연결하기: 민감한 부위에 15~30초 동안 압박을 가하면서 느리고 부드럽고 조심스러운 움직임으로 골반 돌리기 및/혹은 대퇴골(허벅지) 굽히기/펴기를 천천히 한다.
- 날숨에 중점을 두고 깊게 숨을 쉰다.

대상 부위

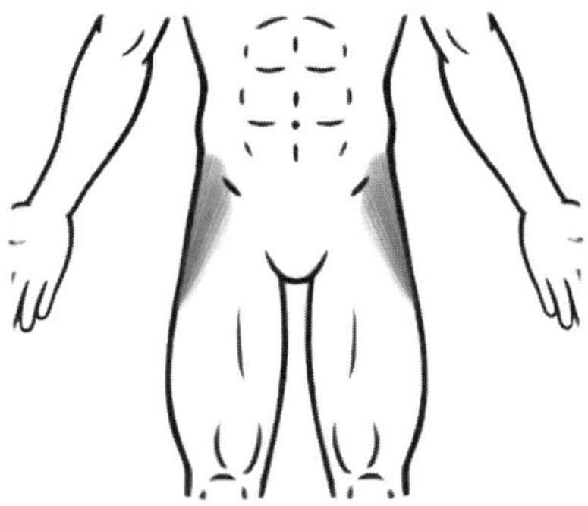

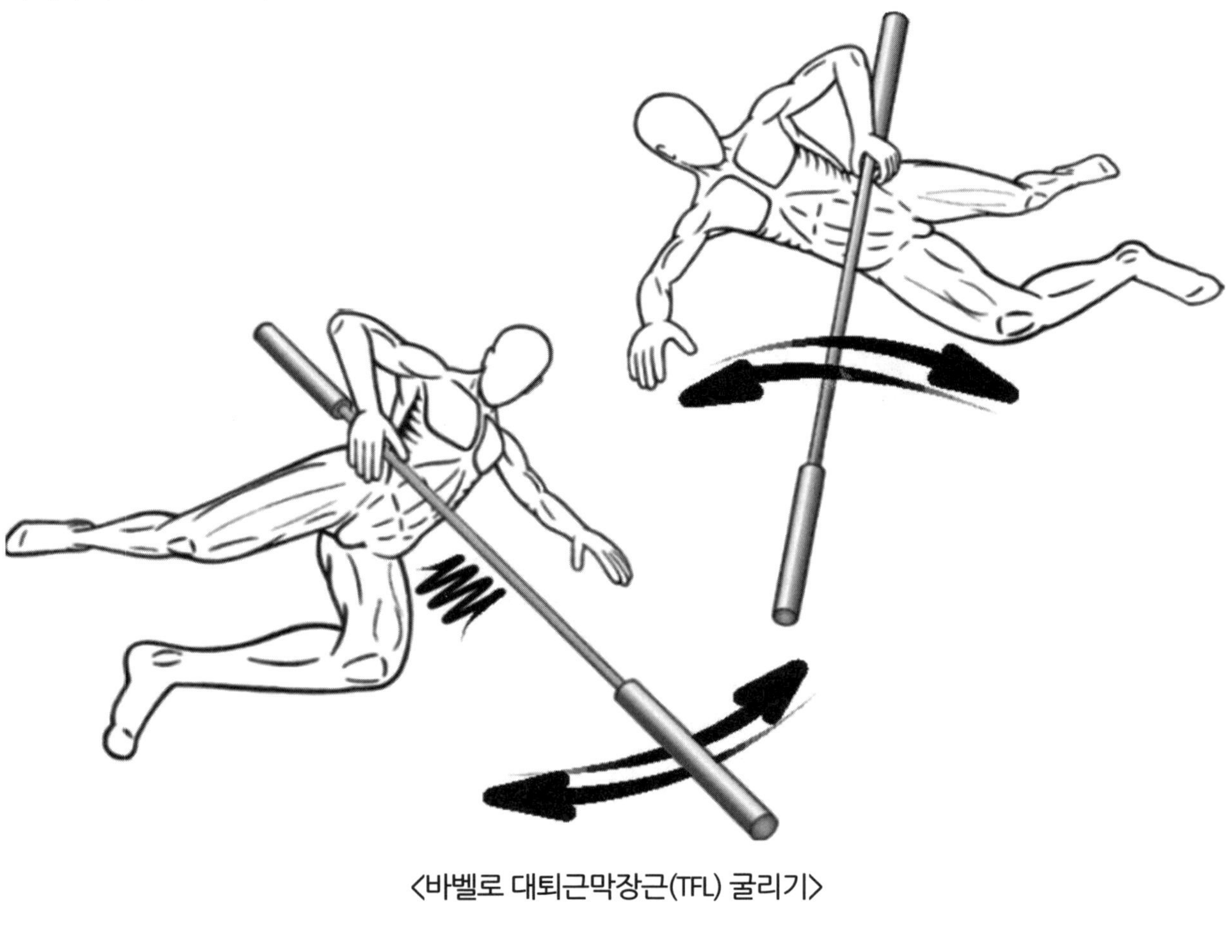

〈바벨로 대퇴근막장근(TFL) 굴리기〉

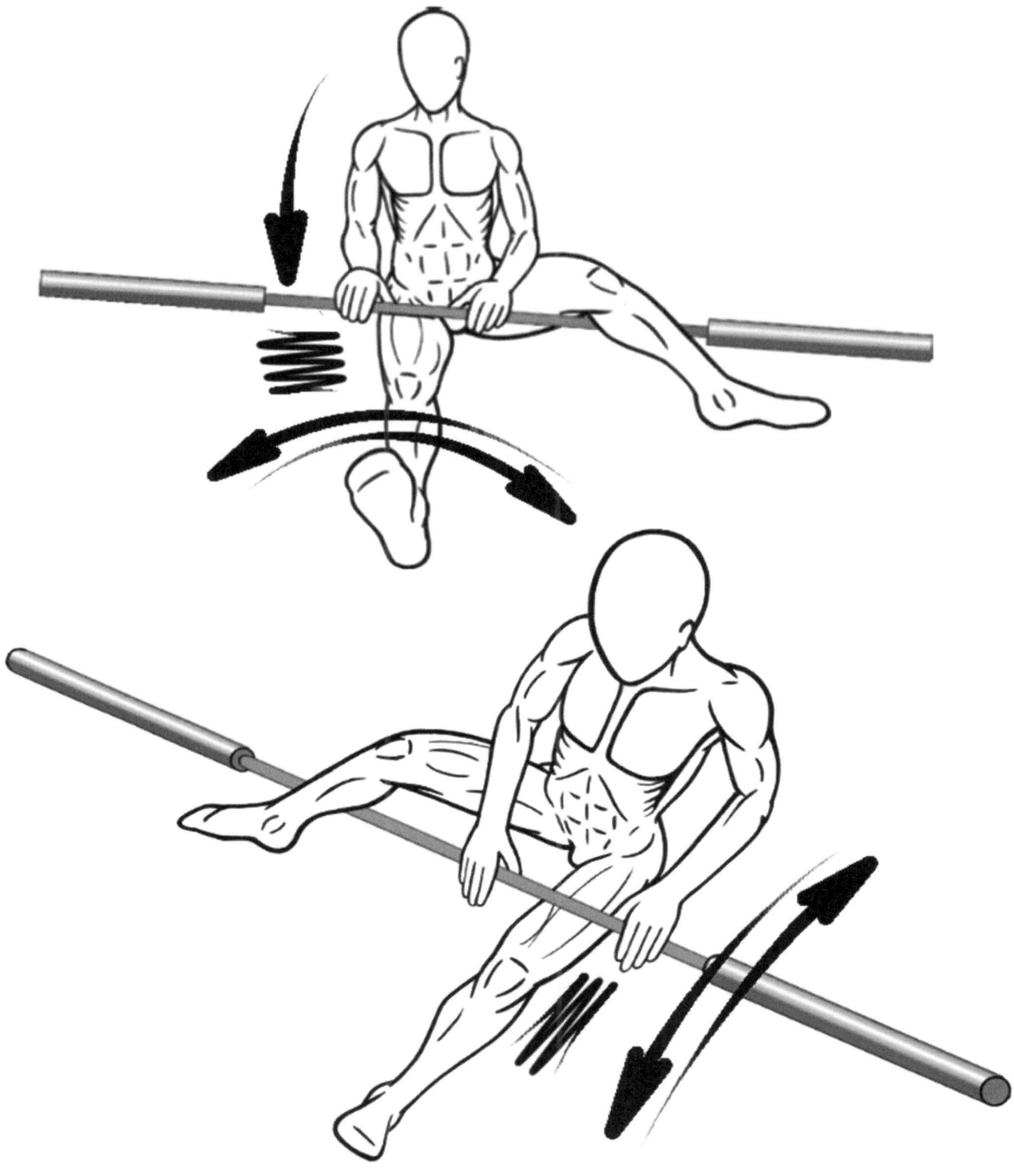

<바벨로 대퇴부 사두근 굴리기>

대퇴사두근의 바벨 굴리기

다리 전방

이점

- 슬개대퇴관절(무릎)의 이동을 개선하고 스쿼트, 런지, 점프, 달리기를 포함한 많은 동작의 역학적 효율성을 증진한다.
- 슬개대퇴 통증 증후군(무릎 통증), 슬개대퇴 활주 증후군(무릎), 장경인대 증후군, 사두근 우세증, 회내 비틀림 증후군, 무릎 외반증, 하부교차 증후군, 비대칭 중심이동, 척추전만을 교정하는 데 도움을 주고 정적 자세와 동적 정렬을 개선한다.
- 운동 후 연부조직의 회복과 재생을 증진한다.

엄선된 운동 처방

- 누르고 떼기: 민감한 부위에 5~30초 동안 혹은 민감함이 사라질 때까지 압박을 가한다.
- 천천히 굴리기: 15~30초 동안 부드럽고 조심스럽게 굴린다.
- 관절(부위) 연결하기: 민감한 부위에 15~30초 동안 압박을 가하면서 느리고 부드럽고 조심스러운 움직임으로 무릎 굽히기/펴기 및/혹은 대퇴골(허벅지) 회전을 천천히 한다.
- 날숨에 중점을 두고 깊게 숨을 쉰다.

대상 부위

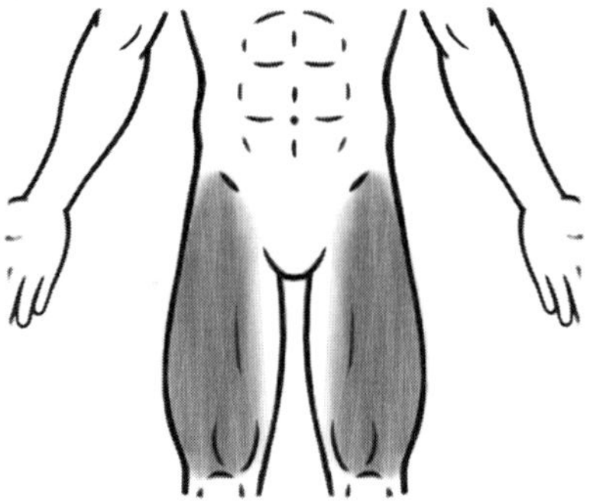

사각근 및 상승모근의 바벨 굴리기

어깨 및 목

이점

- 흉추 및 경추(몸통/목) 그리고 어깨의 가동범위를 늘린다.
- 몸통, 목 및 어깨의 가동성과 통합을 개선하는데 이는 몸을 관통하는 힘 전달의 역학적 효율성을 증진한다. 또한 던지기, 밀기, 당기기, 노 젓기 및 오버헤드(머리 위쪽) 동작을 개선하는 데 도움을 준다.
- 거북목 증후군, 상부교차 증후군, 과도한 척추후만증, 익상견갑, 어깨 불균형, 어깨 충돌을 교정하는 데 도움을 주고 정적 자세와 동적 정렬을 개선한다.
- 운동 후 연부조직의 회복과 재생을 증진한다.

엄선된 운동 처방

- 누르고 떼기: 민감한 부위에 5~30초 동안 혹은 민감함이 사라질 때까지 압박을 가한다.
- 천천히 굴리기: 15~30초 동안 부드럽고 조심스럽게 굴린다.
- 관절(부위) 연결하기: 민감한 부위에 15~30초 동안 압박을 가하면서 느리고 부드럽고 조심스러운 움직임으로 경추(목) 돌리기 및 굽히기/펴기를 하고 견갑골과 어깨 앞으로 당기기/뒤로 당기기 및/혹은 올리기/내리기를 천천히 한다.
- 날숨에 중점을 두고 깊게 숨을 쉰다.

대상 부위

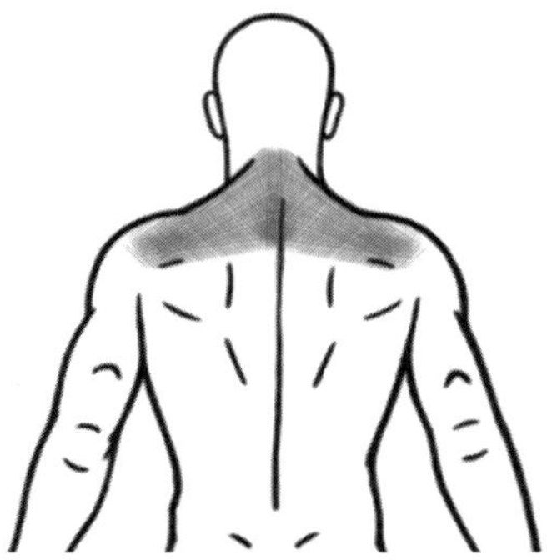

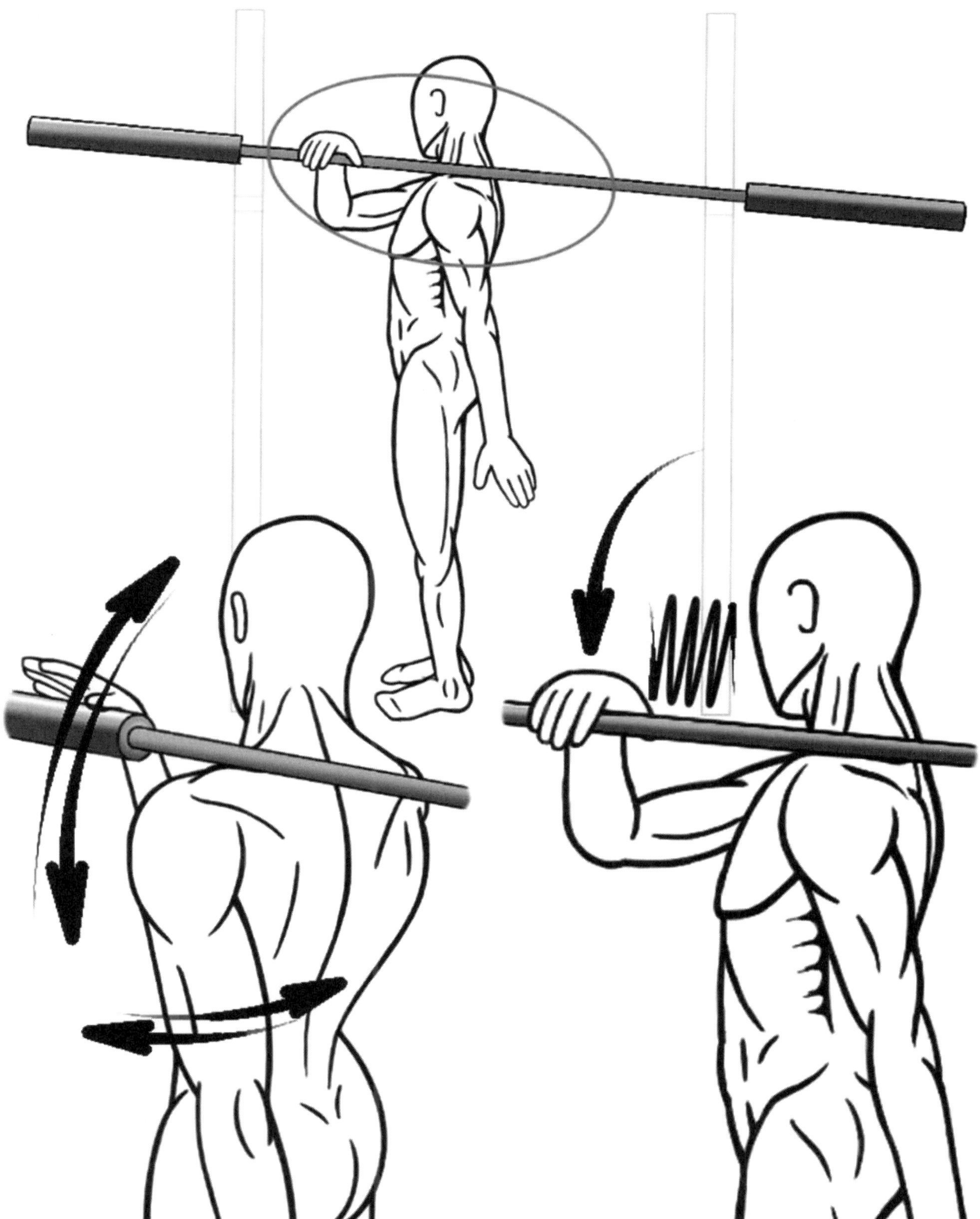

<바벨로 사각근 및 승모근 굴리기>

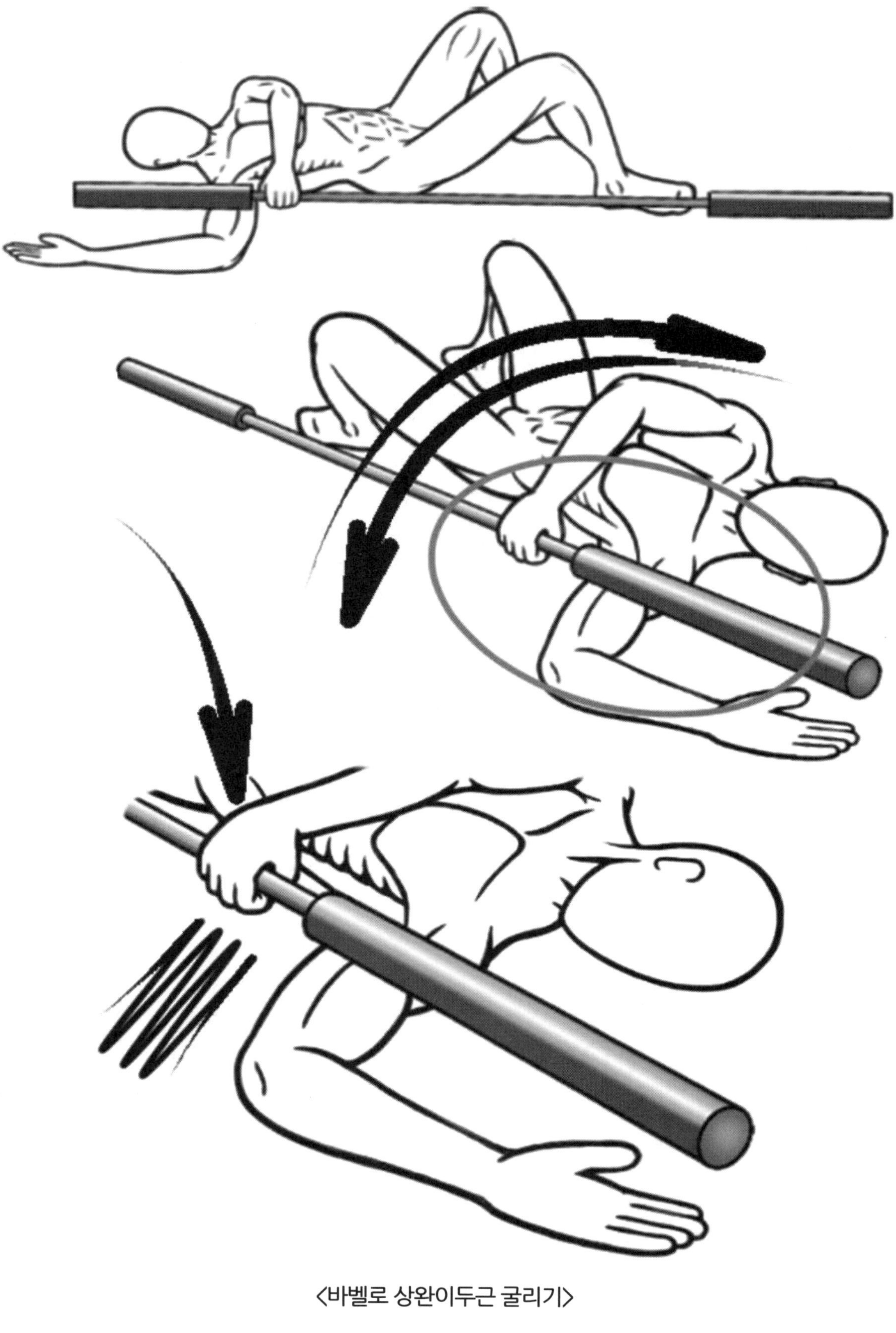

〈바벨로 상완이두근 굴리기〉

상완이두근의 바벨 굴리기

팔

이점

- 팔꿈치와 어깨의 가동범위를 늘린다.
- 어깨와 팔의 가동성과 힘을 개선하고 던지기, 밀기, 당기기 및 오버헤드 동작의 역학적 효율성을 개선하는 데 도움을 준다.
- 던지기 동작의 정확도 향상에 기여한다.
- 상부교차 증후군, 과도한 척추후만증, 익상견갑, 어깨 충돌을 교정하는 데 도움을 주고 정적 자세와 동적 정렬을 개선한다.
- 운동 후 연부조직의 회복과 재생을 증진한다.

엄선된 운동 처방

- 누르고 떼기: 민감한 부위에 5~30초 동안 혹은 민감함이 사라질 때까지 압박을 가한다.
- 천천히 굴리기: 15~30초 동안 부드럽고 조심스럽게 굴린다.
- 관절(부위) 연결하기: 민감한 부위에 15~30초 동안 압박을 가하면서 느리고 부드럽고 조심스러운 움직임으로 팔꿈치 굽히기/펴기 및/혹은 어깨 관절와(소켓) 안의 상완골(팔) 돌리기를 천천히 한다.
- 날숨에 중점을 두고 깊게 숨을 쉰다.

대상 부위

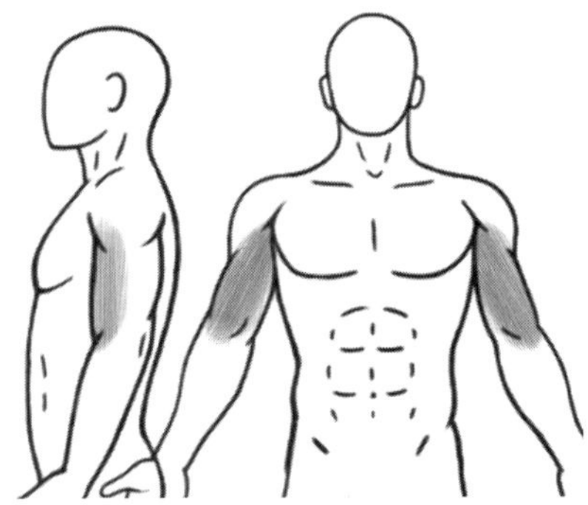

흉근 바벨 굴리기

가슴 및 어깨

이점

- 흉추(몸통) 및 어깨의 가동범위를 늘린다.
- 어깨의 가동성과 안정성을 개선하는데 이는 흉추를 통해 팔에 이르는 힘 전달의 역학적 효율성을 증진한다.
- 상부교차 증후군, 굽은 어깨, 과도한 척추후만증, 어깨 충돌, 어깨 불균형을 교정하는 데 도움을 주고 정적 자세와 동적 정렬을 개선한다.
- 운동 후 연부조직의 회복과 재생을 증진한다.

엄선된 운동 처방

- 누르고 떼기: 민감한 부위에 5~30초 동안 혹은 민감함이 사라질 때까지 압박을 가한다.
- 천천히 굴리기: 15~30초 동안 부드럽고 조심스럽게 굴린다.
- 관절(부위) 연결하기: 민감한 부위에 15~30초 동안 압박을 가하면서 느리고 부드럽고 조심스러운 움직임으로 어깨 돌리기, 벌리기/모으기 및 굽히기/펴기를 천천히 한다.
- 날숨에 중점을 두고 깊게 숨을 쉰다.

대상 부위

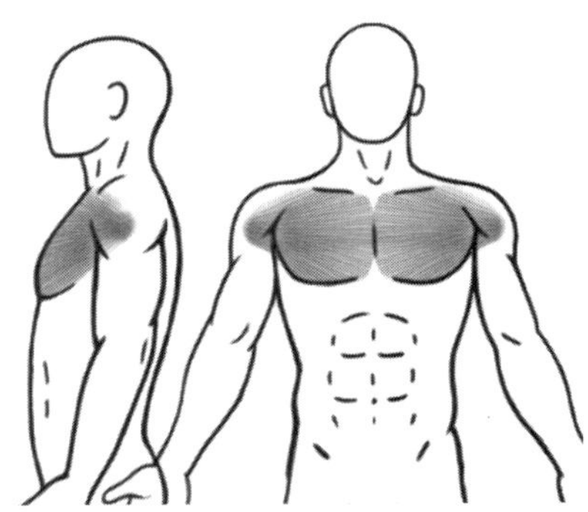

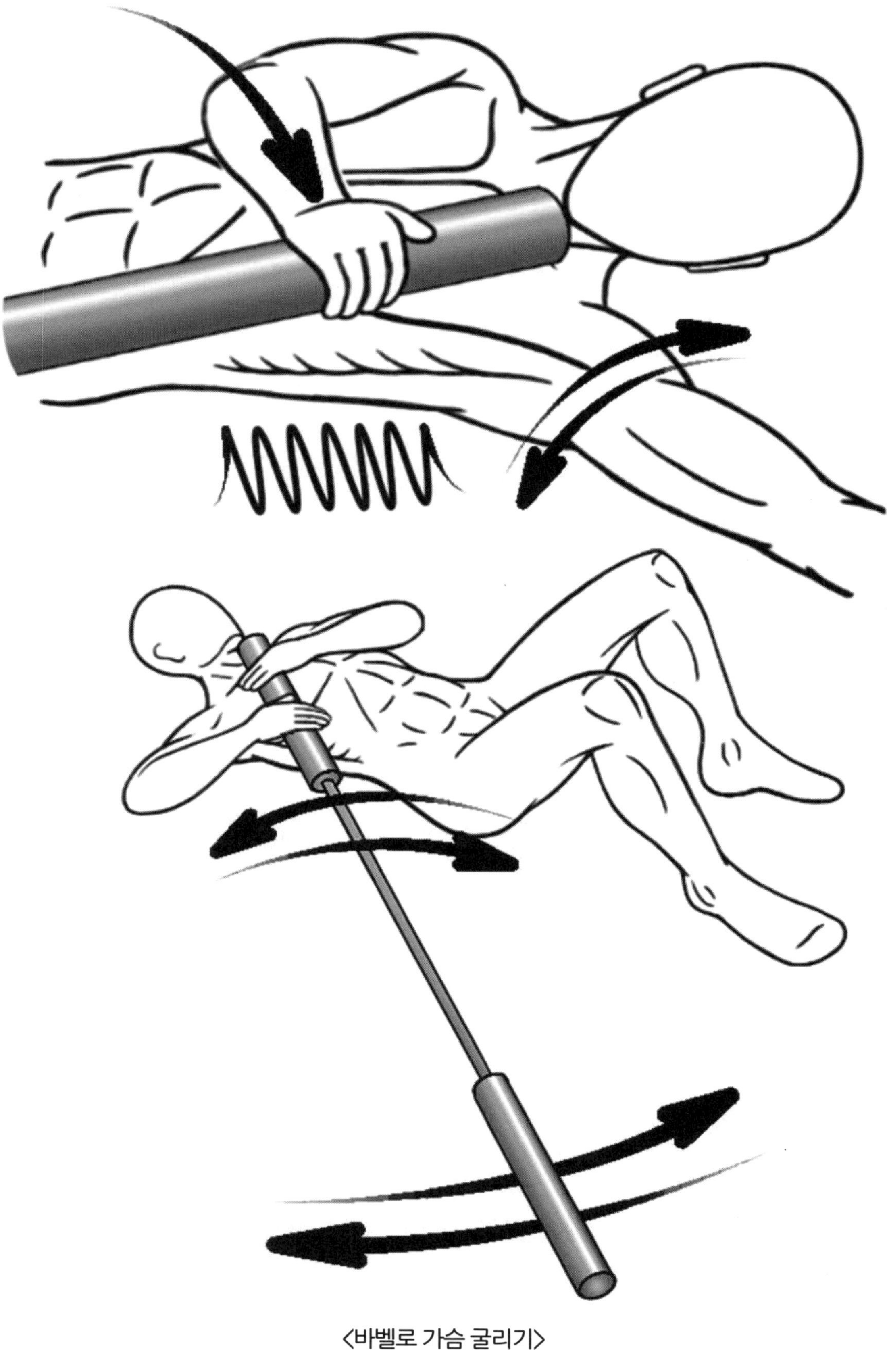

<바벨로 가슴 굴리기>

광배근 및 대원근의 바벨 굴리기
등 및 어깨

이점

- 흉추(몸통) 및 어깨의 가동범위를 늘린다.
- 상체를 관통하여 가동성과 통합을 개선하는데 이는 모든 던지기, 밀기, 당기기, 노 젓기 및 오버헤드 동작의 역학적 효율성과 힘 전달 증진으로 이어진다.
- 상부교차 증후군, 과도한 척추 후만증, 익상견갑, 굽은 어깨, 어깨 충돌을 교정하는 데 도움을 주고 정적 자세와 동적 정렬을 개선한다.
- 운동 후 연부조직의 회복과 재생을 증진한다.

엄선된 운동 처방

- 누르고 떼기: 민감한 부위에 5~30초 동안 혹은 민감함이 사라질 때까지 압박을 가한다.
- 천천히 굴리기: 15~30초 동안 부드럽고 조심스럽게 굴린다.
- 관절(부위) 연결하기: 민감한 부위에 15~30초 동안 압박을 가하면서 느리고 부드럽고 조심스러운 움직임으로 상완(팔)골 돌리기 및/혹은 굽히기/펴기를 하고 상완골과 어깨 앞으로 당기기/뒤로 당기기 및/혹은 올리기/내리기를 천천히 한다.
- 날숨에 중점을 두고 깊게 숨을 쉰다.

대상 부위

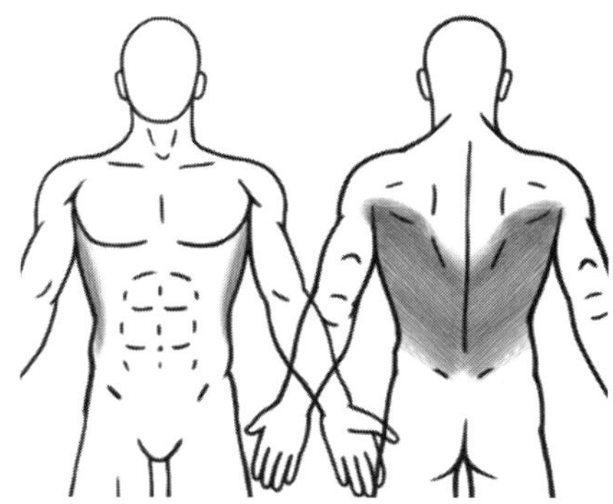

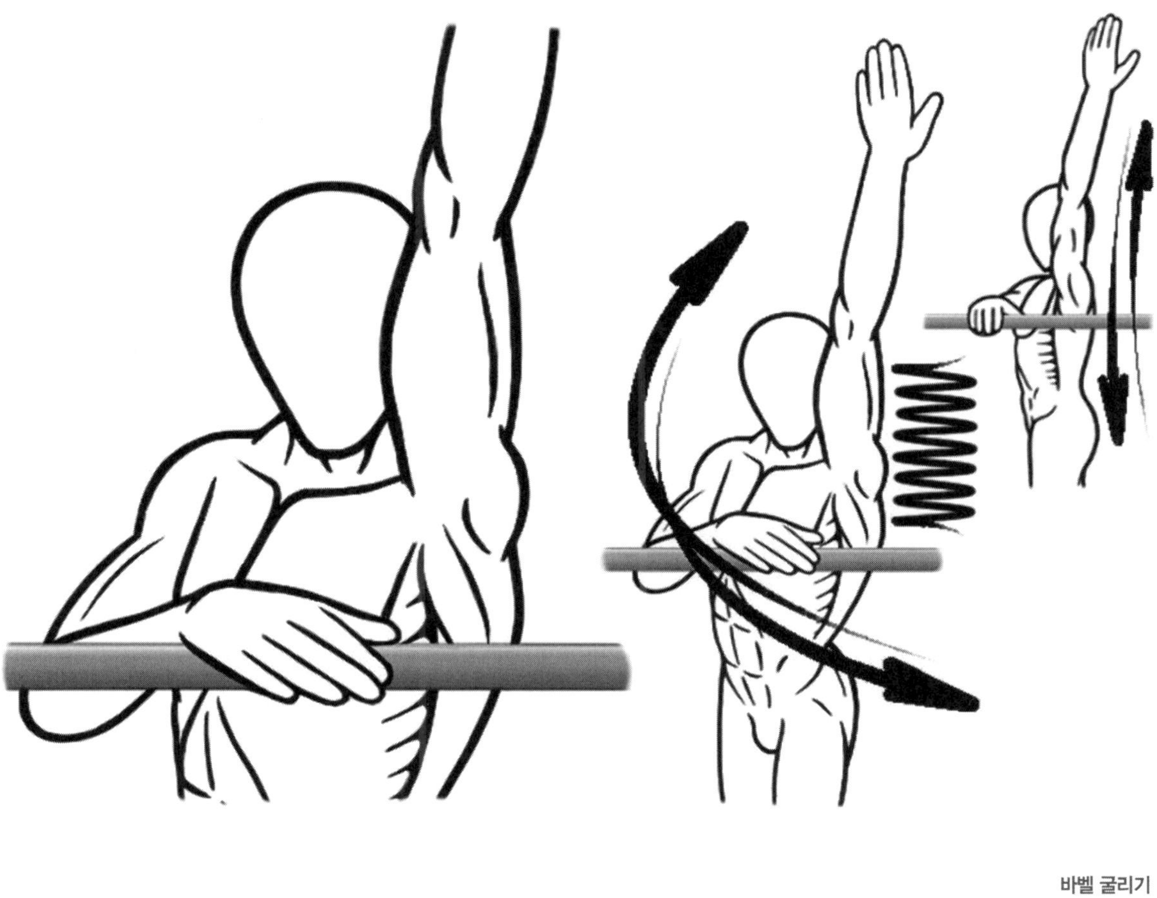

상완삼두근의 바벨 굴리기

팔

이점

- 팔꿈치와 어깨의 가동범위를 늘린다.
- 어깨와 팔의 가동성과 힘을 개선하고 던지기, 밀기, 당기기 및 오버헤드 동작의 역학적 효율성을 높이는 데에도 도움을 준다.
- 던지기 동작의 정확도 향상에 기여한다.
- 상부교차 증후군, 과도한 척추 후만증, 익상견갑, 어깨 충돌을 교정하는 데 도움을 주고 정적 자세와 동적 정렬을 개선한다.
- 운동 후 연부조직의 회복과 재생을 증진한다.

엄선된 운동 처방

- 누르고 떼기: 민감한 부위에 5~30초 동안 혹은 민감함이 사라질 때까지 압박을 가한다.
- 천천히 굴리기: 15~30초 동안 부드럽고 조심스럽게 굴린다.
- 관절(부위) 연결하기: 민감한 부위에 15~30초 동안 압박을 가하면서 느리고 부드럽고 조심스러운 움직임으로 팔꿈치 굽히기/펴기 및/혹은 어깨 관절와(소켓) 안의 상완골(팔) 돌리기를 한다.
- 날숨에 중점을 두고 깊게 숨을 쉰다.

대상 부위

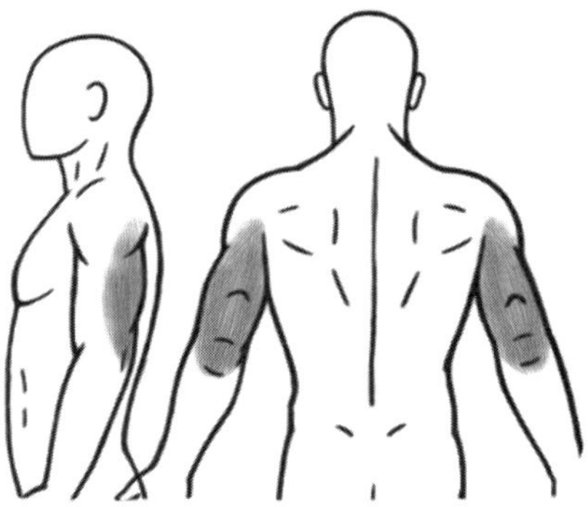

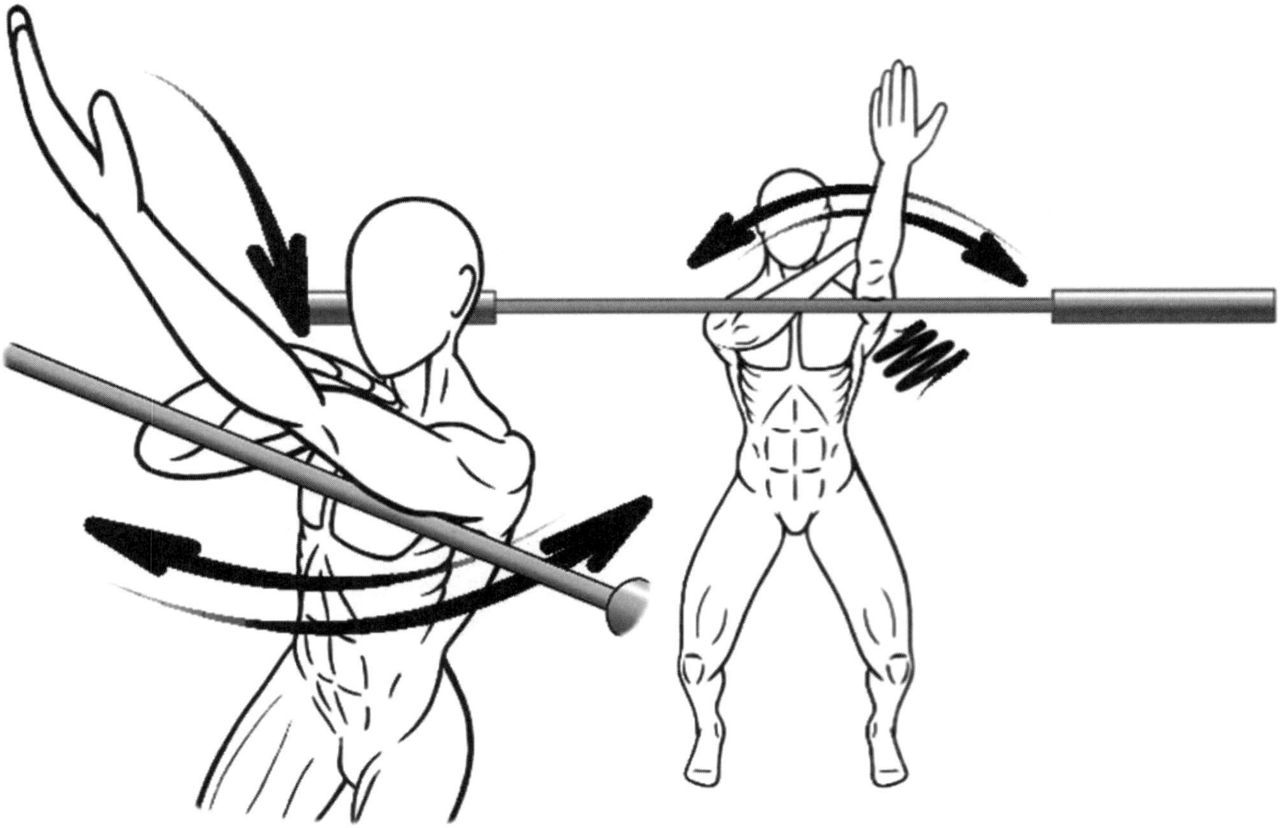

셀프마사지

참고 사항: 시작하기에 앞서, 셀프마사지를 어떻게 효과적으로 하는지 알아두는 것이 중요하다. 여기에 몇 가지 추천 테크닉을 소개한다.

셀프마사지를 위한 효과적인 테크닉

누르기

- 누르고 유지하기
- 눌렀다가 밀기
- 눌렀다가 비틀기

쥐어짜기

- 쥐어짜고 유지하기
- 쥐어짰다가 밀기
- 쥐어짰다가 비틀기
- 쥐어짰다가 결을 가로지르기

긁기(갈퀴질)

- 손가락으로 긁기
- 손가락을 벌려서 긁기
- 손가락을 벌려서 (결을 가로질러) 긁기

너클링(손가락 관절 사용하기)

- 손가락 관절로 누르고 유지하기
- 손가락 관절로 눌렀다가 밀기
- 손가락 관절로 눌렀다가 비틀기
- 손가락 관절로 두드리기

누르고 유지하기

이 기술은 손을 사용해서 근막 통증유발점 뭉침이 있는 특정 조직 주위에 압박을 가하는 기법이다. 이 테크닉은 스웨덴 마자시와 지압(경락) 마사지에서 사용된다. 이 테크닉은 압박을 활용해서 연부조직 내의 기계적 자극 수용기를 자극함으로써 상응하는 운동 신경 세포에 통증유발점 또는 뭉침을 풀어주는 명령 신호를 보낸다.

대상 부위 내의 민감한 곳에 5~30초 동안 혹은 해당 통증유발점이 풀리고 민감함이 사라질 때까지 압박을 가한다.

눌렀다가 밀기

이 테크닉은 조직에서 피를 빼내고 통증유발점 형성에 기여할 수 있는 대사성 노폐물을 없애기 위해 손을 사용해서 연부조직을 내리누른 다음 민감한 부위를 따라 손을 밀어주는 기법이다. 이 눌렀다가 밀기 테크닉은 해당 부위의 혈액 순환 개선을 돕고 더 많은 혈액이 흐르게 해서 아픈 부위에 산소와 영양분을 더 공급하게 한다. 이 모든 작용은 통증유발점을 풀어주고 조직을 질게 만드는 데 도움을 준다.

약 30초 동안 또는 통증유발점이 풀어질 때까지 아픈 부위에 부드럽고 신중한 방식으로 눌렀다가 밀기 기법을 여러 차례 수행한다.

눌렀다가 비틀기

이 테크닉은 대상 부위에 비트는 방식으로 압박을 가하는 기법이다. 더 구체적으로 설명하자면, 조직 심부를 향해 손을 누른 다음 돌리거나 비틀어서 대상 연부조직에 변화를 주는 것이다. 이 눌렀다가 비틀기 기법은 매우 유익한데 이는 비틀기 압박이 대사성 노폐물을 제거하고 발생 가능한 유착 및/혹은 반흔 조직을 없애줄 수도 있기 때문이다.

대상 부위에 손으로 압박을 가하면서 약 30초 동안 여러 차례 비틀기 또는 방향 돌리기를 실시한다.

쥐어짜고 유지하기

이 테크닉은 이점과 처방에 있어서 누르고 유지하기와 매우 비슷하다. 두 테크닉 간의 주된 차이점은 기법의 활용에 있다. 이 쥐어짜고 유지하기 기법은 연부조직의 대상 부위를 손으로 휘감아야 하는데 이것이 늘 가능한 것은 아니다. 쥐어짜고 유지하기의 장점은 적용되는 압박을 좀 더 집중시키고 혹은 좀 더 정확한 위치에 활동할 수 있다는 것이다. 이 기법은 다음의 신체 부위에서 무척 주효하다: 발, 종아리, 햄스트링(허벅지), 사각근(허벅지), 광배근/대원근(등), 삼각근(어깨), 이두박근/삼두박근(팔) 및 승모근(목/어깨).

대상 부위 내의 민감한 곳에 5~30초 동안 혹은 해당 통증유발점이 풀리고 민감함이 사라질 때까지 압박을 가한다.

쥐어짰다가 밀기 및 쥐어짰다가 비틀기

이 두 가지 테크닉은 각각 눌렀다가 밀기 및 눌렀다가 비틀기 기법과 유사하다. 앞에서 언급한 대로 이 두 기업의 유일한 차이점은 쥐어짜기 기법의 경우 대상 부위를 손으로 휘감아야 한다는 것이다. 이런 활용법은 특정 부위에 좀 더 정확하게 압박을 가할 수 있게 한다.

- 쥐어짰다가 밀기: 약 30초 동안 또는 통증유발점이 풀어질 때까지 아픈 부위에 부드럽고 신중하게 눌렀다가 밀기 기법을 여러 차례 수행한다.
- 쥐어짰다가 비틀기: 대상 부위에 손으로 압박을 가하면서 약 30초 동안 여러 차례 비틀기 또는 방향 돌리기를 실시한다.

손가락으로 긁기

이 테크닉은 대상 부위에 여러 차례의 부드럽고 빠른 '긁기' 압박을 주어 조직 내의 고유 수용 감각과 기계적 자극 수용기를 자극하는 기법이다. 이 테크닉의 목적은 해당 부위의 신경근육 활성을 높여 결과적으로는 혈액의 흐름을 개선하고 유연함을 증진

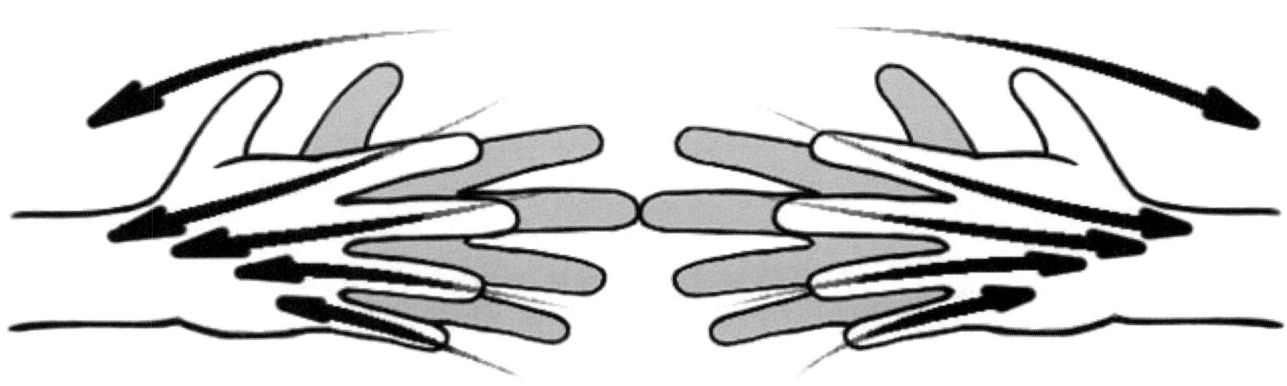

<셀프마사지를 위한 긁기 테크닉>

시키는 데 있다. 이 '긁기'는 벌린 손가락 끝으로 수행하게 되는데 이런 방법은 손가락 끝의 좁은 폭으로 인해 상대적으로 깊은 침투가 가능하다. 이 기법은 혈액 흐름을 늘리고 연부조직 내에 남아서 박혀 있어서 더 심한 결림(뻣뻣함)을 유발하는 대사성 노폐물을 '긁어'내는 데 매우 효과적이다. 이 테크닉은 다른 테크닉과 함께 사용하는 것이 좋다.

대상 부위에 15~30초 동안 여러 차례 손가락으로 긁기를 실시한다.

손가락을 벌려서 긁기

손가락으로 긁기 테크닉은 '긁기'의 방향을 바꿔서 그 효과를 높일 수 있다. 한 방향으로만 긁는 대신 반대 방향으로도 긁을 수 있는데 이런 방법은 연부조직에 상이한 압박 파장을 전달하고 대상 부위의 고유 수용 감각과 기계적 자극 수용기를 자극하는 데 기여한다.

대상 부위에 15~30초 동안 여러 차례 손가락을 벌려서 긁기를 실시한다.

손가락을 벌려서 (결을 가로질러) 긁기

이 테크닉은 '손가락으로 긁기'의 또 다른 변형 기법인데 결 가로지르기(cross-fibering)라는 마사지 기법을 포함한다. 결 가로지르기는 근육의 줄무늬 또는 근섬유 정렬과 직각 방향으로 연부조직에 압력을 밀어주는 행위이다. 각 근육과 그에 상응하는 연결 조직은 유착과 반흔 조직을 망라해서 연부조직의 근섬유 정렬 또는 줄무늬의 방향과 같은 방향으로 흐르는 힘에 대하여 복원력이 커질 수 있다. 그런데 결 가로지르기 기법은 연부조직이 길들여지지 않은 방향으로 세포들에 걸쳐서 힘을 가하는 것이라서 근막 통증유발점(뭉침)을 풀어주고 심지어는 유착 및 반흔 조직도 없앨 수 있는 것이다.

대상 부위에 15~30초 동안 여러 차례 손가락을 벌려서 긁기를 실시한다.

관절 움직이기

폼 롤링과 공을 이용한 굴리기 부분에서 요약했듯이 '관절 움직이기'는 셀프마사지 기법들과 함께 사용할 수 있는 연부조직 관리 기법이다. 방법은 간단

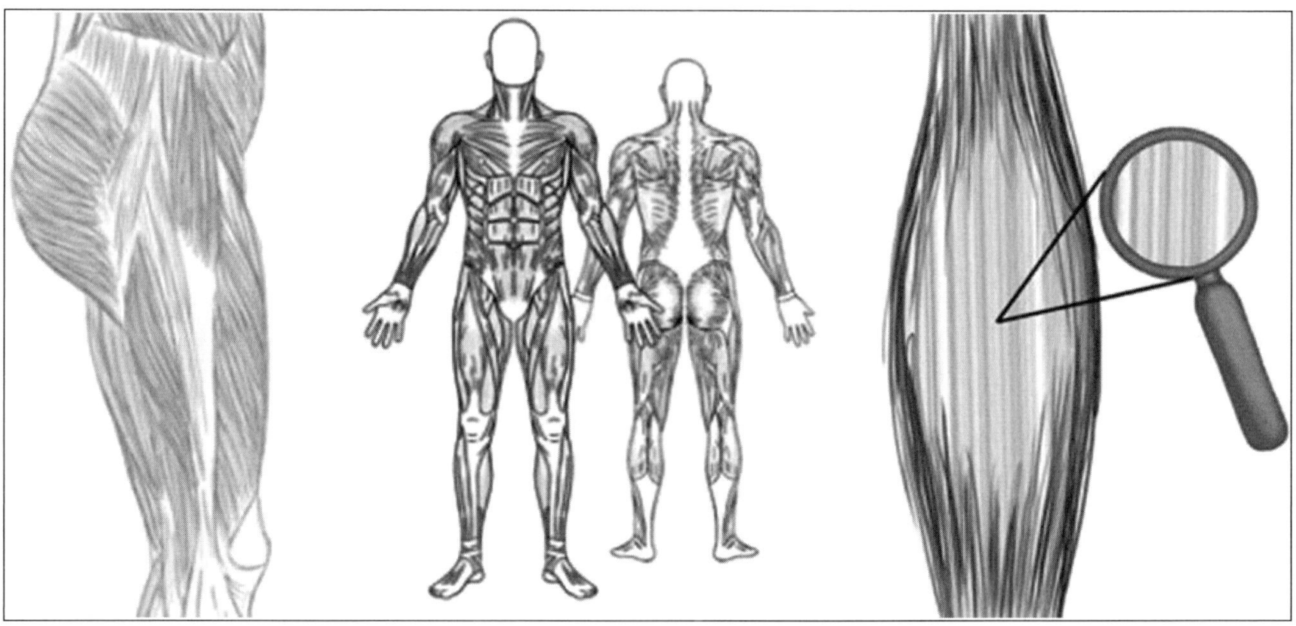

<결 가로지르기 테크닉의 대상이 되는 연부조직 내의 근육 줄무늬>

하다. 셀프마사지 기법을 적용하는 연부조직에 상응하는 관절을 연결하거나 움직이면 된다. 앞에서 언급한 마사지 기법 중 하나를 활용하면서 관절 굽히기/펴기, 벌리기/모으기 또는 돌리기를 실시하면 된다. 관절의 움직임은 조직이 압박을 받는 가운데 늘어나거나 줄어들게 하여 그 부위의 유착을 분리시킬 뿐만 아니라 통증유발점을 해체한다.

대상 부위 내의 민감한 곳에 압박을 가하면서 15~30초 동안 혹은 조직 내의 민감함이 사라질 때까지 상응하는 관절을 연결한다.

손가락 관절: 밀도의 중요성

압박의 강도는 조직의 생리적 반응에 큰 영향을 미친다. 압박의 강도가 올라갈수록 연부조직을 통해 나오는 느낌이 강해진다. 안타깝게도 손은, 특히 손가락은 원하는 생리적 반응을 일으키기에 충분한 압력을 늘 제공하지 못한다. 따라서 손가락 관절을 이용하는 것은 셀프마사지에서 아주 가치 있는 접근이 될 수 있다.

셀프마사지 기술에 손가락 관절을 사용하면 손가락의 밀도보다 더 높은 밀도를 통해 더 강한 힘을 가할 수 있다. 이는 연부조직의 아주 딱딱한 부위를 다룰 때 유용하다.

손가락 관절: 셀프마자시 테크닉

- 손가락 관절로 누르고 유지하기
- 손가락 관절로 눌렀다가 밀기
- 손가락 관절로 눌렀다가 비틀기
- 손가락 관절로 두드리기

두드리기

'태핑'은 반복적인 충격력, 즉 두드리기를 사용하여 근막 통증유발점(뭉침)을 해체하고 유착 및 반흔 조직을 제거하는 셀프마사지 기법이다. 긴장을 풀려고 노력하고 깊은 날숨에 집중하면서 연부조직의 대상 부위에 손가락 관절을 두드리고 두드림의 위치를 점차 바꿔주면 된다. 두드리기 기법은 다른 셀프마사지 기법과 병용하는 것이 좋다.

연부조직의 대상 부위에 15~30초 동안 부드럽게 손가락 관절로 두드린다.

호흡의 중요성

연부조직 관리를 할 때에는 큰 날숨에 중점을 두어 숨을 쉬는 것이 매우 중요하다. 이는 부교감신경계를 자극하고 더 많은 유익한 연부조직 변화를 가져오는 데 도움이 되기 때문이다.

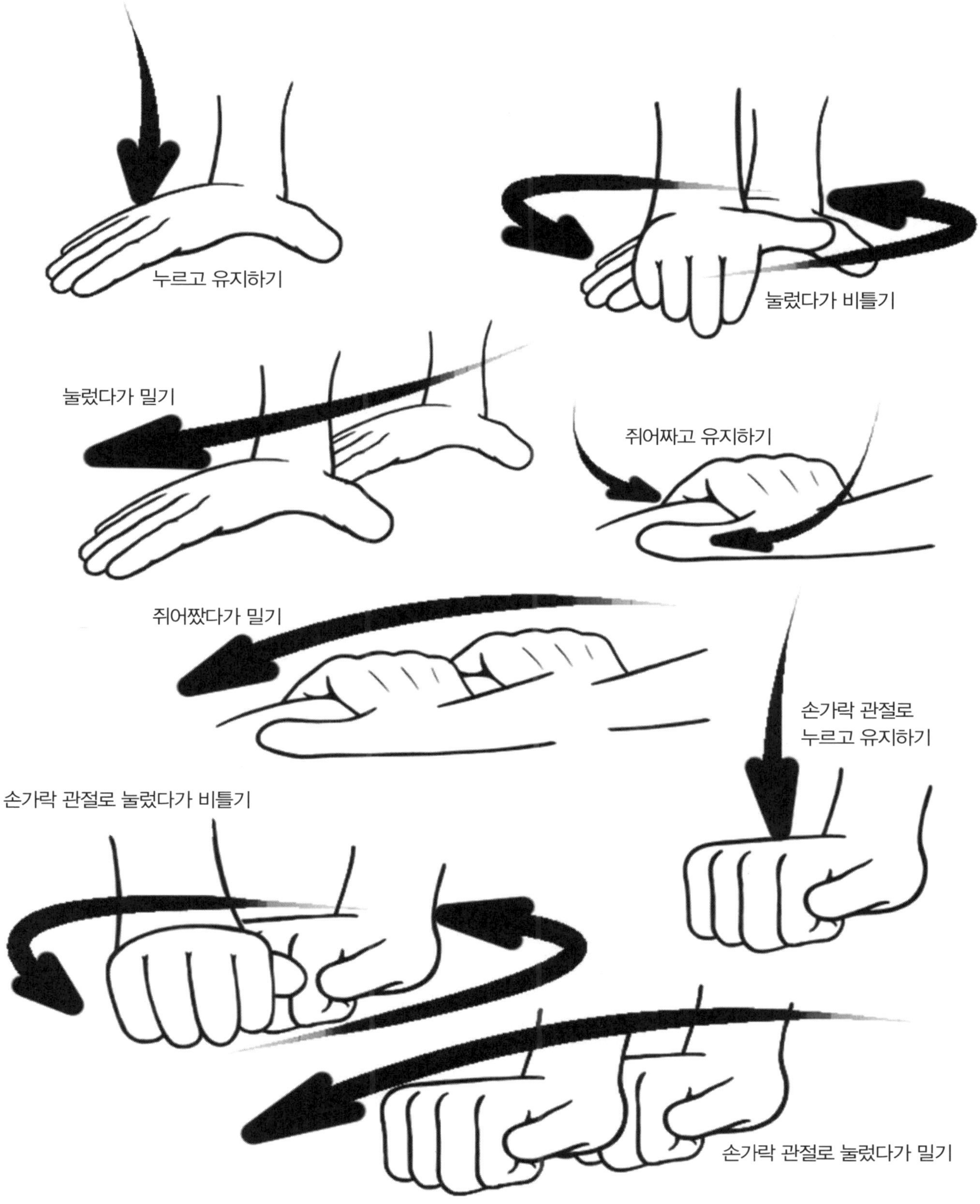

〈셀프마자시의 다양한 손 기법〉

발바닥 근막 및 내재근 셀프마사지

발

이점

- 발, 발목 및 보행주기의 가동범위를 늘린다.
- 발목과 발에서 지면으로 이어지는 힘의 전달과 협응을 개선하는데 이는 스쿼트, 힙 힌지, 런지, 점프, 달리기의 역학적 효율성 증진으로 이어진다.
- 운동 후 연부조직의 회복과 재생을 증진하고 가속화한다.
- 회내 비틀림 증후군, 무릎 외반증, 하부교차 증후군, 엉덩이 기억 상실증, 사두근 우세증, 장경인대 증후군, 슬개대퇴 통증 증후군(무릎), 슬개대퇴 활주 증후군(무릎), 비대칭 중심이동을 교정하는 데 도움을 주고 정적 자세와 동적 정렬을 개선한다.
- 날숨에 중점을 두고 깊게 숨을 쉰다.

추천 테크닉

- 누르고 유지하기
- 눌렀다가 밀기
- 눌렀다가 비틀기
- 쥐어짜고 유지하기
- 쥐어짰다가 밀기
- 쥐어짰다가 비틀기
- 누르고 유지하기–손가락 관절
- 눌렀다가 밀기–손가락 관절
- 눌렀다가 비틀기–손가락 관절
- 손가락을 벌려서 (결을 가로질러) 긁기
- 관절 움직이기(발가락)

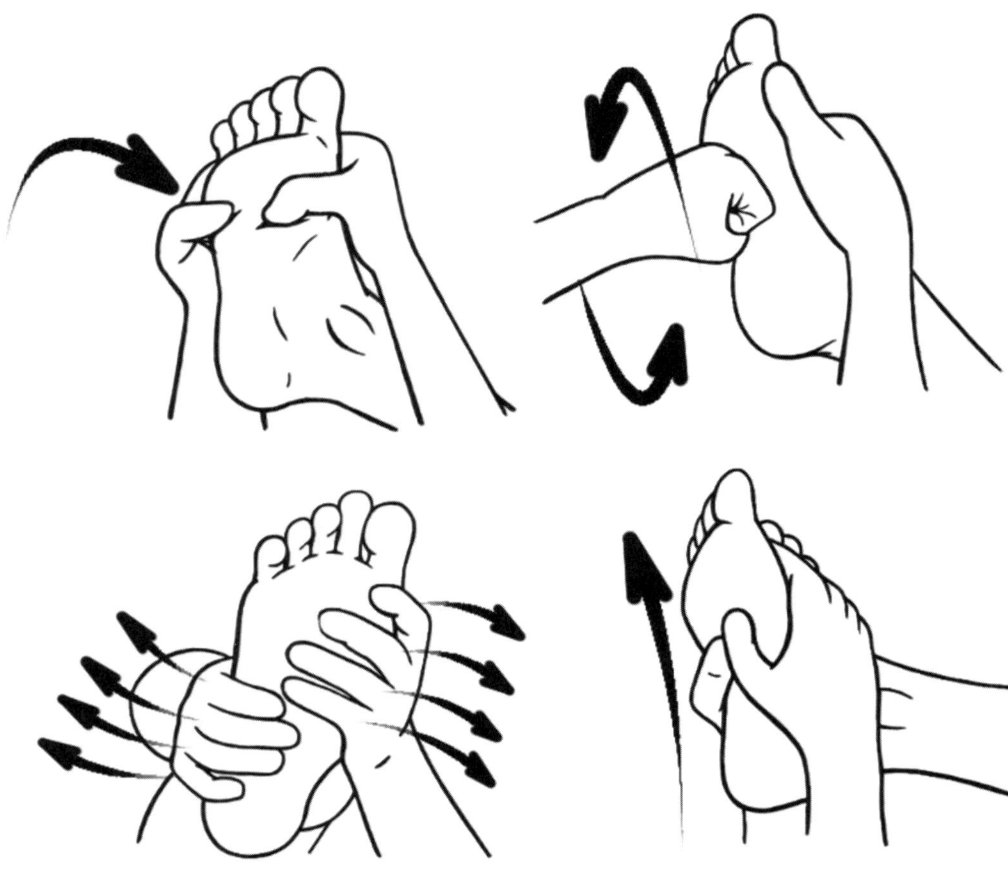

비복근, 가자미근 및 비골근 셀프마사지

종아리

이점

- 발목, 무릎 및 보행주기의 가동범위를 늘린다.
- 고관절에서 발목/발을 거쳐 지면으로 이어지는 힘의 전달과 협응을 개선하는데 이는 스쿼트, 힙 힌지, 런지, 점프, 달리기 및 서 있을 때의 역학적 효율성 증진으로 이어진다.
- 운동 후 연부조직의 회복과 재생을 증진하고 가속화한다.
- 회내 비틀림 증후군, 무릎 외반증, 엉덩이 기억 상실증, 슬개대퇴 활주 증후군(무릎), 슬개대퇴 통증 증후군(무릎 통증), 척추전만증, 비대칭 중심 이동을 교정하는 데 도움을 주고 정적 자세와 동적 정렬을 개선한다.
- 날숨에 중점을 두고 깊게 숨을 쉰다.

추천 테크닉

- 누르고 유지하기
- 눌렀다가 밀기
- 눌렀다가 비틀기
- 쥐어짜고 유지하기
- 쥐어짰다가 밀기
- 쥐어짰다가 비틀기
- 누르고 유지하기 – 손가락 관절
- 눌렀다가 밀기 – 손가락 관절
- 눌렀다가 비틀기 – 손가락 관절
- 손가락으로 긁기
- 손가락을 벌려서 (결을 가로질러) 긁기
- 관절 움직이기(발목)

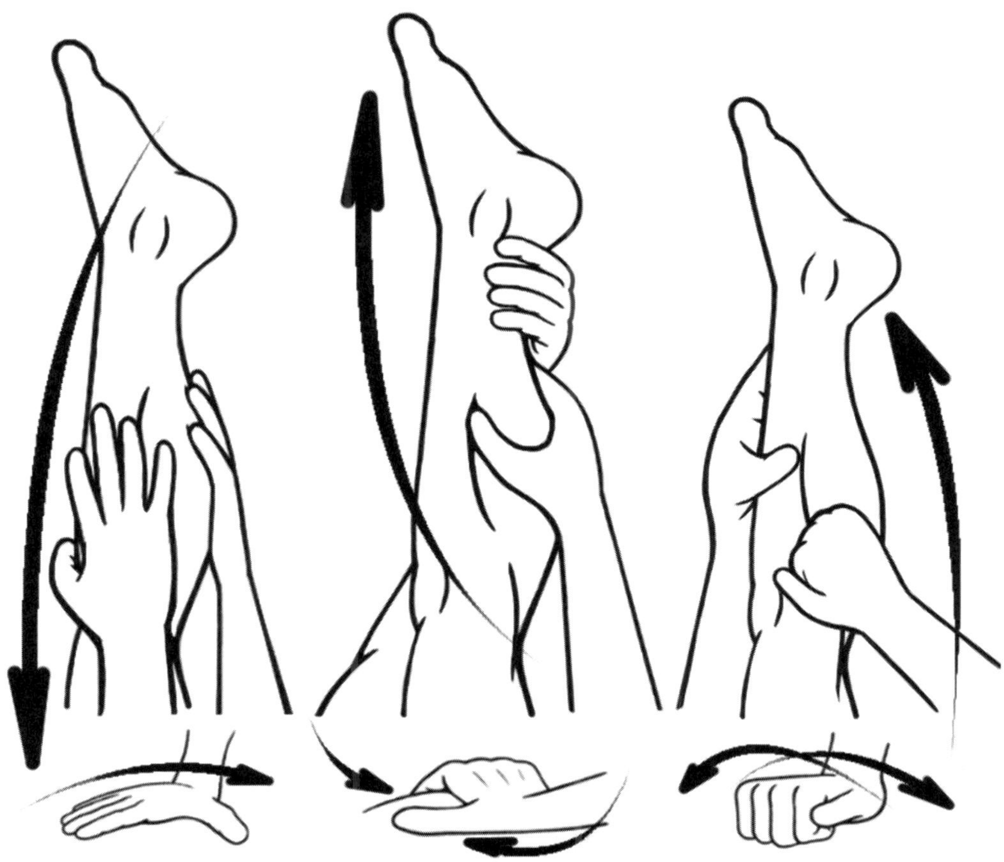

후경골근 셀프마사지

종아리

이점

- 발목, 무릎 및 보행주기의 가동범위를 늘린다.
- 고관절에서 발목/발을 거쳐 지면으로 이어지는 힘의 전달과 협응을 개선하는데 이는 스쿼트, 힙 힌지, 런지, 점프, 달리기 및 서 있을 때의 역학적 효율성 증진으로 이어진다.
- 운동 후 연부조직의 회복과 재생을 증진하고 가속화한다.
- 회내 비틀림 증후군, 무릎 외반증, 엉덩이 기억 상실증, 슬개대퇴 활주 증후군(무릎), 슬개대퇴 통증 증후군(무릎 통증), 척추전만증, 비대칭 중심 이동을 교정하는 데 도움을 주고 정적 자세와 동적 정렬을 개선한다.
- 날숨에 중점을 두고 깊게 숨을 쉰다.

추천 테크닉

- 누르고 유지하기
- 눌렀다가 밀기
- 눌렀다가 비틀기
- 쥐어짜고 유지하기
- 쥐어짰다가 밀기
- 쥐어짰다가 비틀기
- 누르고 유지하기 – 손가락 관절
- 눌렀다가 밀기 – 손가락 관절
- 눌렀다가 비틀기 – 손가락 관절
- 관절 움직이기(발목)

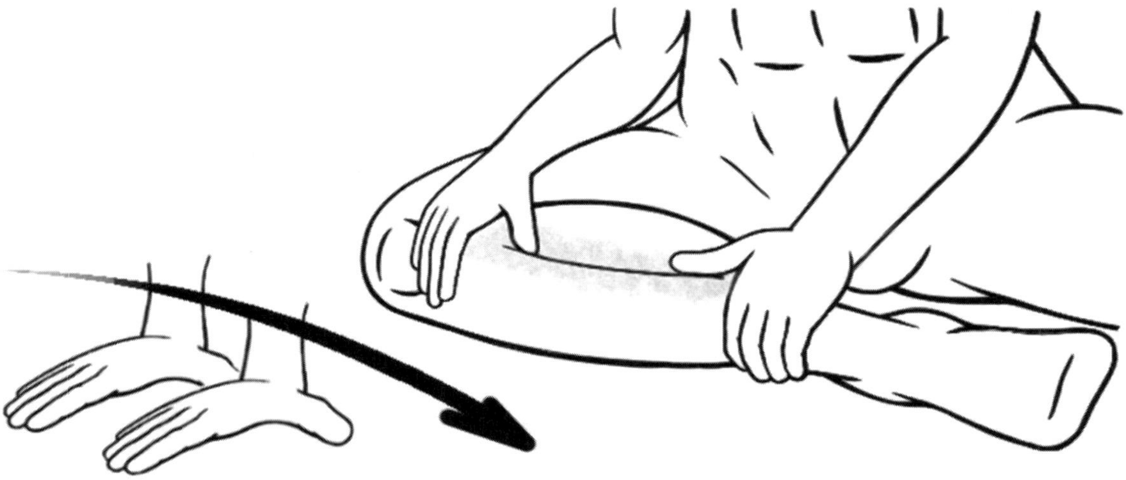

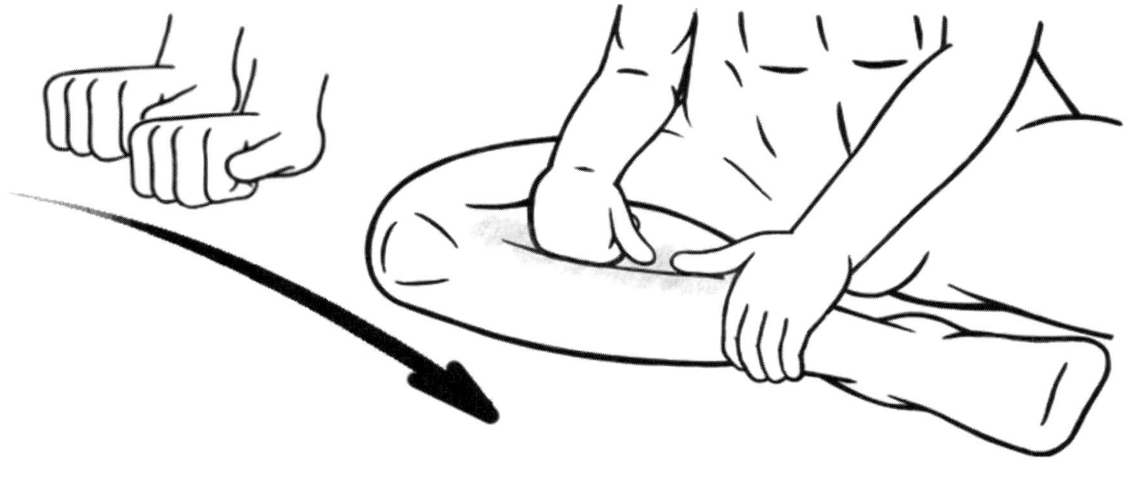

대퇴부 사두근 셀프마사지

다리

이점

- 슬개대퇴관절(무릎)의 이동을 개선하고 스쿼트, 런지, 점프, 달리기를 포함한 많은 동작의 역학적 효율성을 증진한다.
- 운동 후 연부조직의 회복과 재생을 증진하고 가속화한다.
- 슬개대퇴 통증 증후군(무릎 통증), 슬개대퇴 활주 증후군(무릎), 장경인대 증후군, 사두근 우세증, 회내 비틀림 증후군, 무릎 외반증, 하부교차 증후군, 비대칭 중심이동, 척추전만증을 교정하는 데 도움을 주고 정적 자세와 동적 정렬을 개선한다.
- 날숨에 중점을 두고 깊게 숨을 쉰다.

추천 테크닉

- 누르고 유지하기
- 눌렀다가 밀기
- 눌렀다가 비틀기
- 쥐어짜고 유지하기
- 쥐어짰다가 밀기
- 쥐어짰다가 비틀기
- 누르고 유지하기 – 손가락 관절
- 눌렀다가 밀기 – 손가락 관절
- 눌렀다가 비틀기 – 손가락 관절
- 손가락으로 긁기
- 손가락을 벌려서 (결을 가로질러) 긁기
- 관절 움직이기(무릎/고관절)

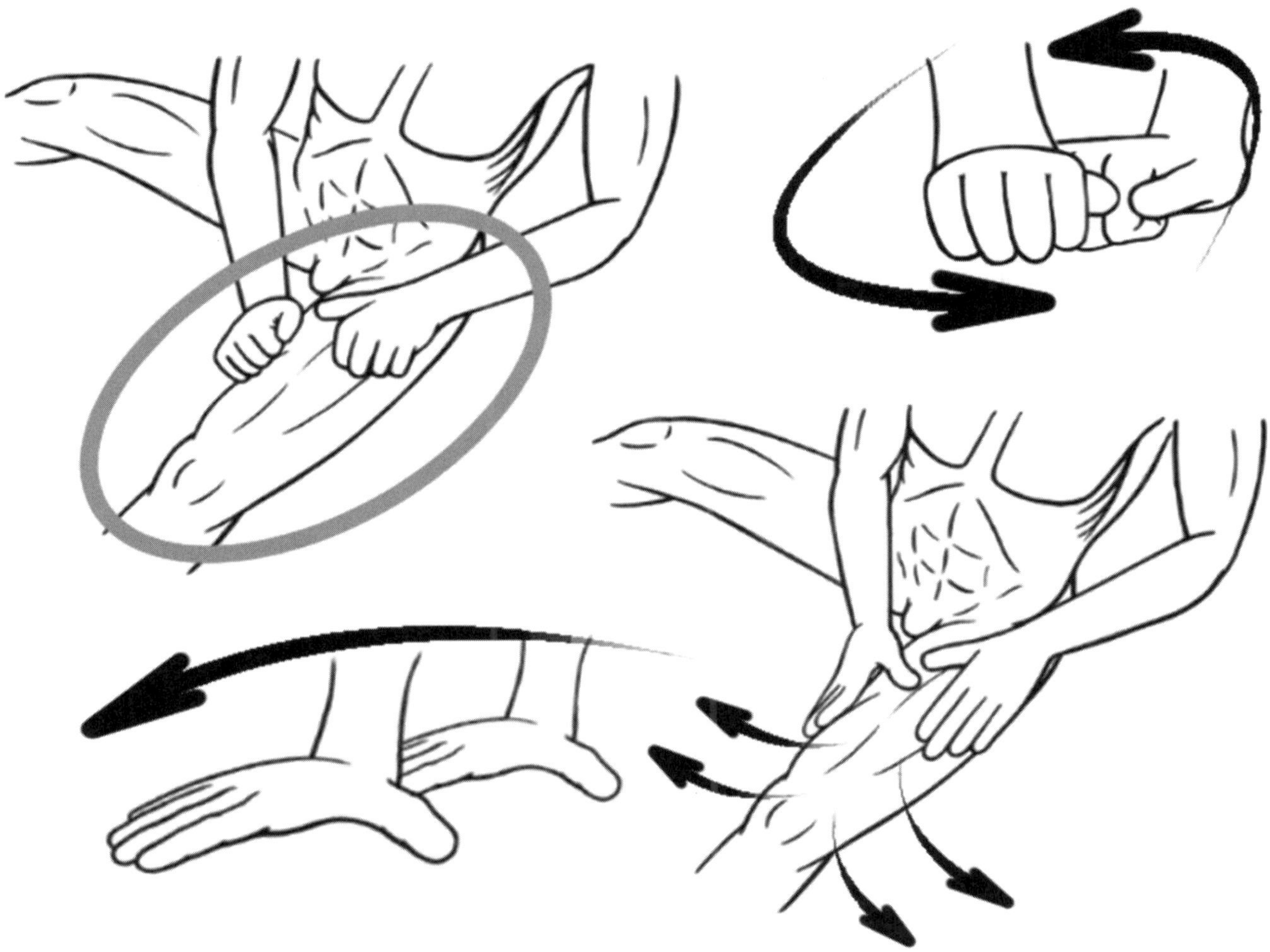

햄스트링 셀프마사지

다리

이점

- 후경 근육, 특히 무릎의 후경 근육과 보행주기의 가동범위를 늘린다.
- 후경근군을 관통하는 힘의 전달을 도와주고 무릎과 고관절 복합체의 안정성, 통합 및 협응을 개선하는데 이는 스쿼트, 힙 힌지, 런지, 점프, 달리기 및 서 있을 때의 역학적 효율성 증진으로 이어진다.
- 회내 비틀림 증후군, 무릎 외반증, 사두근 우세증, 슬개대퇴 통증 증후군(무릎 통증), 슬개대퇴 활주 증후군, 척추전만증, 비대칭 중심이동을 교정하는 데 도움을 주고 정적 자세와 동적 정렬을 개선한다. 운동 후 연부조직의 회복과 재생을 증진하고 가속화한다.
- 날숨에 중점을 두고 깊게 숨을 쉰다.

추천 테크닉

- 누르고 유지하기
- 눌렀다가 밀기
- 눌렀다가 비틀기
- 쥐어짜고 유지하기
- 쥐어짰다가 밀기
- 쥐어짰다가 비틀기
- 누르고 유지하기 – 손가락 관절
- 눌렀다가 밀기 – 손가락 관절
- 눌렀다가 비틀기 – 손가락 관절
- 손가락으로 긁기
- 손가락을 벌려서 (결을 가로질러) 긁기
- 관절 움직이기(무릎/고관절)

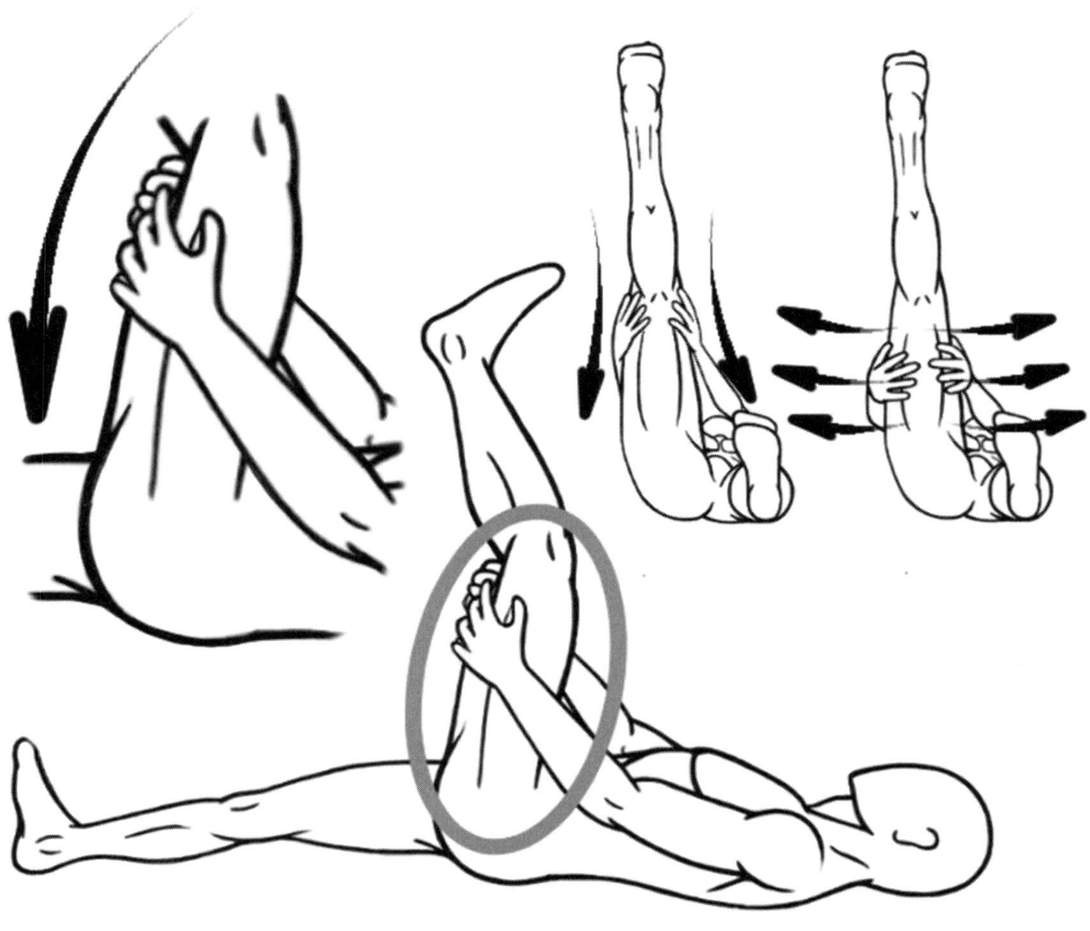

둔근 복합체 셀프마사지

고관절 후면

이점

- 고관절의 내/외 회전, 굽히기/펴기, 모으기/벌리기의 가동범위를 늘린다.
- 고관절의 가동성과 안정성을 개선하여 몸 전체를 관통하는 힘 전달의 역학적 효율성을 높이고 스쿼트, 런지, 점프하기 및 달리기에 직접적인 영향을 준다.
- 경미한 요통, 하부교차 증후군, 회내 비틀림 증후군, 사두군 우세증, 척추전만증, 비대칭 중심이동을 교정하는 데 도움을 주고 정적 자세와 동적 정렬을 개선한다. 운동 후 연부조직의 회복과 재생을 증진하고 가속화한다.
- 날숨에 중점을 두고 깊게 숨을 쉰다.

추천 테크닉

- 누르고 유지하기
- 눌렀다가 밀기
- 눌렀다가 비틀기
- 쥐어짜고 유지하기
- 쥐어짰다가 밀기
- 쥐어짰다가 비틀기
- 누르고 유지하기 – 손가락 관절
- 눌렀다가 밀기 – 손가락 관절
- 눌렀다가 비틀기 – 손가락 관절
- 손가락을 벌려서 (결을 가로질러) 긁기
- 관절 움직이기(무릎/고관절)

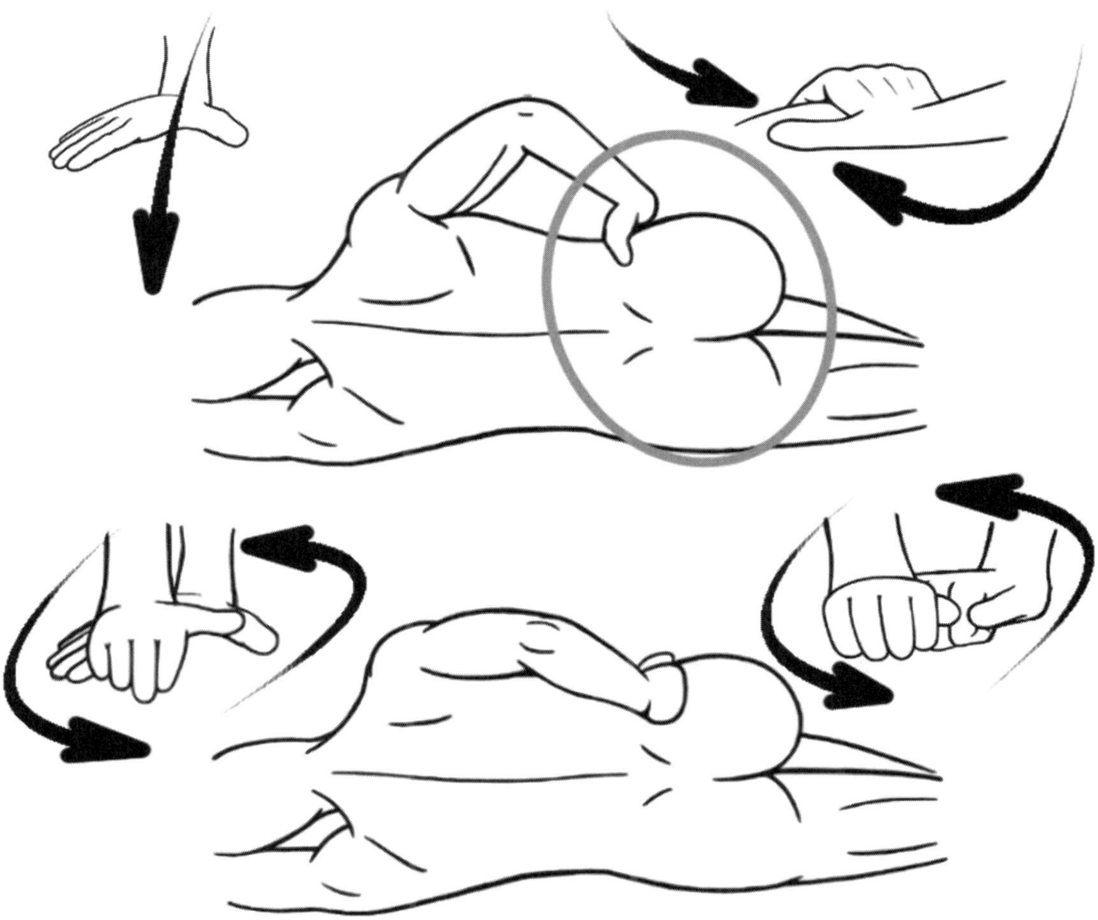

흉근 복합체 셀프마사지

가슴

이점

- 흉추(몸통) 및 어깨의 가동범위를 늘린다.
- 어깨의 가동성과 안정성을 개선하는데 이는 흉추를 통해 팔에 이르는 힘 전달의 역학적 효율성을 증진한다. 아울러 던지기, 밀기, 당기기, 노 젓기 및 오버헤드 동작을 개선한다.
- 상부교차 증후군, 굽은 어깨, 과도한 척추후만증, 어깨 충돌, 어깨 불균형을 교정하는 데 도움을 주고 정적 자세와 동적 정렬을 개선한다. 운동 후 연부조직의 회복과 재생을 증진하고 가속화한다.
- 날숨에 중점을 두고 깊게 숨을 쉰다.

추천 테크닉

- 쥐어짜고 유지하기
- 쥐어짰다가 밀기
- 쥐어짰다가 비틀기
- 누르고 유지하기 – 손가락 관절
- 눌렀다가 밀기 – 손가락 관절
- 눌렀다가 비틀기 – 손가락 관절
- 손가락으로 긁기
- 손가락을 벌려서 긁기
- 손가락을 벌려서 (결을 가로질러) 긁기
- 관절 움직이기(어깨)

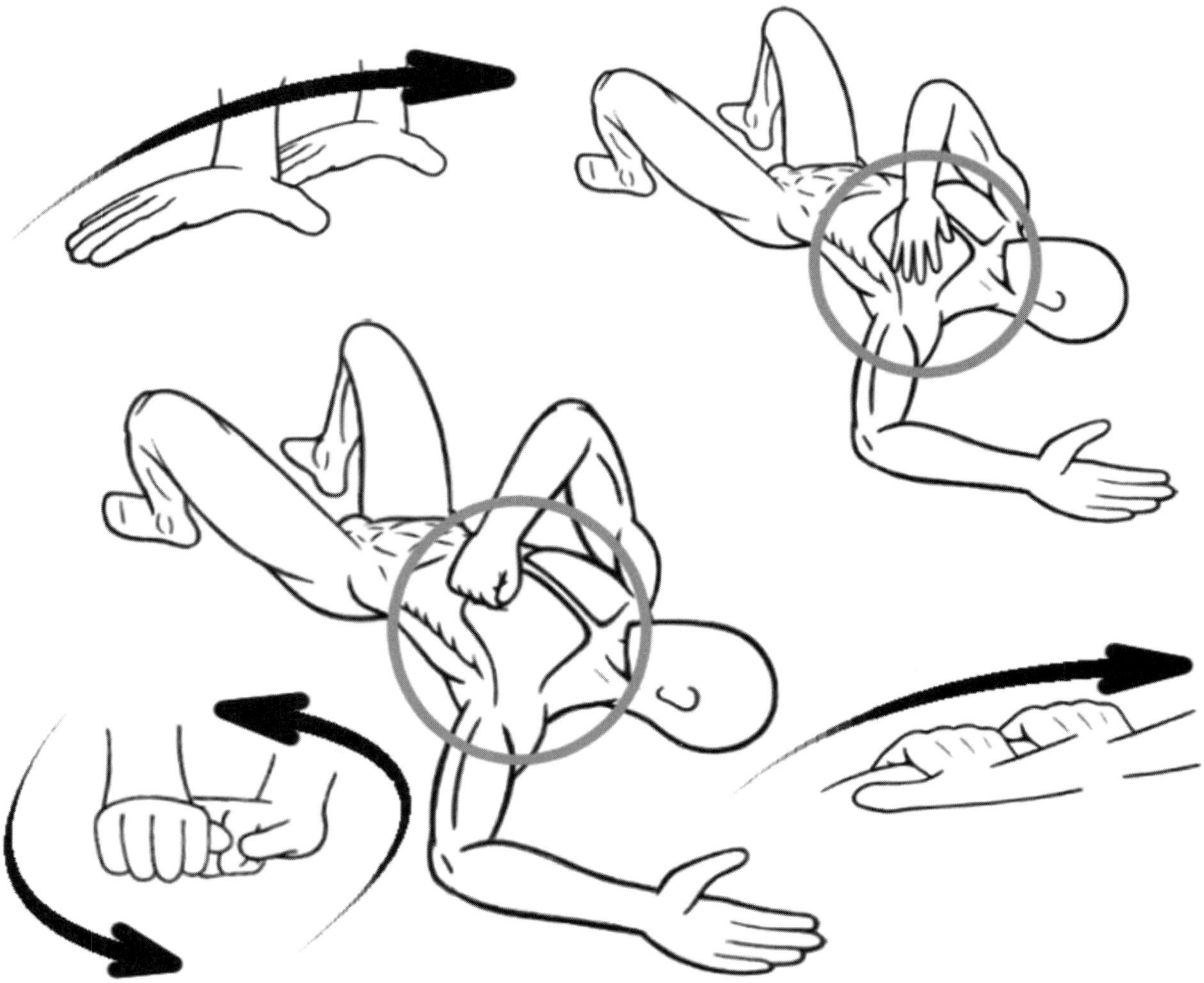

광배근 및 대원근 셀프마사지

등 및 어깨

이점

- 흉추(몸통) 및 어깨의 가동범위를 늘린다.
- 상체를 관통하여 가동성과 통합을 개선하는데 이는 모든 던지기, 밀기, 당기기, 노 젓기 및 오버헤드 동작의 역학적 효율성과 힘 전달 증진으로 이어진다.
- 상부교차 증후군, 과도한 척추 후만증, 익상견갑, 굽은 어깨, 어깨 불균형, 어깨 충돌을 교정하는 데 도움을 주고 정적 자세와 동적 정렬을 개선한다. 운동 후 연부조직의 회복과 재생을 증진하고 가속화한다.
- 날숨에 중점을 두고 깊게 숨을 쉰다.

추천 테크닉

- 쥐어짜고 유지하기
- 쥐어짰다가 밀기
- 쥐어짰다가 비틀기
- 누르고 유지하기 – 손가락 관절
- 눌렀다가 밀기 – 손가락 관절
- 눌렀다가 비틀기 – 손가락 관절
- 손가락으로 긁기
- 손가락을 벌려서 (결을 가로질러) 긁기
- 관절 움직이기(어깨)

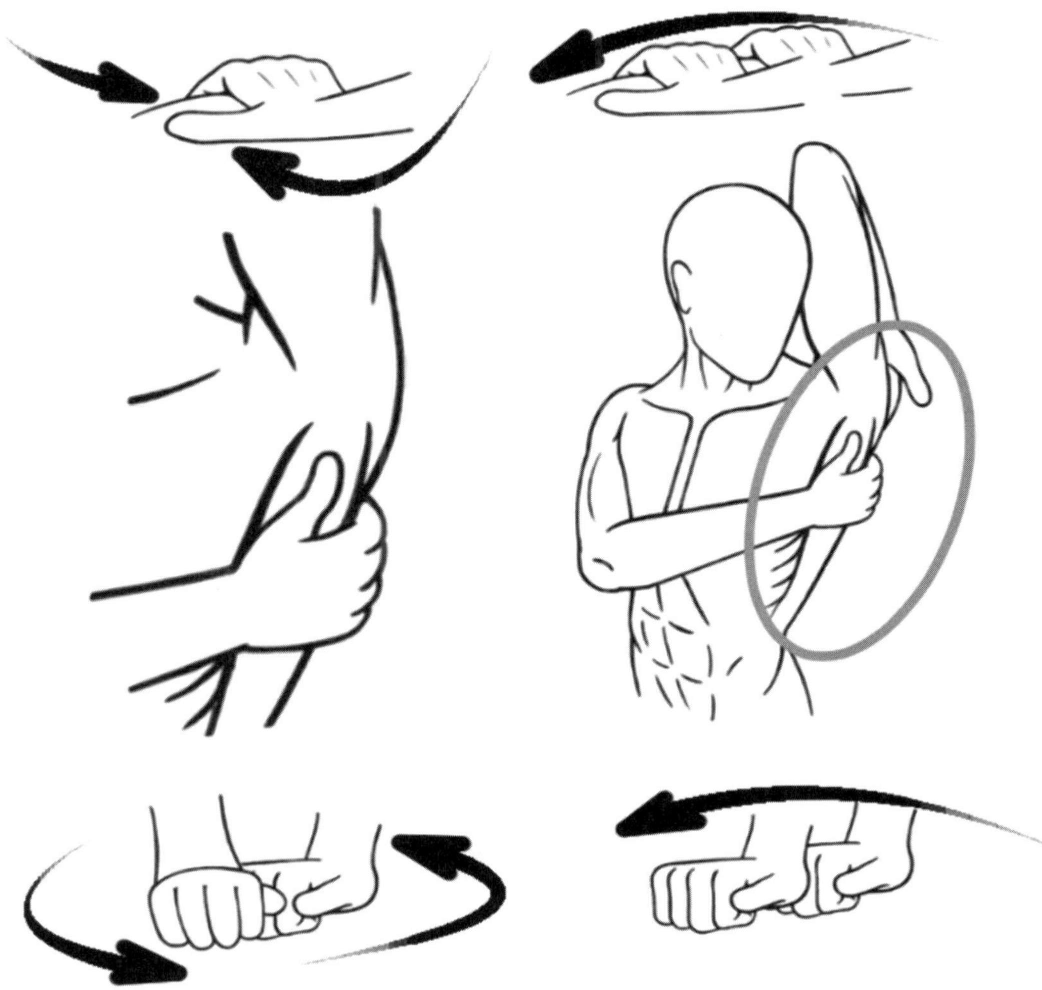

삼각근 셀프마사지

어깨

이점

- 흉추와 경추(몸통/목) 및 어깨의 가동범위를 늘린다.
- 몸통, 목 및 어깨의 가동성과 통합을 개선하여 몸을 관통하는 힘 전달의 역학적 효율성을 높인다. 또한 모든 던지기, 밀기, 당기기, 노 젓기 및 오버헤드 동작을 개선한다.
- 거북목 증후군, 상부교차 증후군, 과도한 척추후만증, 익상견갑, 어깨 불균형, 어깨 충돌을 교정하는 데 도움을 주고 정적 자세와 동적 정렬을 개선한다. 운동 후 연부조직의 회복과 재생을 증진하고 가속화한다.
- 날숨에 중점을 두고 깊게 숨을 쉰다.

추천 테크닉

- 누르고 유지하기
- 눌렀다가 밀기
- 눌렀다가 비틀기
- 쥐어짜고 유지하기
- 쥐어짰다가 밀기
- 쥐어짰다가 비틀기
- 누르고 유지하기 – 손가락 관절
- 눌렀다가 밀기 – 손가락 관절
- 눌렀다가 비틀기 – 손가락 관절
- 손가락으로 긁기
- 손가락을 벌려서 (결을 가로질러) 긁기
- 관절 움직이기(견갑골/팔)

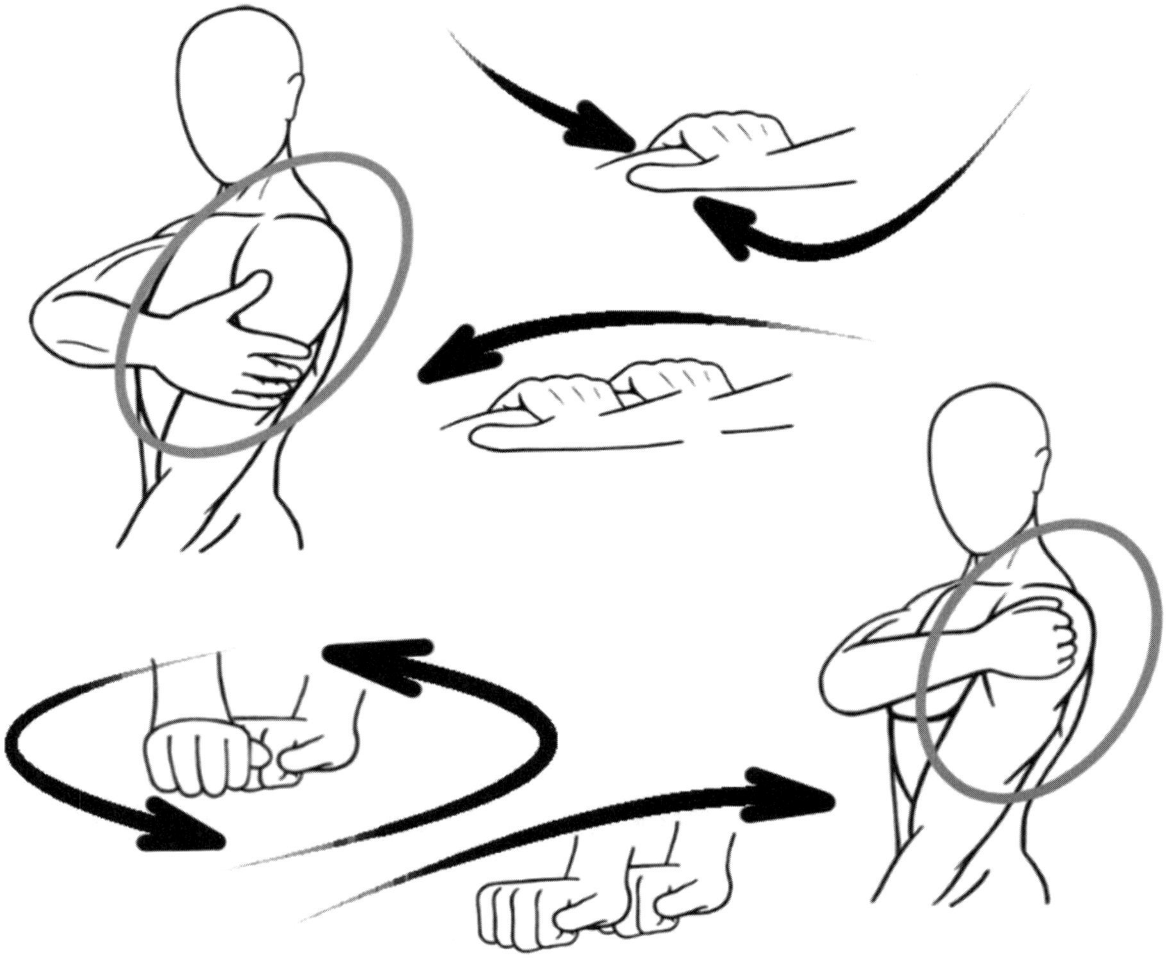

이두근과 삼두근 셀프마사지

팔

이점

- 팔꿈치와 어깨의 가동범위를 늘린다.
- 어깨와 팔의 가동성과 힘을 개선하고 던지기, 밀기, 당기기 및 오버헤드 동작의 역학적 효율성을 높이는 데에도 도움을 준다. 던지기 동작의 정확도 향상에 기여한다.
- 상부교차 증후군, 과도한 척추 후만증, 익상견갑, 어깨 충돌을 교정하는 데 도움을 주고 운동 후 연부조직의 회복과 재생을 증진하고 가속화한다.
- 날숨에 중점을 두고 깊게 숨을 쉰다.

추천 테크닉

- 누르고 유지하기
- 눌렀다가 밀기
- 눌렀다가 비틀기
- 쥐어짜고 유지하기
- 쥐어짰다가 밀기
- 쥐어짰다가 비틀기
- 누르고 유지하기 – 손가락 관절
- 눌렀다가 밀기 – 손가락 관절
- 눌렀다가 비틀기 – 손가락 관절
- 손가락으로 긁기
- 손가락을 벌려서 (결을 가로질러) 긁기
- 관절 움직이기(견갑골/팔)

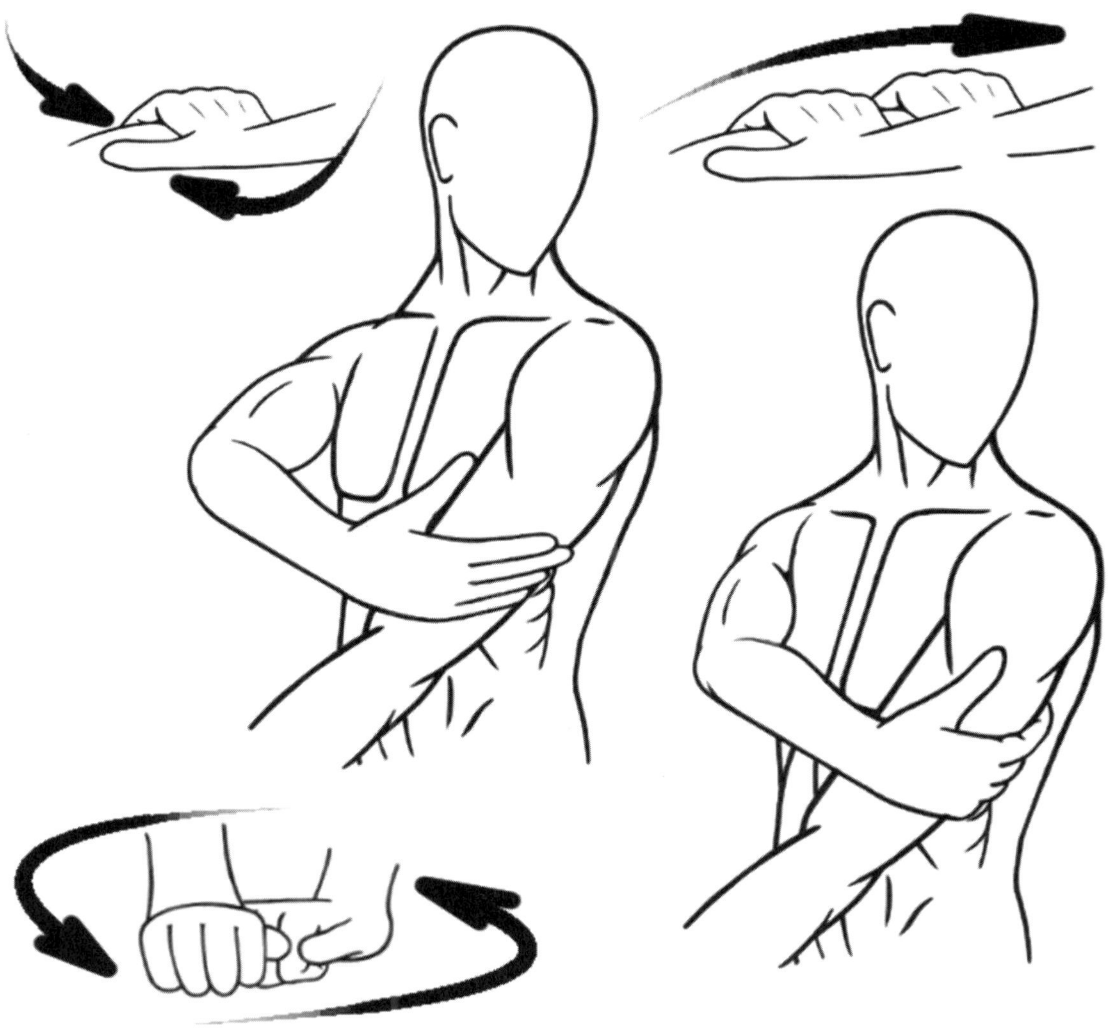

승모근 상부, 사각근 및 흉쇄유돌근 셀프마사지

목과 어깨

이점

- 팔꿈치와 어깨의 가동범위를 늘린다.
- 어깨와 목의 가동성과 힘을 개선하고 던지기, 밀기, 당기기 및 오버헤드 동작의 역학적 효율성을 개선하는 데에도 도움을 준다. 던지기 동작의 정확도 향상에 기여한다.
- 상부교차 증후군, 과도한 척추 후만증, 익상견갑, 어깨 충돌을 교정하는 데 도움을 주고 운동 후 연부조직의 회복과 재생을 증진한다.
- 날숨에 중점을 두고 깊게 숨을 쉰다.

추천 테크닉

- 누르고 유지하기
- 눌렀다가 밀기
- 눌렀다가 비틀기
- 쥐어짜고 유지하기
- 쥐어짰다가 밀기
- 쥐어짰다가 비틀기
- 누르고 유지하기 – 손가락 관절
- 눌렀다가 밀기 – 손가락 관절
- 눌렀다가 비틀기 – 손가락 관절
- 손가락으로 긁기
- 손가락을 벌려서 긁기
- 손가락을 벌려서 (결을 가로질러) 긁기
- 관절 움직이기(견갑골/머리)

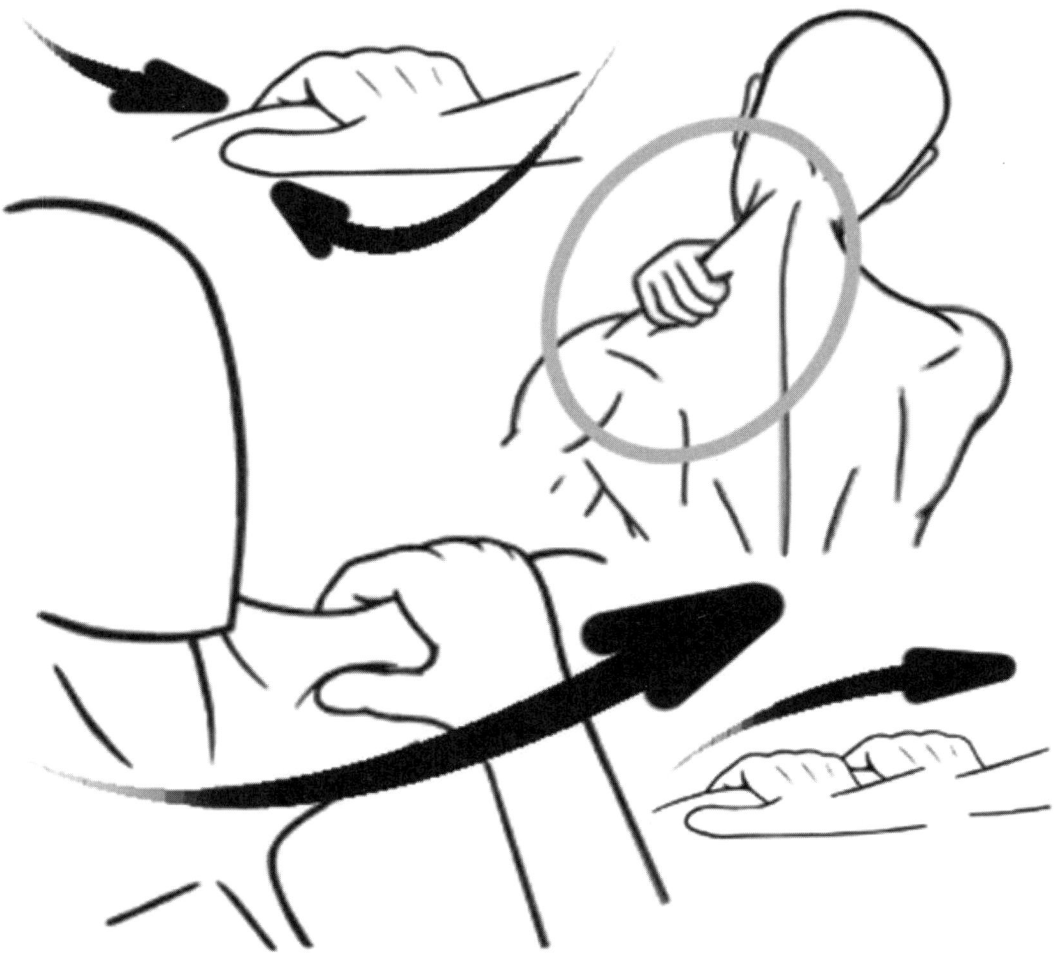

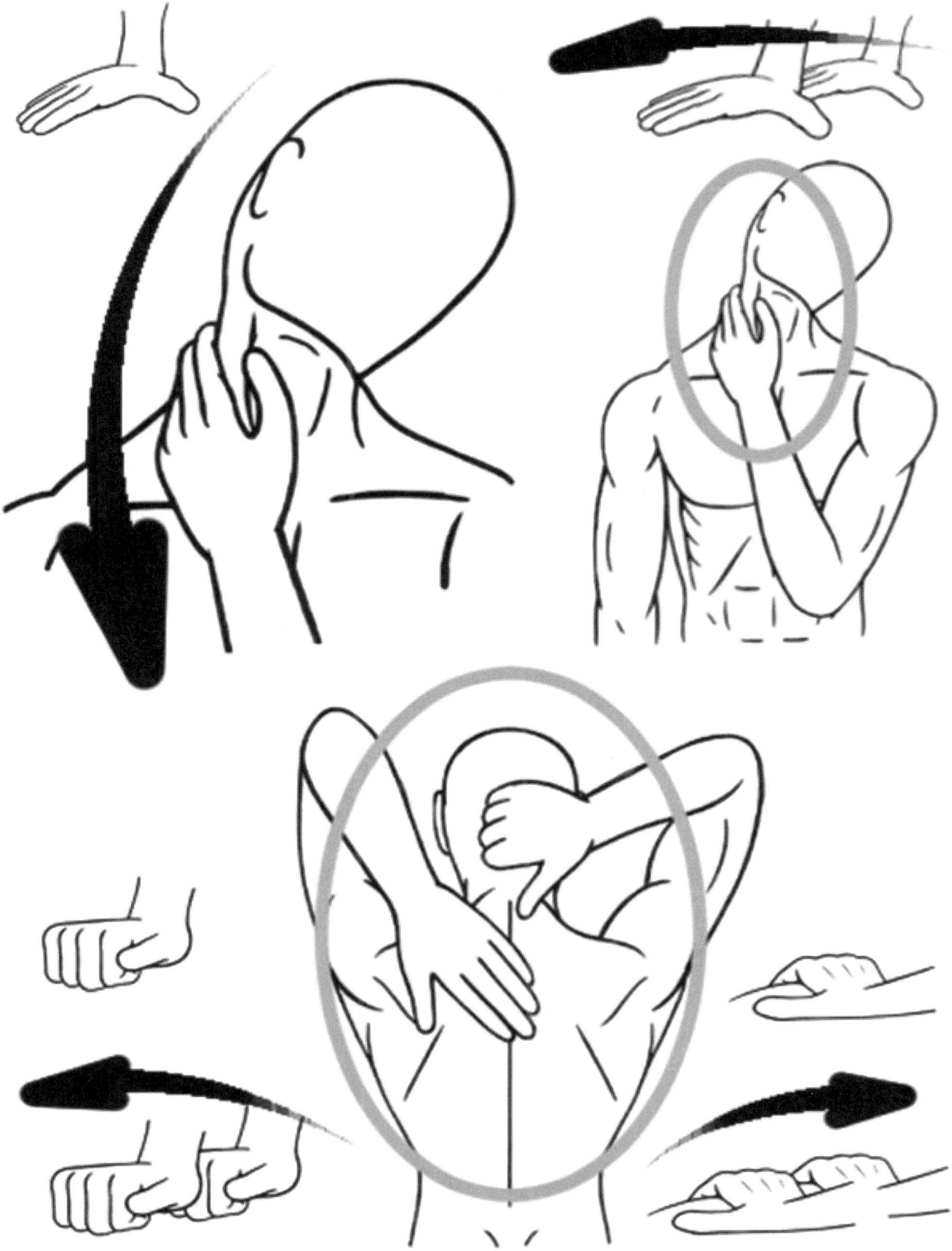

<승모근 상부, 사각근 및 흉쇄유돌근 셀프마사지 - 목과 어깨>

부록 A.
연부조직 관리 관절별 도해

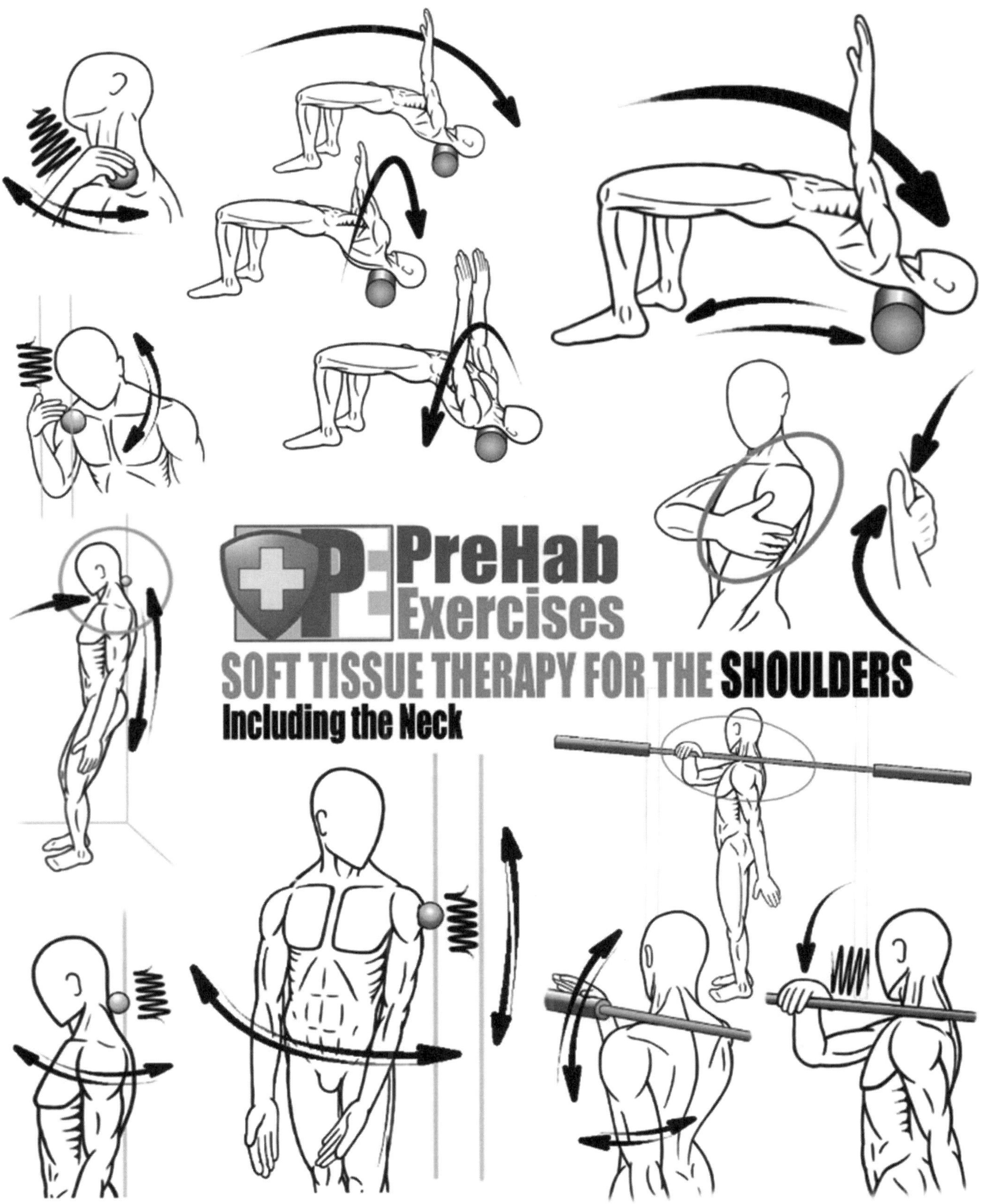
PreHab
Exercises
SOFT TISSUE THERAPY FOR THE SHOULDERS
Including the Neck

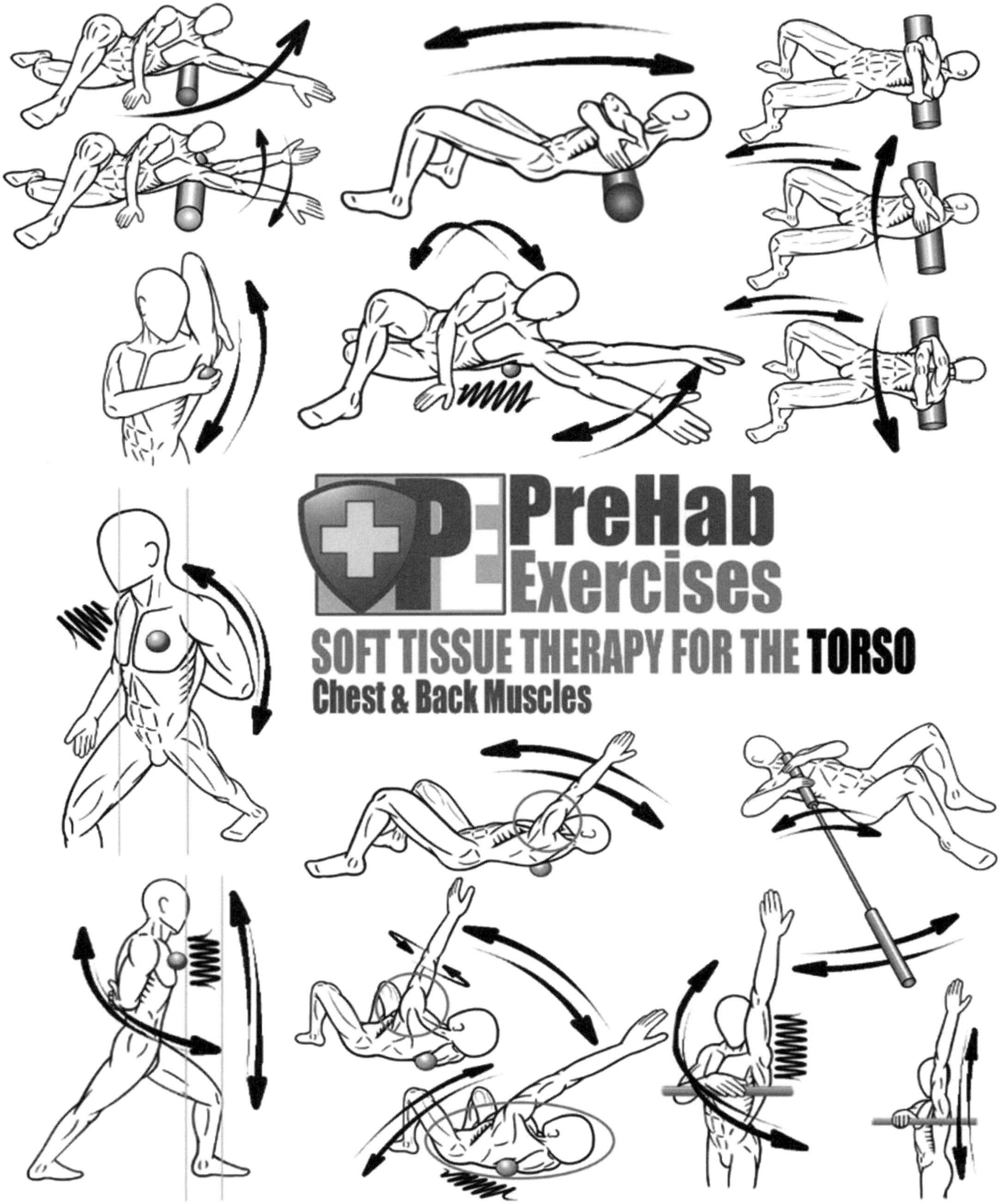
PreHab
Exercises
SOFT TISSUE THERAPY FOR THE TORSO
Chest & Back Muscles

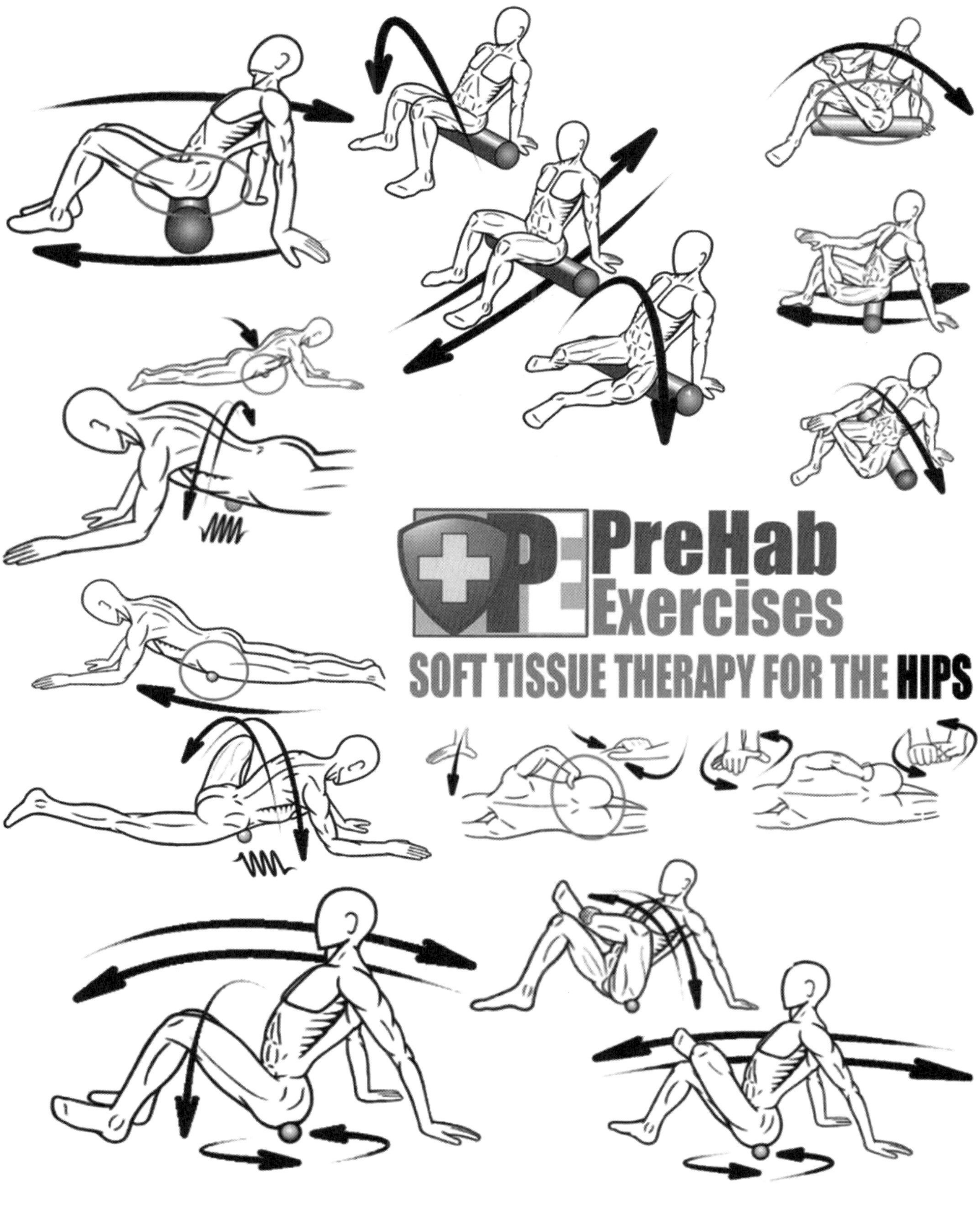
PreHab
Exercises
SOFT TISSUE THERAPY FOR THE HIPS

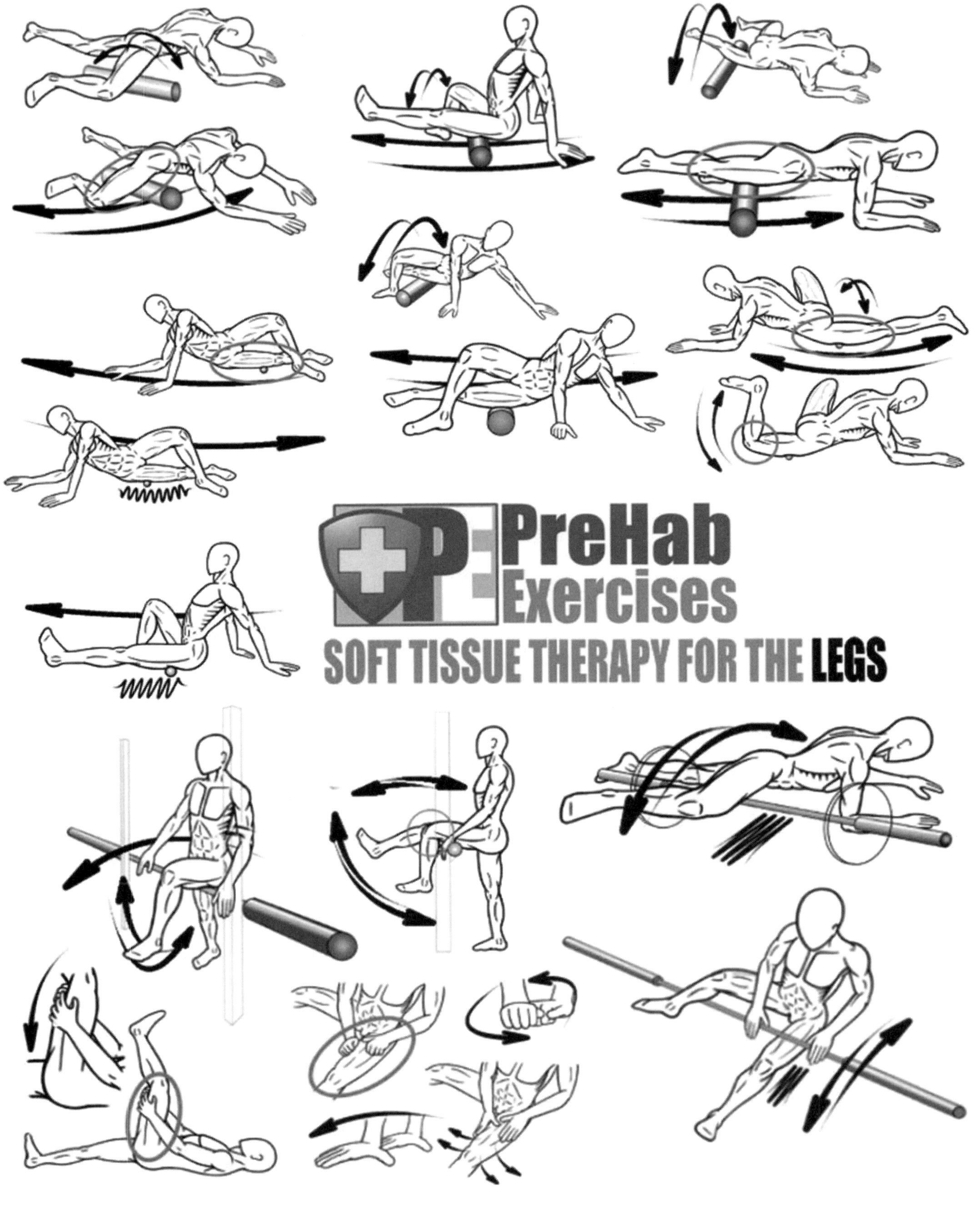
PreHab
Exercises
SOFT TISSUE THERAPY FOR THE LEGS

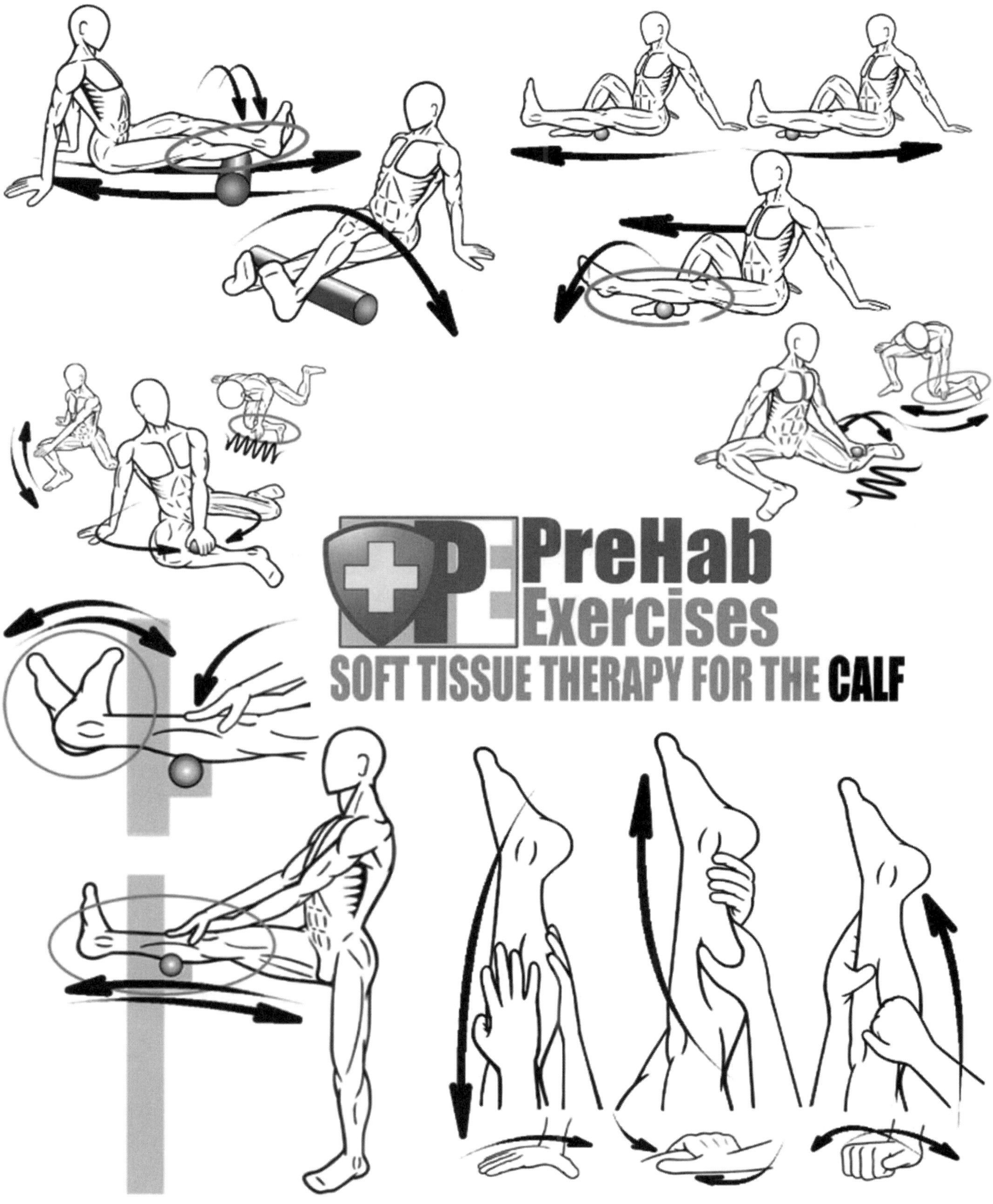
PreHab
Exercises
SOFT TISSUE THERAPY FOR THE CALF

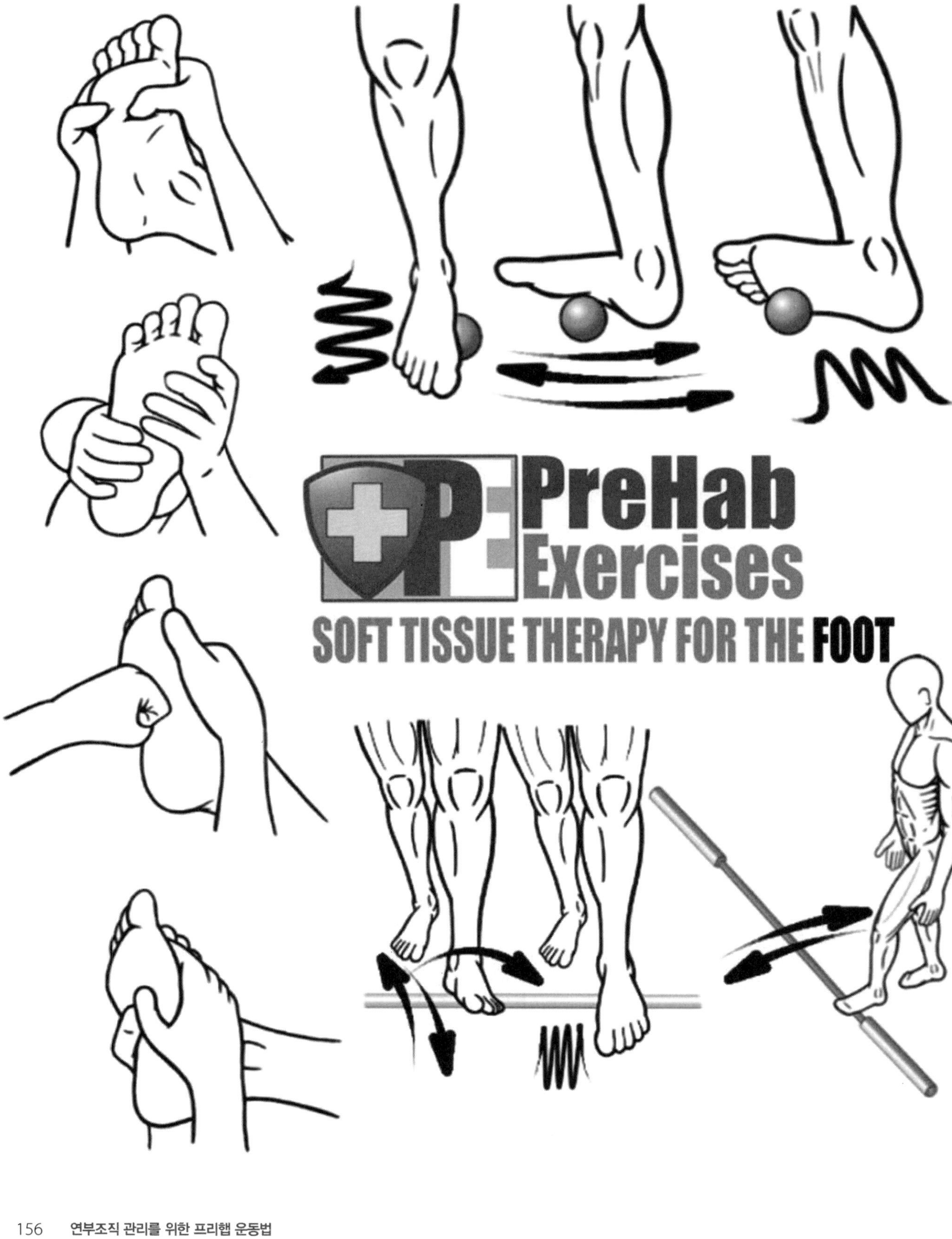
PreHab
Exercises
SOFT TISSUE THERAPY FOR THE FOOT

부록 B.
일반적 보상 패턴의 도해

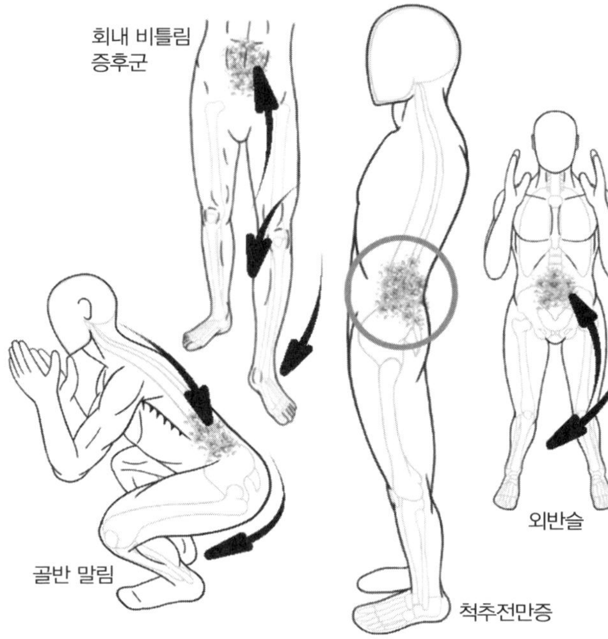

〈허리 통증〉

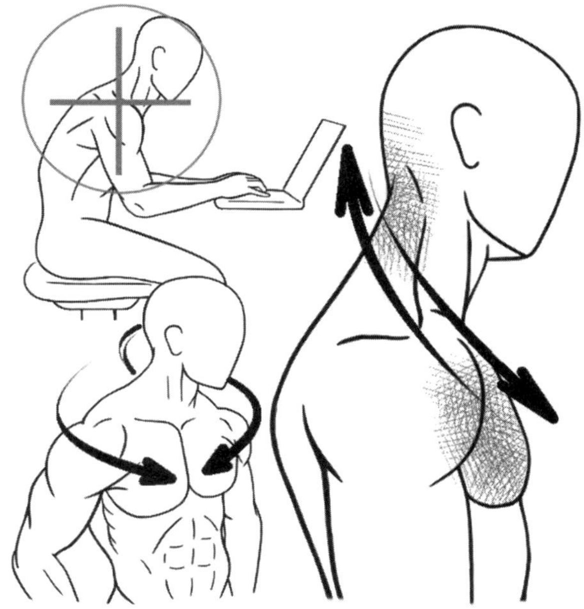

〈상부교차 증후군〉

정렬과 움직임 보상 패턴

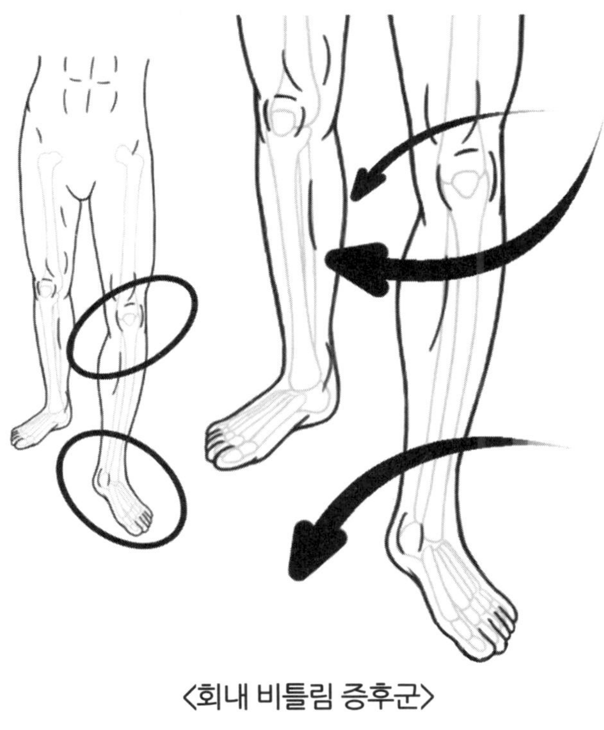

〈회내 비틀림 증후군〉

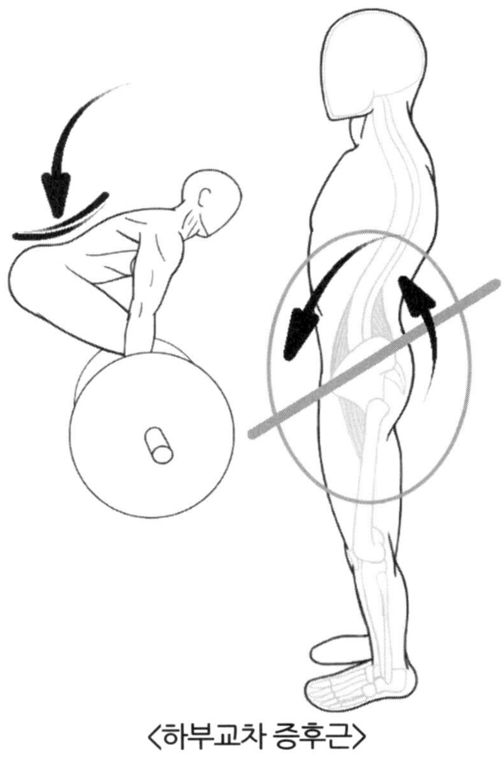

〈하부교차 증후군〉

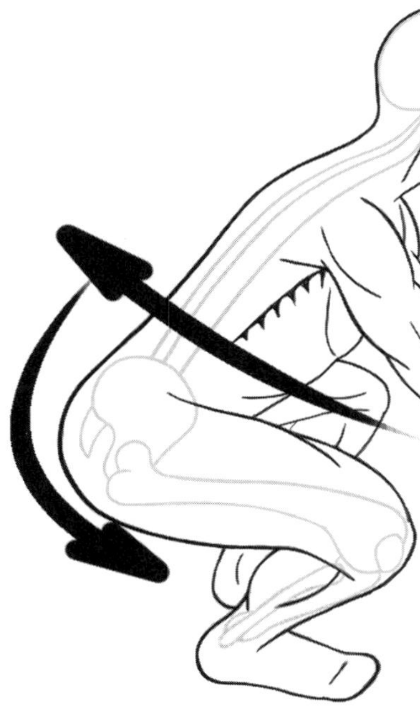

〈골반 말림〉

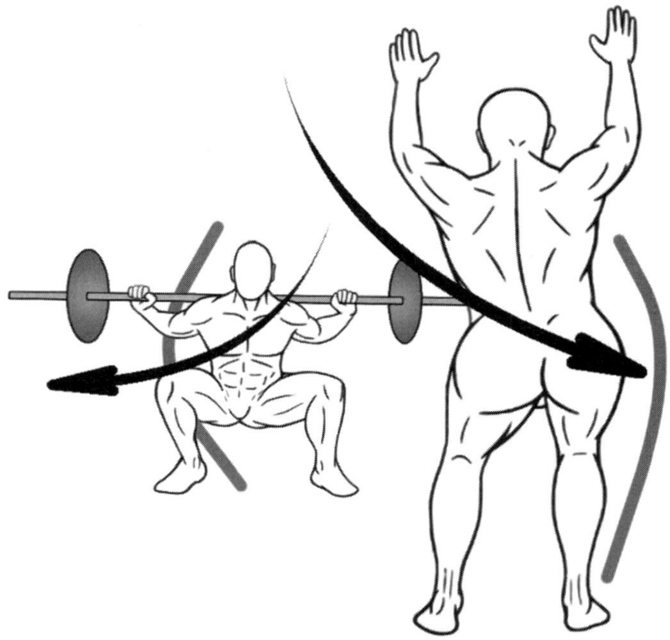

〈비대칭 체중 이동〉

PreHab Exercises
www.prehabexercises.com

정렬과 움직임
보상 패턴

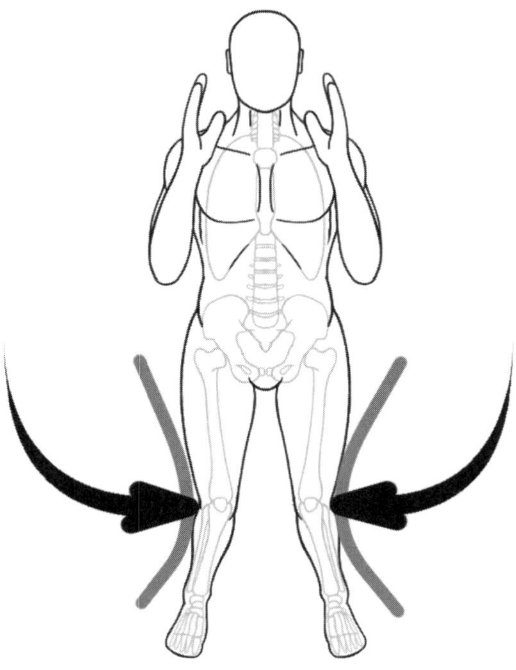

〈외반슬〉

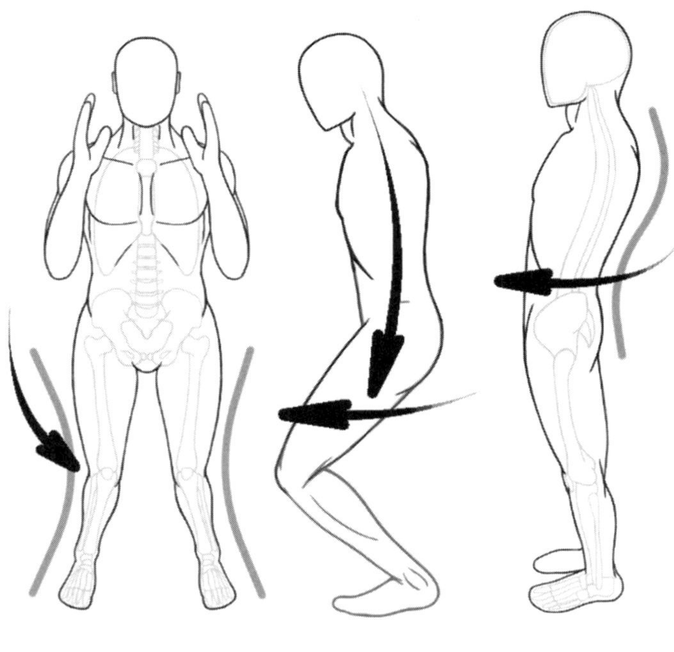

〈엉덩이 기억 상실증〉

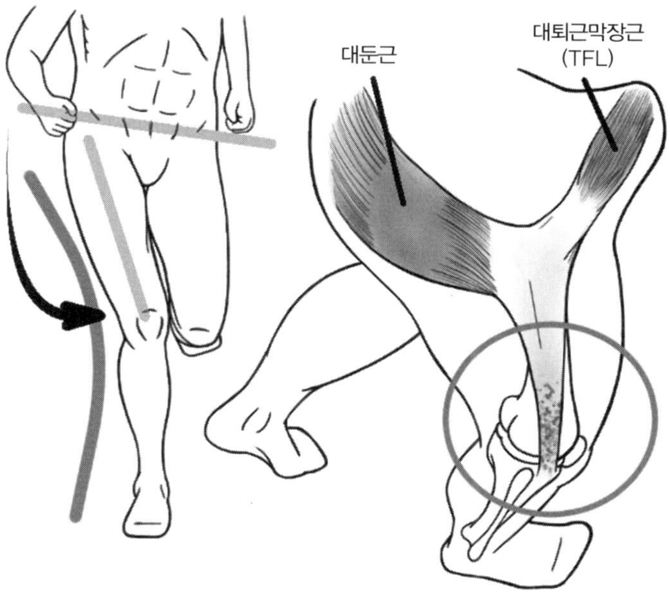

〈장경인대 증후군〉

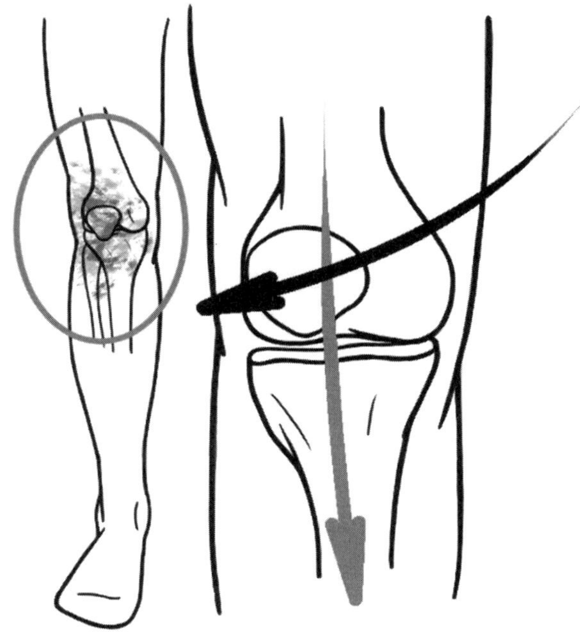

〈슬개대퇴 활주 증후군〉

PreHab Exercises
www.prehabexercises.com

무릎과 다리 보상 패턴

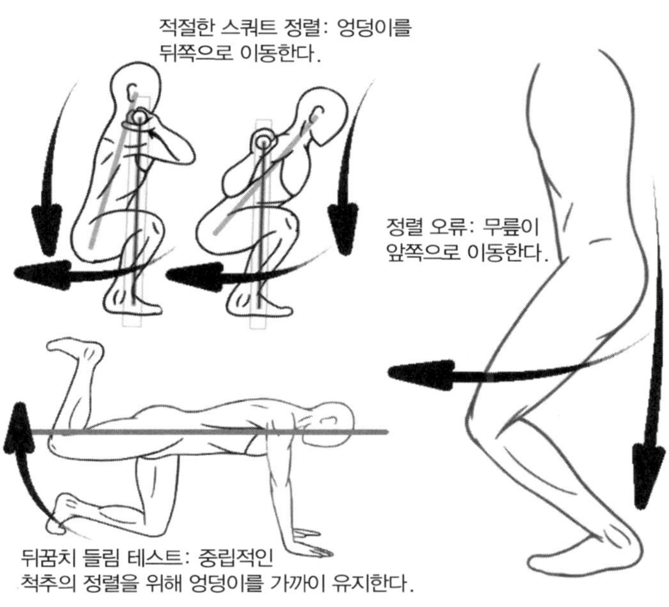

〈대퇴사두근 우세 현상〉

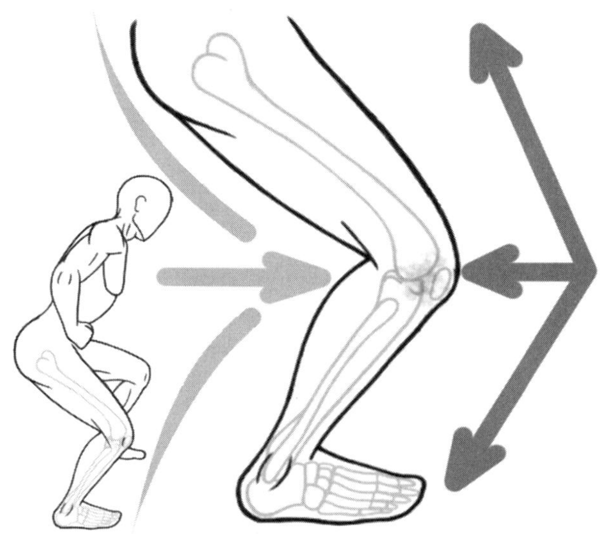

〈슬개대퇴 통증 증후군〉

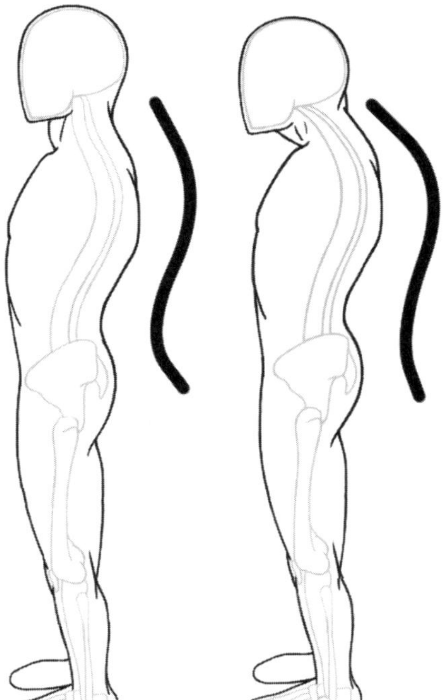

〈거북목〉

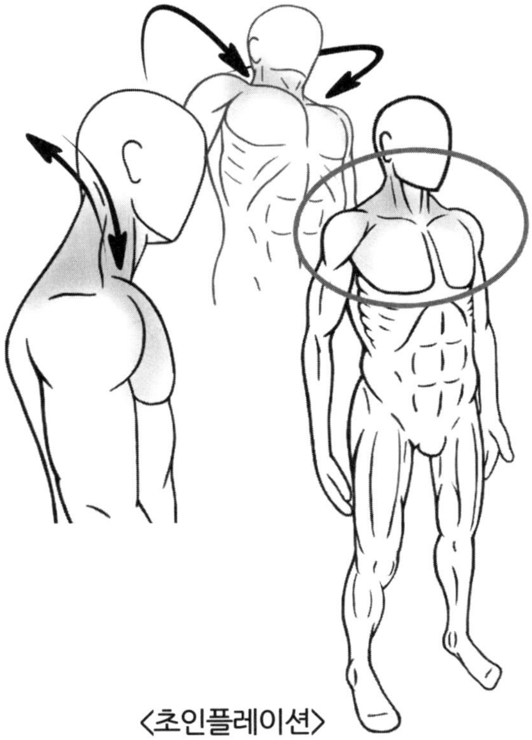

〈초인플레이션〉

PreHab Exercises
www.prehabexercises.com

머리, 목과 흉추 보상 패턴

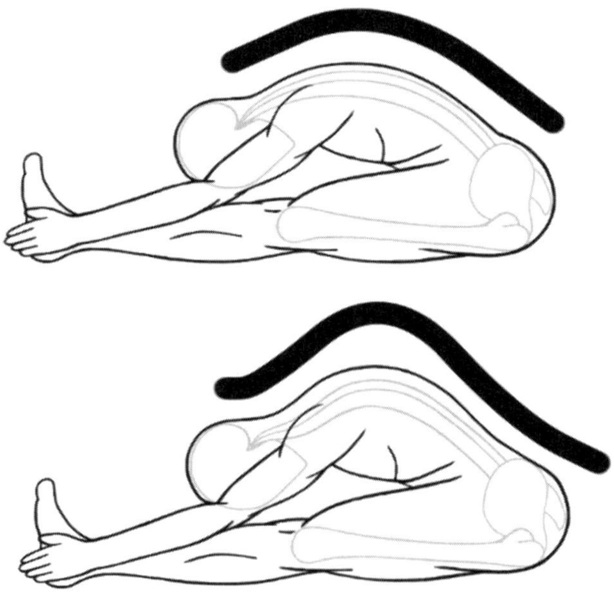

〈과도한 후만〉

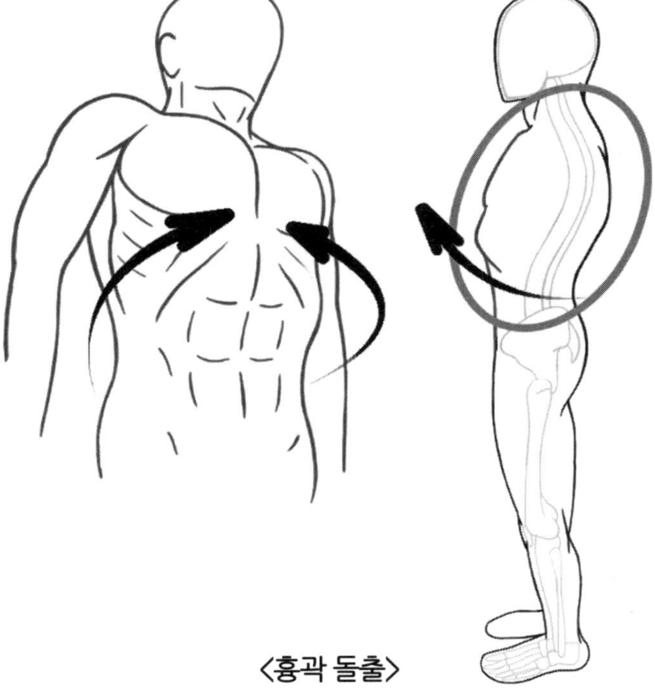

〈흉곽 돌출〉

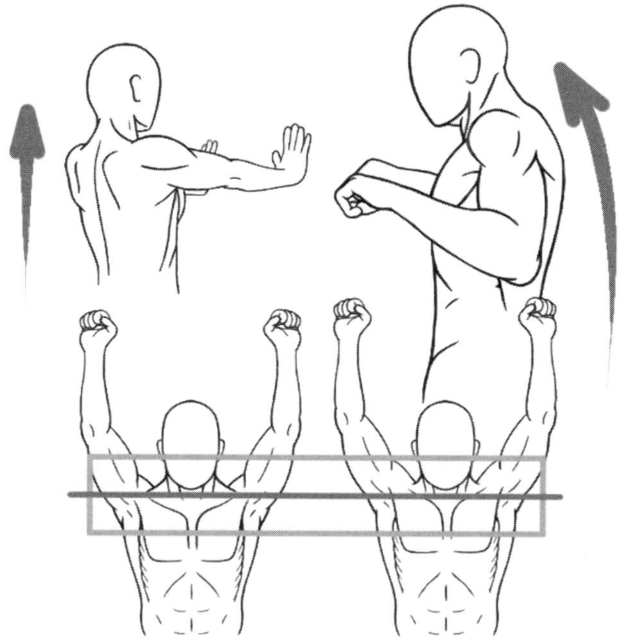

<어깨거상>

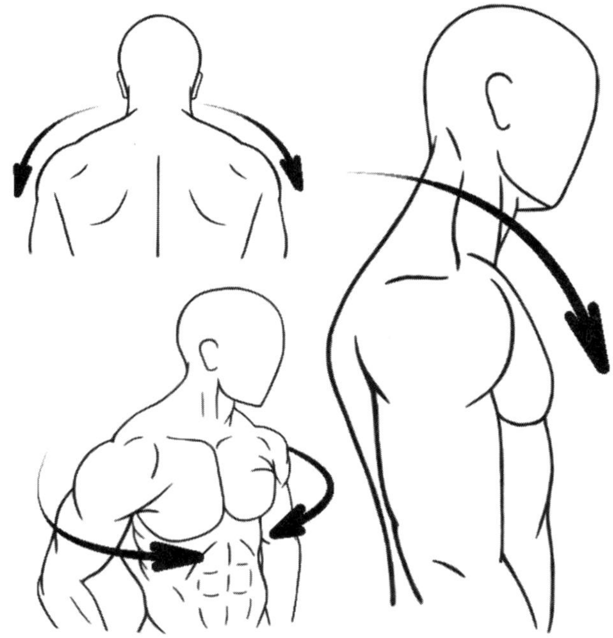

<라운드 숄더>

어깨 보상 패턴

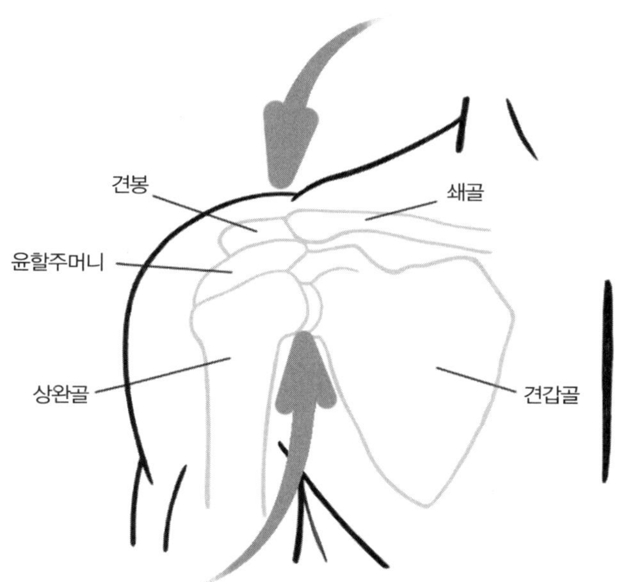

<어깨충돌 증후군>

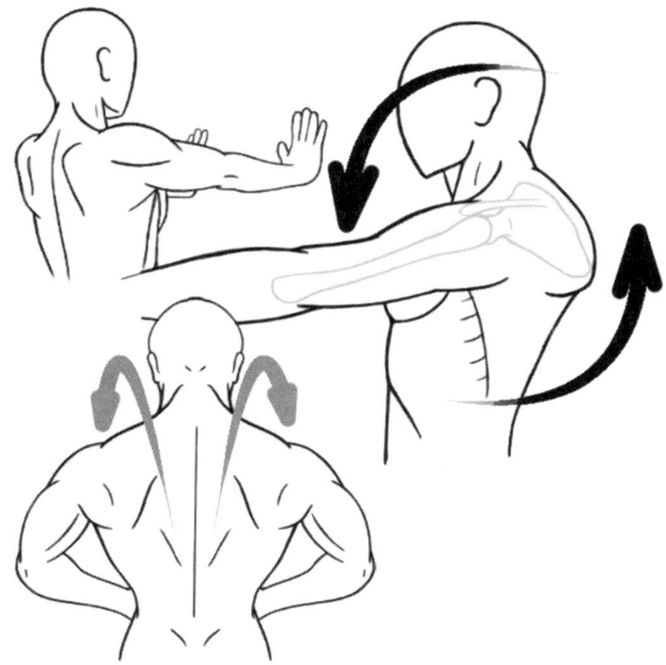

<익상견갑>

참고문헌

Akbulut, T., & Agopyan, A. (2015). Effects of an Eight-Week Proprioceptive Neuromuscular Facilitation Stretching Program on Kicking Speed and Range of Motion in Young Male Soccer Players. *Journal of Strength and Conditioning Research, 29*(12), 3412-3423. doi:10.1519/jsc.0000000000001015

Baechle, T. R., & Earle, R. W. (2008). *Essentials of strength training and conditioning* (3rd ed.). Hong Kong: Human Kinetics.

Barnes, M. F. (1997). The basic science of myofascial release: Morphologic change in connective tissue. *Journal of Bodywork and Movement Therapies, 1*(4), 231-238. doi:10.1016/s1360-8592(97)80051-4

Bell, D. R., Vesci, B. J., Distefano, L. J., Guskiewicz, K. M., Hirth, C. J., & Padua, D. A. (2012). Muscle Activity and Flexibility in Individuals With Medial Knee Displacement During the Overhead Squat. *Athletic Training & Sports Health Care, 4*(3), 117-125. doi:10.3928/19425864-20110817-03

Berzin, R., Dr. (2012, April 01). A Simple Breathing Exercise to Calm Your Mind & Body. Retrieved May 16, 2016, from http://www.mindbodygreen.com/0-4386/A-Simple-Breathing-Exercise-to-Calm-Your-Mind-Body.html

Biointeractive. (2014). Your Aching Back - HHMI BioInteractive Video. Retrieved May 17, 2016, from https://www.youtube.com/watch?v=FKV_tvlsYA8

Bordoni, B., Marelli, F., &Bordoni, G. (2016). A review of analgesic and emotive breathing: A multidisciplinary approach. *Journal of Multidisciplinary Healthcare JMDH*, 97. doi:10.2147/jmdh.s101208

Bowman, K., & Lewis, J. (2014). *Move your DNA: Restore your health through natural movement.* USA.

Bron, C., & Dommerholt, J. D. (2012). Etiology of Myofascial Trigger Points. *Curr Pain Headache Rep Current Pain and Headache Reports,16*(5), 439-444. doi:10.1007/s11916-012-0289-4

Bubbico, A., &Kravitz, L. (n.d.). Eccentric Exercie: A Comprehensive Review of a Distinctive Training Method. Retrieved May 17, 2016, from https://www.unm.edu/~lkravitz/Article folder/eccentricUNM.html

Burkholder, T.J. Mechanotransduction in Skeletal Muscle. *Frontiers in Bioscience,* 12, (Jan2007): 174-91.

Chaitow, L. (2007). Breathing pattern disorders and back pain. *Movement, Stability & Lumbopelvic Pain,* 563-571. doi:10.1016/b978-044310178-6.50039-6

Clark, M., & Lucett, S. (2011). *NASM's essentials of corrective exercise training.* Philadelphia: Wolters Kluwer Health/ Lippincott Williams & Wilkins.

Clark, M., Lucett, S., & Sutton, B. G. (2012). *NASM essentials of personal fitness training* (4th ed.). Philadelphia: Wolters Kluwer Health/Lippincott Williams & Wilkins.

Cook, Gray. (2014, December 18). Is there a Difference Between Flexibility and Mobility? Retrieved May 15, 2016, from http://www.functionalmovement.com/articles/Screening/2014-12-18_is_there_a_difference_between_flexibility_and_mobility

Cook, G. (n.d.). FMS: Functional Movement Systems. Retrieved May 16, 2016, from http://www.functionalmovement.com/

Davies, C. (2004). *The trigger point therapy workbook: Your self-treatment guide for pain relief.* Oakland, CA: New Harbinger Publications.

Dietz, C. (n.d.). Special Training Considerations for Strength, Specificity, and Energy Systems for Year-Long Planning. Retrieved May 17, 2016, from https://www.nsca.com/videos/special_training_considerations_for_year-long_planning/

Dizerega, G. S. (2001). Peritoneal repair and post-surgical adhesion formation. *Human Reproduction U pdate, 7*(6), 547-555. doi:10.1093/humupd/7.6.547

Evolution: The Evolution of humans documentary 2014. (2014). Retrieved May 17, 2016, from https://www.youtube.com/watch?v=MsHEAnPX59Y

Exos (2009, January 6). Beginner's Guide to Active Isolated Stretching. Retrieved May 16, 2016, from http://www.coreperformance.com/knowledge/training/active-isolated-stretching.html

Falsone, S. (n.d.). Core Performance – Active Isolated Stretching [Audio blog post].

Falvey, E. C., Clark, R. A., Franklyn-Miller, A., Bryant, A. L., Briggs, C., &Mccrory, P. R. (2010). Iliotibial band syndrome: An examination of the evidence behind a number of treatment options. *Scandinavian Journal of Medicine & Science in Sports, 20*(4), 580-587. doi:10.1111/j.1600-0838.2009.00968.x

Frost, R. (2013). *Applied kinesiology: A training manual and reference book of basic principles and practices* (Revised ed.). Berkeley, CA: North Atlantic Books.

Gabbett, T. J. (2016). The training—injury prevention paradox: Should athletes be training smarter and harder? *British Journal of Sports Medicine Br J Sports Med, 50*(5), 273-280. doi:10.1136/bjsports-2015-095788

Healey, K.C., et al. The Effects of Myofascial Release with Foam Rolling on Performance. *Journal of Strength and Conditioning Research,* 26, No. 1(Jan2014): 61-8.

Hoffman, J. (2014, October 12). A Different Approach to Mobility - Juggernaut. Retrieved May 15, 2016, from http://www.jtsstrength.com/articles/2014/10/13/different-approach-mobility

Hooper, T. L., Denton, J., Mcgalliard, M. K., Brismée, J., &Jr, P. S. (2010). Thoracic outlet syndrome: A controversial clinical condition. Part 2: Non-surgical and surgical management. *Journal of Manual & Manipulative Therapy, 18*(3), 132-138. doi:10.1179/106698110x12640740712338

Junker, D. H., &Stöggl, T. L. (2015). The Foam Roll as a Tool to Improve Hamstring Flexibility. *Journal of Strength and Conditioning Research, 29*(12), 3480-3485. doi:10.1519/jsc.0000000000001007

Kennedy, K. (2016, April 4). High-intensity workouts such as CrossFit may strain bodies beyond the norm. Retrieved May 16, 2016, from https://www.washingtonpost.com/national/health-science/high-intensity-workouts-such-as-crossfit-may-strain-bodies-beyond-the-norm/2016/04/04/598f25a8-f693-11e5-a3ce-f06b5ba21f33_story.html

Kim, B., Dr. (n.d.). Activated Isolated Stretching. Retrieved May 16, 2016, from http://drbenkim.com/

Kreighbaum, E., & Barthels, K. M. (1996). *Biomechanics: A qualitative approach for studying human movement.* Boston: Allyn and Bacon.

Lawrance, S. (2013, March 16). *Unlock the Hip: Using Joint Mobilization to Improve Mobility.* Lecture presented at Great Lakes Athletic Trainers' Association 45th Annual Winter Meeting, Wheeling, IL.

Leung, F. T., Mendis, M. D., Stanton, W. R., & Hides, J. A. (2015). The relationship between the piriformis muscle, low back pain, lower limb injuries and motor control training among elite football players. *Journal of Science and Medicine in Sport, 18*(4), 407-411. doi:10.1016/j.jsams.2014.06.011

Levangie, P. K., &Norkin, C. C. (2011). *Joint structure and function: A comprehensive analysis* (5th ed.). Philadelphia, PA: F.A. Davis.

Liakakos, T., Thomakos, N., Fine, P. M., Dervenis, C., & Young, R. L. (2001). Peritoneal Adhesions: Etiology, Pathophysiology, and Clinical Significance. *Digestive Surgery Dig Surg, 18*(4), 206-273. doi:10.1159/000050149

Macdonald, G.Z., et al. "Foam Rolling as a Recovery Tool after an Intense Bout of Physical Activity." *Medicine & Science in Sports & Exercise,* 46, No.1 (Jan 2014): 131-42.

Malloy, P. J., Morgan, A. M., Meinerz, C. M., Geiser, C. F., &Kipp, K. (2016). Hip External Rotator Strength Is Associated With Better Dynamic Control of the Lower Extremity During Landing Tasks. *Journal of Strength and Conditioning Research, 30*(1), 282-291. doi:10.1519/jsc.0000000000001069

Mattes, A. L. (n.d.). *Aaron Mattes' active isolated stretching.*

Mattes, A. L. (n.d.).Active Isolated Stretching. Retrieved May 16, 2016, from http://www.stretchingusa.com/active-isolated-stretching/aaron-mattes

Mohr, A.R., Long, B.C., and Goad, C.L. "Effect of Foam Rolling and Static Stretching on Passive Hip Flexion Range of Motion." *Journal of Sport Rehabilitation,* 23, No. 4 (Nov 2014): 296-99.

Mulligan, E. P. (2001). *Principle of Joint Mobilization.* Lecture presented at Southwestern PT Department in University of Texas.

Myers, T. W. (2014). *Anatomy trains: Myofascial meridians for manual and movement therapists.* USA: Churchill Livingstone Elsevier.

NSCA. (n.d.). Hot Topic Eccentrics And Prevention Of Hamstring Injury In Sport. Retrieved May 16, 2016, from http://www.nsca.com/Education/Articles/Hot-Topic-Eccentrics-and-Prevention-of-Hamstring-Injury-in-Sport/

NSCA. (n.d.). Stretching Exercises To Maintain Shoulder Region Flexibility. Retrieved May 16, 2016, from https://www.nsca.com/Education/Articles/Stretching-Exercises-to-Maintain-Shoulder-Region-Flexibility/

O'sullivan, K., Mcaulliffe, S., &Deburca, N. (2014). The Effects Of Eccentric Training On Lower Limb Flexibility: A Systematic Review. *British Journal of Sports Medicine, 48*(7), 648-648. doi:10.1136/bjsports-2014-093494.234

Page, P., Frank, C. C., & Lardner, R. (2010). *Assessment and treatment of muscle imbalance: The Janda approach.* Champaign, IL: Human Kinetics.

Panjabi, M. M., & White, A. A. (2001). *Biomechanics in the musculoskeletal system.* NewYork: Churchill Livingstone.

PubMed Health: Adhesions. (n.d.). *Encyclopedia of Health Communication.* doi:10.4135/9781483346427.n448

Reiman, Michael P., and J.W. Matheson. "Restricted Hip Mobility: Clinical Suggestions For Self-Mobilization And Muscle Re-Education." *International Journal of Sports Physical Therapy.* October 2013. http://www.ncbi.nlm.nih.gov/pmc/articles/PMC3811738/.

Riva, D., Bianchi, R., Rocca, F., &Mamo, C. (2016). Proprioceptive Training and Injury Prevention in a Professional Men's Basketball Team. *Journal of Strength and Conditioning Research, 30*(2), 461-475. doi:10.1519/jsc.0000000000001097

Rogers, R. (n.d.). Develop the Basic Movement Patterns before Training for Specificity. Retrieved May 16, 2016, from http://www.nsca.com/education/articles/tsac-report/develop_the_basic_movement_patterns_before_training_for_specificity/

Russ, B. S., &Olivencia, O. (2015). Considerations for Improving Triceps Surae Flexibility. *Strength and Conditioning Journal, 37*(3), 70-73. doi:10.1519/ssc.0000000000000144

Sapolsky, R. M. (1994). *Why zebras don't get ulcers: A guide to stress, stress related diseases, and coping.* New York: W.H. Freeman.

Sharman, M. J., Cresswell, A. G., & Riek, S. (2006). Proprioceptive Neuromuscular Facilitation Stretching. *Sports Medicine, 36*(11), 929-939. doi:10.2165/00007256-200636110-00002

Sullivan, K.M., et al. "Roller Massager Application to the Hamstrings Increases Sit-and-Reach Range of Motion Within Five to Ten Seconds Without Performance Impairments." *International Journal of Sports Physical Therapy,* 8, No. 3, (Jun2013): 228-36.

Starrett, K., & Cordoza, G. (2013). *Becoming a Supple Leopard: The Ultimate Guide to Resolving Pain, Preventing Injury, and Optimizing Athletic Performance.* USA: Victory Belt Publishing.

Starrett, K. (n.d.). Mobility|WOD. Retrieved May 16, 2016, from http://www.MobilityWOD.com/

Stull, K. (n.d.). Why Should Foam Rolling Be Used In Group Training? Retrieved May 16, 2016, from http://www.nasm.org/american-fitness-magazine/issues/american-fitness-winter-2016/why-should-foam-rolling-be-used-in-group-training

Taylor, E. (n.d.). Active Isolated Stretching Exercises. Retrieved May 16, 2016, from http://www.active.com/running/articles/active-isolated-stretching-exercises

Travell, J. G., & Simons, D. G. (1983). *Myofascial pain and dysfunction: The trigger point manual.* Baltimore: Williams & Wilkins.

Valburg, A. V., Roermund, P. V., Marijnissen, A., Wenting, M., Verbout, A., Lafeber, F., &Bijlsma, J. (2000). Joint distraction in treatment of osteoarthritis (II): Effects on cartilage in a canine model. *Osteoarthritis and Cartilage, 8*(1), 1-8. doi:10.1053/joca.1999.0263

Vanderroost, M., &Pagare, V. (n.d.). Scapulohumeral Rhythm. Retrieved May 16, 2016, from http://www.physio-pedia.com/Scapulohumeral_Rhythm

Weyrick, H. (2014). *EFFECTS ON LOWER EXTREMITY RANGE OF MOTION AFTER A SINGLE BOUT OF PROPRIOCEPTIV ENEUROMUSCULAR FACILITATION WITH THE ADDITION OF MYOFASCIAL RELEASE OR AQUASTRETCH™* (Unpublished master's thesis). Indiana University of Pennsylvania. Retrieved from https://dspace.iup.edu/bitstream/handle/2069/2197/Hannah J. Weyrick(Thesis).pdf?sequence=1

Wharton, J., & Wharton, P. (1996). *The Whartons' stretch book: Featuring the breakthrough method of active-isolated stretching.* New York: Times Books.

Yamaguchi, T., Takizawa, K., & Shibata, K. (2015).Acute Effect of Dynamic Stretching on Endurance Running Performance in Well-Trained Male Runners. *Journal of Strength and Conditioning Research, 29*(11), 3045-3052. doi:10.1519/jsc.0000000000000969

저자에 대하여

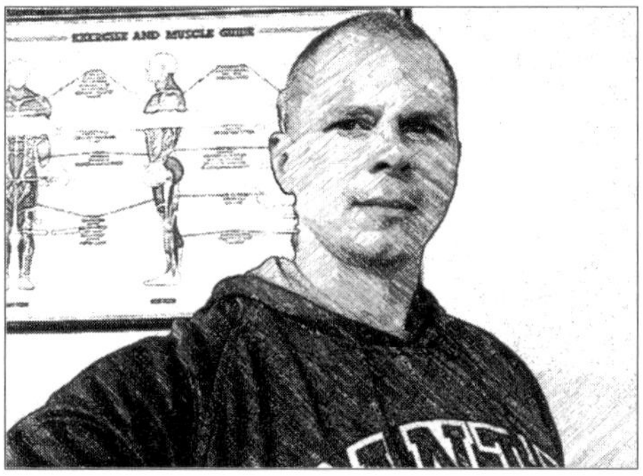

마이클 로젠가트(Michael Rosengart), CPT, CES, CSCS

마이클 로젠가트는 National Council on Strength and Fitness(NSCA)의 퍼스널 트레이너(CPT) 자격과 컨디셔닝 & 스트렝스 전문가(CSCS) 자격을 갖추었으며, National Academy of Sports Medicine(NASM)의 교정운동 전문가(CES) 자격을 갖고 있다.

마이클은 2000년부터 선수들과 고객들을 트레이닝해왔다. 그는 뉴욕 시티(New York City)에 있는 Equinox FItness에서 퍼스널 트레이너로 활동해왔으며, 그 이전에는 로스앤젤레스(Los Angeles)의 Santa Monica College에서 스트렝스와 컨디셔닝 코치로 활동하였다. 지금은 그의 가족이 있는 Hargerstown, Maryland와 가까운 East Coast에서 그의 아내와 함께 살고 있다.

트레이닝 철학

마이클의 진보적인 접근법과 트레이닝 철학은 운동과 건강에도 많은 트렌드가 있는 것처럼 수년 동안 크게 발전해왔다. 교차-트레이닝과 기능적 움직임 트레이닝에서 프리햅 및 스트렝스 트레이닝을 위한 주기화 적용 시스템에 이르기까지 마이클의 트레이닝 철학은 항상 진보와 한 가지 단순한 진리인 '더 나아지는 것을 계속하기'에 중점을 두고 있다.

트레이닝과 관련하여, 마이클은 개인의 퍼포먼스와 수명뿐만 아니라 움직임의 질을 향상시키기 위해 생체역학적 기능이상의 교정과 움직임의 보상 패턴을 제거하는 도구로서 프리햅 운동과 기술을 사용한다.

2012년 마이클은 개인의 움직임 능력을 평가하는 체계로 프리햅 및 트레이닝을 위한 A.M.A.S.S. 메소드를 만들었다. 이것은 생체역학의 회복과 움직임의 질을 향상시키는 데 도움이 되는 운동과 기술을 통합하는 방법에 대한 정보를 제공한다.

러너를 위한 프리햅 운동 책 그리고 몇 가지

A.M.A.S.S. 메소드를 창작할 당시 그 영감을 받은 때에, 마이클은 자신이 이전에 축구로 인한 부상(두 번의 아킬레스건 손상과 다리 골절)을 극복하며, 러닝 기술을 향상시키고 더 빠르게 나아갈 수 있는 방법들을 기록한 도서인 『러너를 위한 프리햅 운동 책』의 그림과 글을 작성하였다. 이 책은 세계 여러 나라에서 판매되고 있다.

마이클은 프리햅 운동(prehabexercises.com)의 저자이자 일러스트레이터이다. 그는 이것을 통해 개인들에게 움직임의 질을 향상시키고, 부상을 예방하는 방법을 교육한다. 또한 운동선수들의 퍼포먼스와 삶에서 최선의 방법이 무엇인지를 가르친다. 그는 Santa Monica College, UCLA, MediFit/Exos, YMCA, Spectrum Athletic Clubs, Fox Studios, Volvo Group Trucksm Xiong CrossFit, CrossFit Chambersburg에서 프리햅과 트레이닝에 관한 세미나 및 워크숍을 진행하였다. 마지막으로 마이클은 YMCA 수영 팀과 Santa Monica College 풋볼 팀의 스트렝스 코치를 역임하였다.

마이클 또는 프리햅 운동에 대해 더 자세히 알아보려면 www.prehabexercises.com을 방문하라.

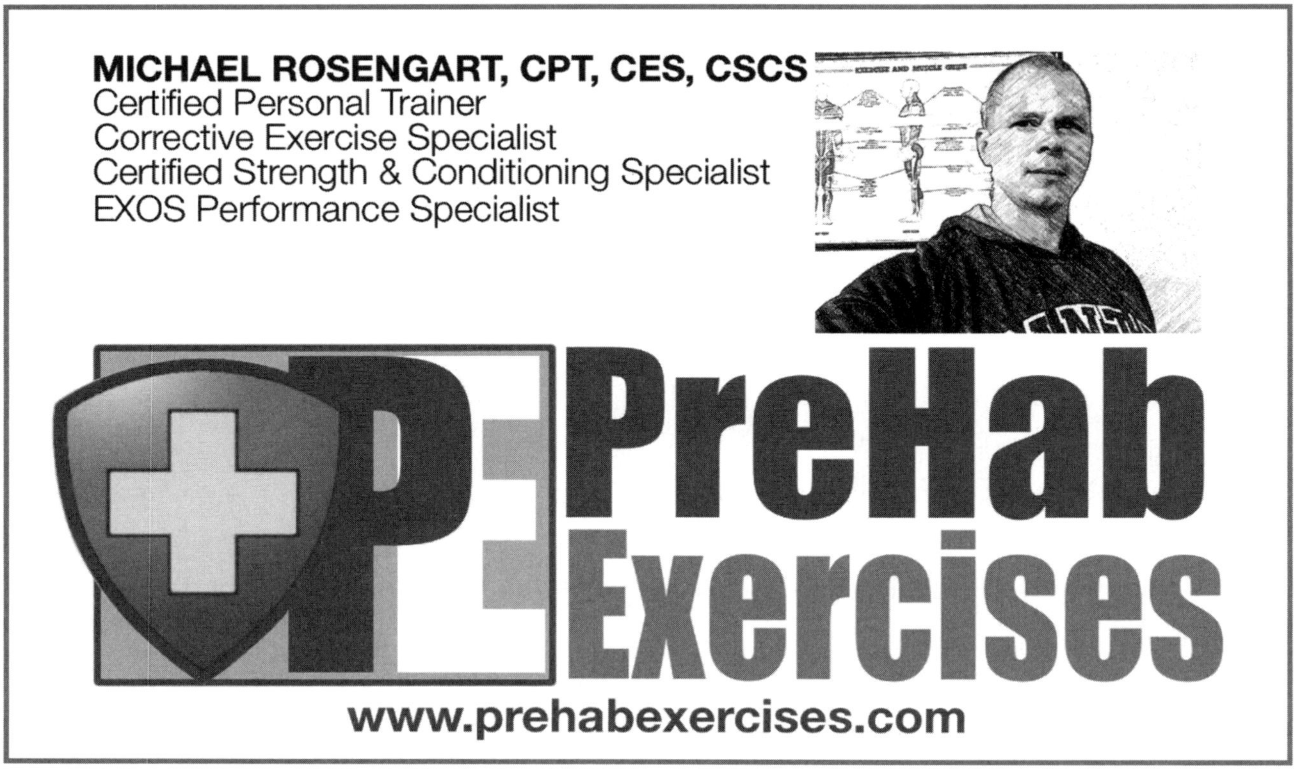

역자에 대하여

대표 역자 백형진

현(現): 대한예방운동협회 협회장
KBS 스포츠예술과학원 재활스포츠 총괄지도교수
한양대 미래인재교육원 겸임교수
국민대 스포츠문화산업(학점) 헬스케어 지도교수
바디메카닉 총괄이사 (BM필라테스 & PT)
국제재활코어필라테스협회 교육이사
전(前): 한림연예예술고등학교 바디라인 강사
세계킥복싱연맹(WKF) 국가대표팀 코치
세계보디빌딩연맹 국가대표팀 컨디셔닝 코치
아시아선수권 사이클 국가대표팀 AT
프로복싱 TEAM RSC 컨디셔닝 코치
핀수영 TEAM S.H 컨디셔닝 코치
『프리햅 운동(Prehab Exercise)』 대표 역자. 이외 다수 공역
『하이퍼볼트 컨디셔닝 테크닉』 저자. 이외 다수 공저

공동 역자(가나다 순)

김명건

현(現) BM pilates & PT 당산점 대표
현(現) 아텍스 테이핑 마스터 트레이너
『체대입시 솔루션』 대표 저자 외 다수 공저

김보성

현(現) BM Pilates & PT 여의도점 대표
가천대 체육 & 식품영양 전공
『MPS 근육학 쉽게 공부하기』 대표 저자 외 다수 공저

김성언

현(現) 세종대 글로벌 지식 체육학전공 외래교수
현(現) 건강운동 연구소 펄스랩 대표
전(前) 서울아산병원 스포츠건강의학센터 건강운동관리사

김성원

테니스 주니어 국가대표 선수 트레이너

BM필라테스 & PT 공덕점 대표

『필라테스 지도자와 교습생을 위한 교과서』 공동저자 외 다수 공저

김주영

현(現) 한국과학기술원(카이스트) 인문사회과학부 대우교수

현(現) 한화이글스 프로야구단 스포츠영양 컨설턴트

전(前) 국민대학교 체육대학 스포츠건강재활전공 강사

박주형

국민대 스포츠문화산업(학점) 재활 필라테스 & 요가 지도교수

국제재활코어필라테스협회 협회장

바디메카닉(BM Company) 대표

서다운

국민대 스포츠문화산업(학점) 재활 필라테스 & 요가 외래교수

BM필라테스 & PT 목동점 대표

아텍스 테이핑 마스터 트레이너

양지혜

KBS 스포츠예술과학원 재활스포츠 외래교수

국민대학교 스포츠문화산업(학점) 재활 필라테스 & 요가 외래교수

차의과대학교 통합의학 석사과정

이준화

국민대 스포츠문화산업(학점) 재활 필라테스 & 요가 외래교수

BM Pilates & PT 유성점 대표

단국대학교 석사과정

조승현

미국 팔머 카이로프랙틱 졸업(DC)

현(現) (주)휴먼워커스 Doc.flex 연구이사 및 선임강사

현(現) 팔머 메디스포츠 & 필라테스 대표

PreHab Exercise Book for Soft Tissue Therapy: Exercises to Improve Flexibility, Range of Motion and overall Mobility
by Michael Rosengart, CPT, CES, CSCS

연부조직 관리를 위한 프리햅 운동법

PreHab Exercise Book for SOFT TISSUE THERAPY

1판 1쇄 펴냄: 2019년 5월 20일

지은이: 마이클 로젠가트
옮긴이: 김명건, 김보성, 김성언, 김성원, 김주영, 박주형, 백형진, 서다운, 양지혜, 이준화, 조승현
펴낸이: 권오현
펴낸곳: 대성의학사

출판등록 2009년 6월 22일(제301-2013-095호)
서울특별시 중구 을지로 126-1 (을지로3가, 3층)
전화 02)2279-3444 / 팩스 02)2285-0108
Homepage www.medibook.co.kr

값 16,000원

ISBN 978-89-97436-94-1(13690)